（第一辑 Part 1）

挑战疑难病

Challenge of difficult diseases

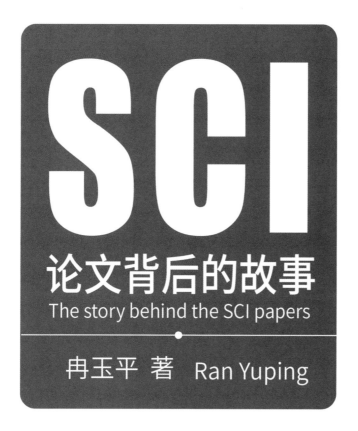

SCI
论文背后的故事
The story behind the SCI papers

冉玉平 著　Ran Yuping

授人以渔　点石成金
Teach people to fish and turn stones to gold

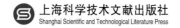
上海科学技术文献出版社
Shanghai Scientific and Technological Literature Press

图书出版编目（CIP）数据

挑战疑难病：SCI 论文背后的故事 / 冉玉平著 . —

上海：上海科学技术文献出版社，2021

ISBN 978-7-5439-8339-7

Ⅰ . ①挑… Ⅱ . ①冉… Ⅲ . ①疑难病—诊疗—研究

Ⅳ . ① R442.9

中国版本图书馆 CIP 数据核字 (2021) 第 108806 号

策划编辑：张　树

责任编辑：应丽春

封面设计：李　楠

《挑战疑难病——SCI 论文背后的故事》

TIAOZHAN YINANBING ——SCI LUNWEN BEIHOUDE GUSHI

作　　者：冉玉平 著

出版发行：上海科学技术文献出版社

地　　址：上海市长乐路 746 号

邮政编号：200040

经　　销：全国新华书店

印　　刷：三河市嵩川印刷有限公司

开　　本：787mm x 1092mm　1/16

印　　张：15.5

版　　次：2021 年 7 月第 1 版　2021 年 7 月第 1 次印刷

书　　号：ISBN 978-7-5439-8339-7

定　　价：158.00 元

http://www.sstlp.com

《挑战疑难病——SCI 论文背后的故事》
编 委 会

冉玉平　著

编 著
（按照文章作者先后顺序排列）

储　蕾	徐小茜	陈　爽	张瑞峰
杨翰君	王　鹏	李聪慧	李丽娜
尹　斌	杨　琴	唐教清	张　浩
陆　茂	杨潇潇	游紫梦	张江安
郑　璐	苏　西 (Sushmita Pradhan)		
肖　慧	阳何丽	冉　昕	吴　玮
何永萍	万慧颖		

学术秘书

肖　慧

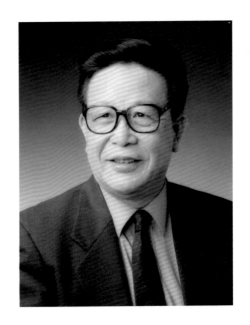

点石成金

陈洪铎，中国医科大学终身教授，皮肤病与性病学家，中国工程院院士，国家卫健委 / 教育部免疫皮肤病学重点实验室主任。长期从事临床及科研，在皮肤免疫、医学美容及皮肤性病防治方面有高深造诣，是我国朗格汉斯细胞功能研究的奠基人；已发表学术论文 672 篇，编写或主审专著 38 部，包括英语专著 10 部。

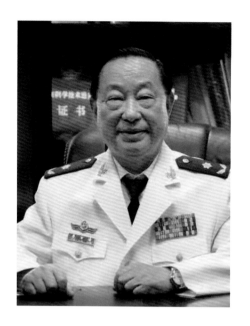

授人以渔

中国工程院院士廖万清

廖万清，著名的皮肤病学、医学真菌学专家，中国工程院院士，中国医学科学院首届学部委员，主任医师，一级教授，文职特级，博士研究生导师，中国人民解放军总后勤部"一代名师"，上海长征医院皮肤病与真菌病研究所主任。

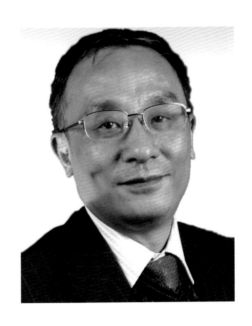

冉玉平，1957 年 1 月生，四川省平昌县人。1982 年华西医科大学临床医学（学士学位）毕业。1985 年获华西医科大学临床医学院皮肤性病学硕士学位（导师罗汉超教授）。1989-1990 年为笹川医学奖学金研究员；1992-1994年为笹川医学奖学金特别研究员，获日本顺天堂大学医学博士学位（导师小川秀兴教授），获日本皮肤科研究学会"皮肤科学研究者"证书。2002-2004 年为美国疾病控制与预防中心（CDC）国际新发传染病研究员（导师 Christine J Morrison 教授）。2006 年获荷兰皇家科学艺术院真菌生物多态性研究中心（CBS）培训证书（导师 GS.De Hoog 教授）。现任四川大学华西医院皮肤性病科教授，博士生导师。中华医学会皮肤性病学分会常委、真菌学组组长、真菌研究中心首席科学家；中国中西医结合学会皮肤性病学分会委员、真菌学组名誉组长；中国医师协会皮肤性病学分会年会委员会委员、真菌学组副组长；中国医师协会整合医学医师分会整合皮肤病学委员会常委；中华预防医学会皮肤病与性病预防与控制专业委员会常委；中国民族卫生协会

皮肤学科分会专家委员会常委；中国菌物学会理事、医学真菌专业委员会副主任委员；中国微生物学会医学真菌委员会副主任委员；中国医药教育协会真菌病专委会委员；成都高新医学会皮肤病与美容学分会主任委员；国家级继续教育医学项目负责人；四川省皮肤性病专委会主任委员（2006-2016）；四川省学术和技术带头人；亚洲—太平洋医真菌学会（APSMM）理事；Mycopathologia 副主编、《中国真菌学杂志》副主编、《皮肤病与性病》副主编；《中华皮肤科杂志》《临床皮肤科杂志》《中国麻风皮肤病杂志》《中国皮肤性病杂志》《中国循证医学杂志》《中国中西医结合皮肤性病杂志》编委；《常见皮肤性病诊断与治疗》主编、Evidence Based Dermatology 副主编、《循证皮肤病学》主译、Molluscum Contagiosum 主编。参编国家规划教材《皮肤性病学》等多部专著、教材、图谱和电子出版物。负责国家自然科学基金项目 4 项，指导硕士博士研究生百余名，发表学术论文 300 余篇。获中国卫生部"优秀归国进修生奖"、四川省"科技成果二等奖"、四川省"高等教育优秀教学成果一等奖"、四川大学"优秀教师奖""本科教学优秀奖""星火校友奖教金"，中华医学会皮肤性病学分会"卓越贡献奖"和"2020 年度最具影响力研究奖"。

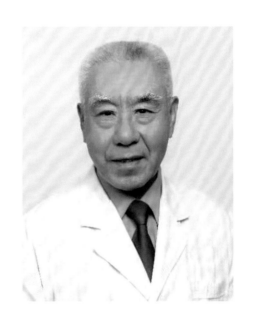

　　刘玉峰,第四军医大学西京医院皮肤科教授、主任医师、博士生导师。1962 年以来一直从事皮肤性病学的临床、教学和科研工作。系全军优秀教师,获部队育才金奖、教学终身成就奖。先后获得陕西省科技进步一等奖两项和国家科技进步三等奖一项。

序

中华医学会皮肤性病学分会资讯平台（CSDCMA）于 2017 年 10 月 19 日发表了第一篇《SCI 论文背后的故事》，我还清楚地记得那是一个以"黄蜂蜇伤致巴西诺卡菌性原发性皮肤诺卡菌病"的特殊病例为背景，讲述冉玉平教授和他的研究生们一起临床科研攻关、一起撰写 SCI 论文和投稿的心路历程。从那时起我就被冉教授这种极具故事性、科学性和趣味性的文章所紧紧吸引，也被冉教授循循善诱、立德树人的精神所深深打动。在两年多时间里，《SCI 论文背后的故事》系列文章已连续发表了 30 篇。

将这 30 篇文章汇总成书，是一件极好的事。它不仅系统地总结梳理了这一系列 SCI 论文撰写发表过程中的点点滴滴，而且方便阅读，有益于读者持续性学习，可以说功在当代、利在千秋。本书以 30 篇精彩的病例报告为主线，生动讲述了故事背后 SCI 论文撰写与发表的曲折过程，冉教授指导 23 名研究生（15 名博士、8 名硕士）先后在美国皮肤病学杂志（JAAD）、英国皮肤病学杂志（BJD）等著名杂志发表了 30 篇高质量的病例报告，在国内外引起强烈反响。本书以 200 余张高清照片图文并茂的形式向读者展示了 30 余例疑难和少见的特殊病例：包括真菌性皮肤病 17 例、细菌性皮肤病 2 例、皮肤肿瘤 4 例、性传播疾病、慢性炎症性皮肤病、色素性皮肤病和慢性代谢性疾病各 1 例。这其中每一个故事无一不体现冉教授为人师表、严谨治学的情操及其对弟子们的谆谆教导和精心培养。

茶苗封谷雨，书叶寄苹风。冉教授通过这本书向我们展示的所有生动故事，至少具备以下五大特征。第一，医者仁心的故事：历尽千辛才来到华西医院找冉教授团队的患者，大多在基层诊断不清、治疗无效，要真正解决问题，必然要付出超常时间和精力、耐心与患者沟通交流以获得充分理解配合，"以患者为中心、治病救人"是冉教授团队的出发点和落脚点，每一个故事都闪耀着医者仁心的光辉；第二，艰苦奋斗的故事：冉玉平教授从探索一个个知识的过程，从追求一个个真理的故事讲起，为我们树立了教学和求真的典范。这是一场科学与艺术结合的"奇幻漂流"，用科学的态度追求真理，用艺术的态度发挥想象，为我们树立了一面栩栩生辉的旗帜，讲述了一个教书育人、艰苦奋斗的故事；第三，十分动人的故事：冉教授在书中仔细剖析了真菌、寄生虫等相关皮肤病，从去伪存真病原体搜寻，到恰到好处个体化施治，最后引导我们发扬开拓进取精神去探索真知。让我们身临其境、感同身受。冉教授用普遍存在的经历和规律，给我们启发，引我们深思，是十分动人的故事；第四，引人入胜的故事：这本书重点突出、结构严谨、环环相扣、文字精炼、图文并茂、容易记忆，便于我们在实际工作中学习掌握，是一个个引人入胜的故事；第五，继往开来的故事：冉教授通过讲解授人以渔、点石成金的故事，最后桃李芬芳、硕果累累。所讲述的故事不局限于皮肤，而是整合所有临床、实验研究科学和高新技术精准转化，鼓舞着你、我、他，更激励后来人，是继往开来的故事。

在此，感谢冉玉平教授为我国皮肤科医生和研究生奉献了这本内容丰富、故事性强、发人深思的优秀著作，同时我也郑重地向全国同道积极推荐这本不可多得的好书。

刘玉峰辛丑年谷雨于西安

前　言

  自从医执教 30 余年来，在临床、教学、科研等方面历练成长。衷心感谢我的导师：罗汉超教授、李志玉教授和周光平教授（华西医院）、小川秀兴教授（日本顺天堂大学）和 Christine J Morrson 教授（美国疾控中心）、GS. De Hoog 教授（荷兰皇家科学和艺术学院真菌生物多样性研究中心）等的悉心培养和指导！衷心感谢母校华西这片成长沃土和创新天地！作为一个临床医学教授，传承医德师德、治病救人和教书育人成为我的天然使命，创新临床教研、授学生以渔、予同道以启迪也自然成为我的初心。

  迄今已指导百余名硕士博士研究生，毕业者已成为所在医院和科室的学术带头人、临床医疗骨干或科研课题负责人。刚刚接触临床的研究生们，其知识背景和基础技能参差不齐，有各种困惑和疑虑。如：在诊治疑难病时无从下手；面对焦急的患者及家属沟通时缺乏信心；分离出病原菌时如何鉴定和选药没有经验；整理资料、论文书写和投稿返修等屡屡受挫等。这就需要导师对其理论和实践进行系统培训，指导其找准方向，帮助其树立信心，点拨其探究细节的路径，培养其挑战疑难的智慧，植入其享受创新的乐趣。当我们经过无数次尝试和不懈努力治愈了疑难病患、解除了患者疾苦时，那是多么的欣慰！当我们用皮肤镜观察发现了教科书上没有描写过的新体征，图像发表在英国皮肤病学杂志封面时，那是多么的快乐！当我们意外发现口服伊曲康唑治疗婴幼儿血管瘤的疗效时，那是多么的惊喜！而从中得到启示应用到成人丛状血管瘤患者又获成功时，那是多么的激动！当我们回顾、总结、提升、删繁就简、去粗取精，发表了一篇篇 SCI 论文，向世界同行讲述皮肤科学的"中国故事"时，那是多么的信心爆棚！

  临床科研没有捷径可走。论文不是坐在电脑前靠拍脑袋"写"出来的，而是在诊断室面对患者、在实验室反复探索、脚踏实地一步一步"做"出来的。发表 SCI 论文也不是目的，以患者为中心、指导学生认识疾病、学习和掌握临床科研方法，在治愈患者的过程中逐步成长为临床医学家才是医学教育的目的。本书从我们团队已经发表的 30 篇 SCI 论文入题，由亲历的硕士博士研究生作者自述总结，从对患者的初诊入手，把分析病情、诊疗方案的决策过程、如何做实验探索疾病来源进行梳理，就论文书写、投稿、退修到发表做系统回溯，既有"屡投屡拒"，也有"一投即中"，所经历的从"山穷水尽"到"柳暗花明"，其经验与教训，折射出的都是医者仁心的心路历程。将这些经历全方位多维度重现，加上导师针对性点评、论文的中文翻译及英文原文链接，形成临床科研整合与转化的完整故事。原创首发在中华医学会皮肤性病学分会公众平台，又授权在"优麦平台"逐一转发，受到同行关注和好评。将临床科研方法学和医学人文科学融汇贯通整理出书，荟萃为独具风格的专著，不仅对我的在读学生和皮肤科医生起着传、帮、带作用，相信其他学科临床医学生、规培医生和硕士博士研究生也可从分享中获益，亦可供正在指导生物医学类相关学生的导师们参考。

衷心感谢代亚玲老师，不仅协助我指导每位研究生有关真菌检查鉴定的基本技能和方法，还在思想上温馨关怀、生活上排忧解难，使我们的团队始终保持不畏困难、互相帮助、积极奋进的良好氛围！衷心感谢张朝良老师、雷松老师和杜晓萍老师在扫描电镜、透射电镜和皮肤病理上的技术支持和帮助，让故事的每一块拼图都尽善尽美！衷心感谢本书的每一位编者和论文的每一位作者，在成就自我中进步，在分享经历中升华！

最后，衷心感谢德高望重的陈洪铎院士和廖万清院士对我的谆谆教诲和鼓励，亲笔题写书名！衷心感谢全军优秀教师、教学终身成就奖获得者刘玉峰教授专为此书而作的精彩序言！衷心感谢崔勇教授、周靖主任医师、占萍副主任医师、张斌副主任医师、王瑶主治医师和李冰主治医生的阅读推荐！

四川大学华西医院冉玉平

2021 年 5 月 1 日于成都

目 录

病例一
黄蜂蛰伤致巴西诺卡菌性原发性皮肤诺卡菌病一例报道

一、临床故事

初生牛犊面对临床挑战

2014 年 9 月 11 日，那时的我刚刚结束本科学习，在成绩的各项比拼中终于胜出得以保研转入皮肤专科学习，师从导师冉玉平教授深入系统学习专业知识。

犹记得，那一天，在我们有条不紊却忙碌不堪的门诊终于快要结束时，一位 87 岁来自乐山市的老年女性在家属簇拥中进了诊室。

患者因 10 天前在家中料理花草时不幸被黄蜂蛰伤右手背（图 1），随即出现麻木、刺痛感，次日蛰伤处出现红肿、疼痛。患者自行用消毒液清洗后，红肿逐渐缓解，然而 7 天前患者右前臂出现大片红斑伴疼痛、皮温升高，并可见分泌物溢出。于当地医院多种抗生素反复治疗后病情均未见好转，皮损局部症状无缓解反而出现蚕豆大小疼痛性结节。

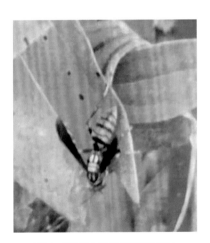

图 1 患者手机拍摄黄蜂相片

在患者女儿们的坚持下，一家人连夜带着老人来到我院治疗，经皮肤科急诊室及本院其他皮肤科专科医生的推荐下来到我们诊室。

接诊时初步印象为：老年女性，局部红肿热痛、病情发展快，初步判断为皮肤软组织感染，存在败血症风险。难点在于患者在当地医院使用多种广谱抗生素治疗无效，因此该病原菌较特殊，细菌或真菌均有可能，务必找到该病原菌，才能对症用药，进而才能及时阻止病情恶化。

导师当下立即作出决定，尽快抽取右前臂部分脓液行细菌、真菌涂片、培养（图 2），争取 1 周内拿到病原菌和药敏试验结果，并将该患者交给我来负责。

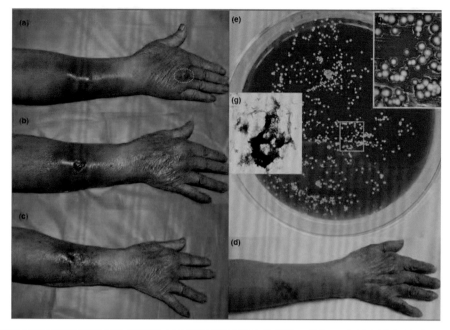

图 2 （a）黄色圆圈区域表示患者在发病前 10 天接受黄蜂叮咬的部位。（b）5 天后皮损表现（即叮咬后 15 天）。（c）根据细菌培养结果，我们经验性地将治疗从左氧氟沙星改为甲氧苄啶 - 磺胺甲恶唑；叮伤后 17 天，患者的病情明显改善，口服药物后出院。（d）初诊 6 个月后右手和前臂的刺区。（e）37℃培养 5 天后，在兔血琼脂上形成干燥的白色细菌菌落，带有绒毛状气生菌丝。（f）皮肤镜显示细菌菌落的近距离视图（右上角的黄色框）（原始放大倍数：10 倍）。（g）革兰氏阳性分支细丝（原始放大倍数：1000 倍）。

初出茅庐的我，面对如此紧急的病例，已经相当没有信心，更何况当天晚上冉教授还需要出发去外省出差几天，不可能到现场指导操作。导师看我压力太大，于是吩咐师姐带我一起处理后续事务。

由于当天病房没有床位，而该患者又急需系统治疗，于是导师指导我们在急诊科完成相应治疗，与此同时我们还与患者互留了联系方式，并临时组建了三人微信群进行实时汇报交流病情。

接下来的第 2 天在皮肤普通治疗室杨利蓉老师的帮助下，我们对结节处进行了皮损穿刺，抽出部分脓血后，我争分夺秒，立即做涂片和培养。可惜的是涂片后显微镜下视野因大量红细胞、白细胞干扰，未能找到病原菌。因此我们只好把所有希望都寄托于培养结果。

在生疏地忙乱中，我终于整理完成了培养标本和患者其他资料，已经是晚上八点，原本以为可以休息一会儿，没想到这时突然接到患者电话说皮损疼痛剧烈，并且迅速加重。

我和师姐遂即赶到急诊科，发现患者及家属大约五六人，见到我们立刻涌了上来。他们主要担心的是如果病情继续进展，是否会出现生命危险？

我和师姐见到这样大的阵仗，神经立即绷紧，却也不能露出丝毫慌乱的神情。于是我们一个负责安抚家属情绪，另一个在现场再次查体、拍照发给导师，等待导师进一步的指示。

幸亏导师立即回复了我们，他认为结节确实有变大，但质地较前变软，是脓肿逐渐形成、液化的征象，所以皮损并未明显加重，只是因为疼痛剧烈导致患者过度焦虑，交代我们好好进行沟通，予以精神鼓励。

患者的大女儿是医生，有着医学背景知识，沟通过程中曾不止一次质问我们：既然有脓肿为何不直接切开引流？为什么还要一直浪费时间等待？

我们只好再三解释，该致病菌可能为特殊菌种，切开引流不能解决实际问题，且脓肿未完全成熟，切开引流的时机尚未成熟⋯⋯

对症处理患者疼痛症状后，深夜的我们终于各自散去了。

回到寝室，我的内心仍有余悸，还有着些许的不满：为什么我们想方设法克服各种现实的困难，不遗余力地治疗，患者家属还是不满意？还如此咄咄逼人？

然而我的内心中更多的还是惴惴不安，于是深夜里我不停地查看感染相关的书籍，特别担心是否会出现我们无法应对的紧急情况。

所幸在等待培养结果期间，患者病情极为稳定，右前臂红斑局限收缩，脓肿表面出现结痂，给予了我们继续治疗的信心。

5 天后细菌培养基上长出了白色石膏样菌落，革兰染色显示为阳性杆菌，于是我们迅速提取菌落 DNA，经 PCR 扩增后测序进而鉴定为"巴西诺卡菌"，后续的药敏试验显示该菌对"复方磺胺甲噁唑"敏感。

1 周后患者回到门诊，此时右前臂"结节"触之较软，有波动感，导师综合考虑了患者及家属现实需求结合微生物结果改治疗方案为口服带药治疗并行切开引流术，嘱患者回家坚持每日伤口消毒换药，还嘱托患者在有条件的情况下争取换药前采集伤口分泌物进行细菌培养。

由于病情得以迅速控制缓解，此时的患者及家属心情由焦虑转为欣慰和感激，并极力表示希望能与我们大家合影纪念（图 3）。那一天是患者被黄蜂蛰伤后的第 17 天，也是我们接诊的第 7 天，我们可以看到伤口结痂，未见红肿、渗液。

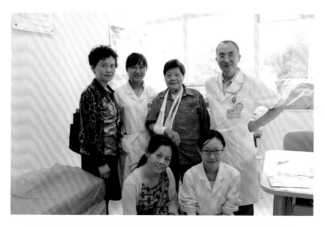

图 3 患者回家前强烈要求和冉教授及其助手合影留念

随访半年后，皮损无复发，表面仅残留瘢痕及色素沉着。该诊疗经过和菌种鉴定结果也总结成文，于今年在 *Clinical and Experimental Dermatology* 杂志上发表。

这例病例使我感受颇深，因为这是我作为皮肤科研究生第一次在导师的远程指导下，我开始学着从一名医学生的角色向临床医生角色转变，学习如何与患者和家属有效沟通，如何应对紧急情况，如何独立思考问题，如何寻找解决问题的方法，进而成功地履行了作为医生的职责：除病痛，治疗疾病。

（徐小茜）

投 SCI 论文马拉松之旅

"没有错过美景，真好！ You made it, perfect!"

望着映入眼帘的查尔斯顿海军港湾里水波中灵动的夕阳，内心充满无限欢喜，我禁不住感叹道。

多亏了之前的一路小跑，总算没有错过即将出发的班车，微笑着与熟悉友善的司机相互问候后，我快步走到了最后排的座位，然后稳稳地坐了下来，不一会儿就见到期待中的海军港湾美景。

班车是麻省总医院为方便员工出行提供的免费交通工具，我会在地铁北站转乘地铁回我的宿舍。今天的实验比往常结束时间晚了半个小时，因为上午我花了时间完成提交了第四次修改的蜂蛰伤后感染的个案。

在科学期刊上发表文章，这个过程就好比波士顿经典传承精神中的马拉松比赛，能跑到终点的人需要的往往不只是体力的支持，更需要某种坚定的信念以及在快要放弃时候来自亲友团队的加油鼓舞。所幸，天性执着于追求纯粹的生活和美景，于是为了确保能在下班班车路过的瞬间看到如画的海军港口夕阳，是我每天优化实验步骤、避免出错的信心和动力所在，而今天即便比往常晚了半个小时开始实验，也没有错过夕阳，所以感觉格外地开心。

随手掏出手机查看邮件，竟意外地发现了邮箱里有 *Clinical and Experimental Dermatology* 编辑致信接收函，再仔细看，发信时间居然仅在修回稿件后的 3 个小时内！

喜悦之余，不禁回想起这一长达近两年的投稿马拉松之旅。

这是一个十分有趣的故事，是一个关于黄蜂蛰伤后导致患者远隔蜂蛰伤部位的巴西诺卡菌感染的故事，病情梗概其实并不复杂，无非就是查找病原体，然后选择敏感药物治疗的过程。而真正有趣的是：为什么会有远隔蜂蛰伤部位的诺卡菌感染？诺卡菌来自何处？更有趣的是，患者家属提供了黄蜂的照片，为我们提供更深的思考：黄蜂和诺卡菌是否会有相互关系？比如说共生？

老者逐渐加深的疼痛、亲情与辗转就医的压力，使得经历变得相当扑朔而倍感纠结，牵动着团队十多个人的心，尤其是冉老师、小茜师妹和我，为了方便及时交流我们组成了三人微信群：冉老师在上飞机前往外地开会之前仍在给我们发指导意见、急诊科深夜小茜师妹认真细致准备细菌及真菌等多种培养基、通宵 24 小时的急诊班之后的我仍坚持工作至第二天下午以便确保患者能得到准确治疗及积极联系急诊外科引流等。

实验室里，我与小茜师妹一起讨论并回顾如何通过已知的化学分子量来计算摩尔浓度配比、如何提取诺卡菌 DNA、如何设计细菌种属特异性 PCR 扩增引物、如何比对基因序列查找菌种信息、如何上传测序的基因序列……

医生的角色好似侦探，追溯发现并尽快还原整个"作案现场"及"作案经过"，使患者尽快及时恢复健康的稳态始终是我们由衷而自发追求的目标。

两周之后当得知患者病情基本恢复，不禁深深舒了一口气。经验当然值得分享予全世界。

在文献复习中，我们意外发现了两个重要的收获：1. 世界上并无一例此类报道；2.Lancet 上有一篇昆虫咬伤后致伤处及周围皮肤组织的诺卡菌感染。经过认真分析：淋巴管型传播、黄蜂蛰伤的证据以及病例本身反证了生物圈相互关系的这些亮点，使得我们非常有信心能将其在高影响力 SCI 期刊杂志上发表。

就如何利用平面图展示疾病的全过程，我反复与冉老师多次电话、微信讨论，在充分分析、总结冉老师描述的理想示意图之后，我将我们需要的病程图（time course）（图 4）需求：显示时间变量、药物变量、药物使用时限变量、疾病严重程度变量、手术及外界干预情况变量，悉数告知了在 IBM 担任项目经理的姐姐。聪明伶俐、技艺精湛的姐姐认真分析了我们的用户表达需求后，在二维图表中迅速为我们绘制出了包罗五个变量因素的流程图，更顺利完成了目前普通绘图技术中无法实现的多变量在平面中表达的技术突破。

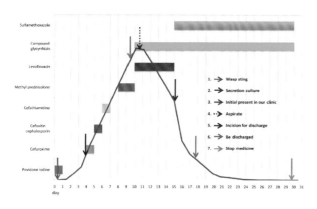

图 4 病程图

红线表示与疾病严重程度相关的时间点，而较高的点表示蜂窝织炎的更严重状态

于是我开始投稿：

第一次，投稿于 *Lancet*，编辑审稿一个月后"杯具"。

随后认真分析并讨论总结了针对性强的期刊：*Clinical Microbiology*，然而在八月底按照杂志的要求完成个案书写准备，九月初投稿时竟发现：该杂志自九月的新版不再接受病案报道，而是更加欢迎分子生物学类的实验文章。

怀揣着错过了末班车的悔恨，加上在 *JAMA Dermatology* 做同行评审的经验，于是写信询问 *JAMA Dermatology* 主编是否对此个案有兴趣，主编答复说可以投稿看看。审稿一周后被拒，原因是个案版面有限，再也不能发表此类个案文章。

第四次，临床内科学杂志，半月后拒稿。

第五次，美国 CDC 杂志，半月后拒稿，编辑很善意地提醒该个案不属于新爆发的疾病。

第六次，往日本 *Dermatology* 投稿，审稿一个月后被拒。

第七次，往 *British Journal of Dermatology* 投稿，审稿一个月后编辑回信说，很抱歉我们杂志现在对个案的发表篇幅有限，然而我很喜欢你的 *Time course*，我建议如果你感兴趣地话可以往 *Clinical and Experimental Dermatology* 投稿，该杂志对这类个案很感兴趣。

第八次往编辑建议的杂志投稿，一个月后收到修回意见，四个审稿人从文章撰写的各个具体细节、不同抗生素的选择使用、诺卡菌菌种类型、致病情况及流行病学等提出了长达两页的意见和询问，而此时的我已经从成都来到了波士顿哈佛医学院麻省总医院实验室，面对如此众多的意见我注意到了关于英文表述的各种细节，为了确保我们的文章能被其他国家不同文化背景的人所理解。于是我借着 Ethan 教授实验室里每周组会的机会与所在实验室的各个专家老师进行讨论，而后还特别邀请了英国伦敦大学玛丽皇后学院的 Martin Dove 教授、以及美国哈佛医学院麻省总医院的 Ehsan 医师以及麻省总院的 Andrea 研究员帮忙做专业学术观点表达和语言表达的修改。

修回再审等待……

再修回再审等待……

如此直到此时的接收函，在冉老师从临床难题实例、以系统成熟的科研模式帮助迅速解决临床治疗的难题、综合考虑人文因素在治疗中的干预情况，再到总结成文的投稿等等一系列专业悉心地指导下，在与聪明勤奋努力的小茜师妹临床工作及实验室科研密切地配合中，经过了无数次与不同文化背景 SCI 杂志编辑部的投稿信件交流，世界上的首例蜂蛰伤后致诺卡菌感染以皮肤淋巴管型方式传播的诊治经验病例终于得以与全世界分享，我为我们团队倍感自豪。

看着波士顿瞬息万变的晚霞，我不仅感慨并从内心里深深感谢：所有为此付出努力的人，更由衷地赞赏那些来自全世界的能看得见我们眼中美景的知音。

（储　蕾）

二、背景知识

诺卡菌（*Nocardia*）：属于需氧性放线菌，多为腐生菌，广泛分布于土壤，有 51 个菌种，对人体致病的主要有 3 种：星形诺卡菌（*N.asteroides*）、巴西诺卡菌（*N. brasiliensis*）和豚鼠诺卡菌（*N. cavae*）。在中国，最常见的诺卡菌感染部位是肺部，其次是皮肤，而脑部的感染较为罕见。巴西诺卡菌也可以引起肺部及皮肤感染，是引起 80% 的原发性皮肤及皮下诺卡菌感染性疾病的主要诺卡菌属。皮肤感染损害可类似于蜂窝织炎、脓疱疮与脓皮病，并可形成皮肤淋巴管型，类似孢子丝菌病。亦可表现为足菌肿，为无显著自觉症状的慢性局限性皮肤肿胀，累及皮下组织、筋膜和骨骼，有窦道形成，窦道脓液中常见白色或黄色硫磺颗粒，但以暴露与易受外伤的手、足部多见。损害主要自局部向四周缓慢延伸，少数可经血行扩散引起内脏感染。多见于农村耕种方式落后和污染机会较多人群。

三、作者介绍

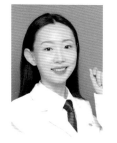

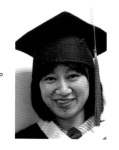

徐小茜，皮肤病学博士，2017年获四川大学皮肤病与性病学硕士学位，2020年获四川大学皮肤病与性病学博士学位，师从冉玉平教授，现就职于四川省德阳市人民医院皮肤科。

储蕾，博士，师从冉玉平教授，华西医院皮肤科与麻省总医院皮肤生物研究中心联合培养博士。

四、导师点评

从医学生到医生、从课堂到诊室、从患者诊治到成功发表 SCI 论文，是每一位临床医生的必经的成长过程，如何华丽转身？此病案就是难得范例，每一个细节失误都不可能治愈患者，使故事随时终结。

确定病原、针对性用药、刚刚进入临床的研究生要应对复杂的病情、焦急的患者及家属的压力，完成治疗后如何总结成为论文投稿发表？

1. 沉着镇定，按老师制订的原则处置，实时微信电话汇报，获得直接准确指导。

2. 临床相片和治疗经过图（Time course）非常重要，要好得编辑不忍心拒稿。

3. 投稿艰辛、专注修改、"屡败屡战"、不断完善，终会成功！

五、论文中文翻译

黄蜂蛰伤致巴西诺卡菌性原发性皮肤诺卡菌病一例报道

储蕾[1]，徐小茜[1]，冉玉平[1*]

1 四川大学华西医院皮肤性病科；* 通讯作者

📖 摘要：本文报道了一例既往史无特殊的 87 岁女性患者，因"黄蜂蛰伤右手背后 10 天，右前臂疼痛性结节性红斑 7 天"就诊。患者右前臂皮损于就诊前一周迅速恶化，在先后接受多种抗生素和激素治疗后病情均无改善。在详细评估患者基本情况后，我们对患者皮损部位先后进行了穿刺检查及脓肿切开引流，并对所得分泌物分别进行细菌、真菌培养。在随后的细菌培养的形态学鉴定以及特异性核酸序列比对鉴定结果确定致病菌为巴西诺卡菌，而真菌培养结果均未见真菌生长。患者在治疗三周后皮损完全恢复，随访半年病情无复发。临床上由巴西诺卡菌所致的原发性皮肤诺卡菌病并不常见，而该例患者所出现的远隔蜂蛰伤部位的皮损则更为罕见。据我们所知，该病例是世界上首次对蜂蛰伤后远隔部位出现原发性皮肤诺卡菌病的报道。

引言

巴西诺卡菌属于放线菌属，因其具有腐生特性故而对生态圈有着特殊的重要意义。它可引起人类的感染性疾病，也是引起 80% 的原发性皮肤及皮下诺卡菌感染性疾病的主要诺卡菌属。本文报道一例蜂蛰伤后远隔部位的巴西诺卡菌感染所致的难治性皮肤感染病例。

病例报道

2014 年 9 月，我们接诊了一位 87 岁女性患者，因"黄蜂蛰伤右手背后 10 天，右前臂疼痛性结节性红斑 7 天"就诊（如图 1:Fig 1a 示）。就诊前患者接受了多种抗生素治疗（头孢呋辛，头孢西丁，依替米星及头孢硫脒）以及连续两天的糖皮质激素治疗（如图 2:Fig 2 示），并于开始治疗前于当地医院行右手背黄蜂蛰伤处皮损分泌物细菌培养。然而，病情无改善、且持续恶化，由此患者由家属陪同转诊至本院。

查体示：右前臂环手臂性水肿性红斑，红斑中央可见蚕豆大小结节，触痛明显，右手背蚕豆大小暗红斑，红斑中央可见深褐色蜂蛰伤部位（如图 1:Fig.1a 示）。虽然患者在激素使用前的血常规结果显示，白细胞轻度升高（$9.72 \times 10^9/L$，参考值为 $3.5\text{-}9.5 \times 10^9/L$）和单核粒细胞升高（$0.96 \times 10^9/L$，参考值为 $< 0.6 \times 10^9/L$），但是患者没有任何系统症状，既往史无特殊。

拟诊为：1. 蜂窝织炎？ 2. 孢子丝菌病？ 3. 海洋分枝杆菌感染？在行结节部位穿刺并对穿刺物进行真菌、细菌培养后，我们给予患者静脉滴注联合用药：左氧氟沙星（500mg/ 天）和复方甘草酸苷（80mg/ 天）。复方甘草酸苷的运用是基于我们对该药物的临床运用观察及若干文献报道中该药物可有效减轻炎症反应，以及出于对预防患者前两天运用糖皮质激素治疗后撤退反应的考虑。治疗第二天患者皮损出现了有效改善的迹象，由此坚定了我们继续该方案治疗的信心（参见图 2，第 11 天：Fig2, 11d）。随后的 4 天治疗中，右前臂皮损范围持续缩小，并在中央部位出现褐色痂壳下的脓肿（如图 1b 所示：Fig 1b）。

于是我们行脓肿切开引流术，并对引流物进行了细菌、真菌培养。先后多次细菌培养及传代后培养均显示：兔血清平板上的白色石膏粉末样菌落生长（如图 1e, f: Fig 1e, 1f），HE 染色示革兰氏染色阳性分枝如图 1g: Fig 1g）。上述形态学表现可基本确立为巴西诺卡菌，进而我们确定诊断为原发性皮肤诺卡菌病。

鉴于我们治疗诺卡菌感染的临床经验，结合考虑到患者家属的实际需求：经济方便。我们更改治疗方案为复方磺胺甲噁唑片，480mg p.o bid。

两天后，药敏结果示：氯霉素、利福平、复方磺胺甲噁唑、四环素、左氧氟沙星、庆大霉素、环丙沙星的 MIC 值分别为：32ug/mL，32ug/mL，30ug/mL（敏感），26ug/mL，16ug/mL，16ug/mL 和 14ug/mL。与此同时，我们对患者家属自当地医院所得的右手背蜂蛰伤部位细菌培养物及右前臂皮损穿刺物及引流物细菌培养物进行了以 hsp65 基因序列扩增，并由此鉴定为巴西诺卡菌（序列情况详情参见上传至 GeneBank 数据库，序列号为 KR259336）。

在 8 天内，患者的症状得到明显改善（如图 1c：Fig 1c 示），患者随后也以口服复方磺胺甲噁唑和复方甘草酸苷片回家继续治疗。两周后，患者因皮损彻底恢复，自行停用所有治疗药物（如图 2：Fig 2 示）。随后的电话随访半年中，所有上述症状均无复发。

诺卡菌属于放线菌属，广泛分布于自然界中，具有腐生特性，可致人的局部或系统性感染。在临床感染病例中其变异性较大，可呈现为皮肤淋巴管型、皮肤表浅感染型（脓疱、脓皮病、脓肿、溃疡以及蜂窝织炎）、唾液腺炎和肌肉瘤。本例患者属于皮肤淋巴管分型。

除了诊断和治疗中存在的实际困难外，我们对该病例病原菌来源提出了质疑：右前臂皮损无外伤及破损，而右手背的蜂蛰伤于该皮损部位远隔相望，结合两处细菌鉴定符合巴西诺卡菌，由此我们推测细菌是否与黄蜂存在共生关系？于是我们进行了详细的中外文献复习，发现了一些内容相关的文献。Kumar 等从黄蜂的蜂巢中分离出了诺卡菌属，Nechitaylo 等现诺卡菌存在于黄蜂的触角腺体中，而 Qiao 等则从蜜蜂的肠道中测出了全基因序列。基于上述的文献复习发现，我们有理由推测在我们的患者中巴西诺卡菌可能存在于黄蜂蜂刺或毒腺体部位，当黄蜂蛰刺时随之入体内并经由淋巴管道扩散。

在中国，最常见的诺卡菌感染部位是肺部，其次是皮肤，而脑部的感染较为罕见。与其他国家相同的是主要的致病菌是星形诺卡菌，而巴西诺卡菌也可以引起肺部及皮肤感染。据我们所知，截至本文投稿时，中国并无关于不同诺卡菌亚型流行病学的报道。

黄蜂蛰伤后致诺卡菌感染的病例极为罕见。仅有一例黄蜂蛰伤后致星形诺卡菌性多发性脑脓肿报道。

在文献复习中，我们并未发现黄蜂蛰后致皮肤感染的报道。尽管有少数几个被昆虫咬伤后致诺卡菌性蜂窝织炎的报道，但是没有一例明确昆虫为黄蜂，而在这些文献报道中几乎全是受损部位 / 及周围的感染，并无一例报道为皮肤淋巴管型感染。

目前为止，有若干的文献报道了黄蜂与诺卡菌属的相互关系，然而黄蜂蛰伤与细菌感染之间的关系，以及如何选择有效药物治疗仍有待进一步的研究。

综上，我们首次报道了一例黄蜂蛰伤后致远隔部位的巴西诺卡菌感染。临床中我们普遍认为黄蜂蛰伤后通常引起的是局部反应、系统症状或者过敏反应，却很少考虑到细菌的因素。该病例让我们认识到黄蜂蛰伤还有可能引起细菌感染。

知识点

1. 对于黄蜂蛰伤后的难治性皮肤感染患者，应考虑是否存在诺卡菌感染的可能性？

2. 外科方法结合足量有效的抗生素可有效缩短原发性皮肤诺卡菌病的疾病病程；

3. 复方磺胺甲噁唑是最常用治疗诺卡菌感染的药物，而左氧氟沙星也可以作为不能使用该药物的患者（如对该药物过敏、肾脏疾病等患者）的备选药物；

4.临床医生应该注意在蜂蛰伤的患者中，除了存在过敏、毒性反应外也可能存在激发的细菌感染，尤其是放线菌属感染；

5.该病例还可能成为黄蜂与诺卡菌属存在相互关系的间接证据。

注：图像及参考文献（略）

六、英文全文链接：https://pubmed.ncbi.nlm.nih.gov/28397286/

Chu L, Xu X, Ran Y. Primary cutaneous nocardiosis caused by *Nocardia brasiliensis* following a wasp sting. Clin Exp Dermatol. 2017 Jun;42(4):416-419.

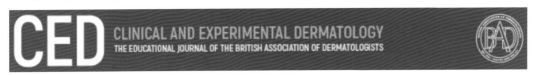

Concise report

Primary cutaneous nocardiosis caused by *Nocardia brasiliensis* following a wasp sting

L. Chu, X. Xu, Y. Ran ✉

First published: 10 April 2017 | https://doi.org/10.1111/ced.13086 | Citations: 2

病例二
扫描电镜动态观察：全脂牛奶送服伊曲康唑胶囊可增强犬小孢子菌致儿童头癣疗效

一、临床故事

头等大事

那是我读博士一年级时，一个"头顶闪光"的小男孩引起了我的注意。孩子头顶脱发快1个月了，严重影响了患儿的形象，这让他的母亲非常焦虑。因此，她特地早早地预约了冉教授的专家号，从外地赶来求医，以解决这个"头等难事"。这个患儿为什么会脱发呢？小儿脱发原因多种多样，可以是免疫紊乱引起的斑秃，也可以是精神焦虑所致的拔毛癣，还可能是和宠物玩耍付出的惨痛代价等。在冉教授的指引下，我们开始搜索着蛛丝马迹，发现患儿头皮不仅有脱发斑，还有断发和头皮鳞屑。追问病史，患儿有一条宠物狗，有病原体传播的来源。经过硕士3年和博士半年门诊锻炼的我，很敏锐地嗅到了"头癣"的气息。让我窃喜的是，很快冉教授也做出了头癣的诊断，与我不谋而合。然而，患儿母亲立即质疑我们的诊断。因为，半月前她也曾带孩子去当地最好的某高校附属医院皮肤科进行检查，也诊断为头癣，并进行了抗真菌治疗，口服伊曲康唑5mg/(kg·d)，即100mg/d。治疗2周后，患儿脱发区域比治疗前还有扩大的趋势。

To be or not to be，it is a problem

患儿有宠物接触史及典型的头癣临床表现，为什么抗真菌治疗后，脱发进一步加重？冉教授是皮肤真菌学的专家，"火眼金睛"或许也有失误的时候呢？我的内心已经不能平静了，而冉教授仍一如既往地露出了他"蒙娜丽莎式"的微笑。冉老师指出诊断头癣的关键是找到病原学的证据。他指导我对患儿进行常规病发真菌镜检和培养；同时，还让我采集标本尝试进行扫描电镜观察。扫描电镜是一门比较成熟的技术，然而将扫描电镜引入临床皮肤真菌病还是新鲜事。这会有怎样的效果呢，怀着这样得好奇心，我们成了"吃螃蟹"的人。检查方案定好了，下一步就是如何取材。

冉老师常常说同样的真菌检查，不同的人做，结果往往不同，而关键点在于如何取材。冉老师指导我准确地选取脱发区域的断发，进行真菌镜检。真菌镜检让我们在显微镜下看到了发内及周围大量的链状真菌孢子。病发扫描电镜结果和显微镜下结果一致：见病发内外密集的圆形真菌孢子，直径约3μm，经过伊曲康唑治疗，虽然孢子表面已经不是很光滑，但仍然较丰满，具有活性。这提示患儿当地服用伊曲康唑治疗头癣不够有效。取病发和鳞屑接种于沙堡弱培养基上25℃行真菌培养，20天后中央出现2个绿豆大小淡黄色菌落，40天时菌落中央突起呈黄白色，周围有放射状的菌落，背面呈黄橘色。挑取部分菌落接种于马铃薯培养基上25℃行小培养，可见大量有6个以上分隔梭形和纺锤形的大分生孢子,在其顶点稍弯曲,壁厚，有棘状突起。根据菌学形态，鉴定为犬小孢子菌。该结果与菌落 DNA 测序结果一致。

头癣如何选择口服抗真菌药物？

我们诊断了头癣，下一个比较棘手的问题是怎么进行抗真菌治疗。临床上常用的口服抗浅表真菌感染的药物有两种：一是伊曲康唑，是广谱抗真菌药物，对皮肤毛癣菌和酵母菌均有效；二是特比萘芬，对皮肤毛癣菌有效，而对酵母菌无效。如上述，患儿已经口服了 2 周的伊曲康唑，而且也是有效的剂量 5mg/(kg·d)，但是疗效不佳。是患儿病原体对伊曲康唑耐药吗？是否需要更换为特比萘芬？

正在我犯难的时候，冉教授又追问患儿，"药是怎么吃的？"患儿母亲感到不解，"吃药不都是用水服用么？""那你就大错特错了。"冉教授答道，似乎已经知道了玄机："因为伊曲康唑是脂溶性的药物，用水服用，药物浓度大大降低，治疗效果差。"冉老师补充道："小朋友回去还口服伊曲康唑，还是 100mg/d，把水换成牛奶服药即可。"冉老师又仔细叮嘱患儿母亲，"不能让小朋友再和宠物玩了，断绝传染源。"患儿母亲如释重负，满意地带着孩子走了。而我还是将信将疑：将水换成牛奶服药，这么一个小小的细节真的有那么重要，足以影响整个治疗结局么？耳听为虚，眼见为实，看看患儿效果再说吧。

细节决定成败

2 周治疗后，患儿及其母亲如期而至，这次患儿母亲焦虑完全解除了。我们发现患儿头顶脱发区域较前有缩小，断发减少，头皮的鳞屑也不见了。同样服用伊曲康唑，不同的服用方法，一个治疗失败，一个疗效显著。这不得不再次让我对冉老师刮目相看。学医这条路任重道远，同志还需努力啊。

虽然根据临床表现，我们已经判定伊曲康唑治疗有效。但是从严谨的角度，在冉老师指导下，我再次对患儿脱发区病发行真菌镜检、培养和扫描电镜观察，再次从实验室方面进一步评估治疗效果。这次真菌镜检示：病发中真菌孢子虽有残留，但明显减少；扫描电镜见到病发内真菌孢子数目较前明显减少，而残留的孢子已经明显被破坏变形了，失去了活性。这提示牛奶送服伊曲康唑治疗有效；这次病发真菌培养 1 个月后，仍然没有菌落长出，判定结果为阴性。随着患儿一次次随访，脱发区域越来越小。治疗 40 天后，患儿头发基本恢复正常，真菌检查也是阴性的。于是我们停止了治疗。随访 3 个月，患儿病情无反复。患儿母亲非常满意，并向我们致谢。

Ideas worth spreading

这个患儿临床治疗结束了，但我们的工作并没有停止。在冉玉平教授的指导下，我也把诊治过程写成了 SCI 论文。因为小儿头癣内容既涉及到皮肤科又有儿科，经过杂志筛选，我们定位到了 *Pediatric Dermatology* 杂志。

那时我刚开始尝试英文写作，英文语法一塌糊涂，表述内容不够准确。但是文中病例资料采集非常完整，且有前沿的扫描电镜动态观察病发内真菌孢子形态学特点，辅以清晰的照片记录，又提到临床共性问题——伊曲康唑正确的服用方法。杂志编辑想来是被深深打动了，硬是逐字逐句手动帮我修改了英文。收到改好的英文稿件那刻，我和冉老师都惊呆了。冉老师拿着改地面目全非的手稿对我们说，"看吧，即使英文不是我们的强项，只要我们有好的资料，都是可以发表 SCI 论文的。金子总是会发光的，大家要加油啊。"我按照杂志编辑修改地痕迹，做了改动，文章顺利地被该杂志接受发表。通过发表的 SCI 论文分享，我们给国内外的同道治疗儿童头癣提供了一些借鉴和参考。

点滴感悟

回想博士一年级的我，对于常见病头癣的诊治也有大体的把握，对于治疗细节却仍然是一知半解。通过这个病例，冉玉平教授教会了我：细节决定成败，把握细节，我们才能更好地为患者服务；在传统治疗的基础上，结合新的诊疗技术手段，不仅为论文发表增加亮点，还能从多种纬度去解决问题，拓宽临床思路。冉老师教导我：要做一名好的皮肤科医师，还有很长的路要走——idea 很重要，执行力更重要；让自己保持一颗谦虚的心态，即使头癣这种常见病，也是有大学问的。

二、背景知识

头癣（*tinea capitis*）：是一种常见的头皮和头发真菌感染，最常见于儿童。毛癣菌属和小孢子菌属中的微生物常会引起头癣。头癣通过头皮接触致病性皮肤癣菌而致病，其传播途径包括直接接触感染者或动物，或接触受污染的物品（如梳子、头刷或帽子）。根据临床表现，头癣可分为四型：白癣、黑点癣、黄癣、脓癣。从受累区拔取病发行真菌直接镜检和培养为诊断金标准，分子学技术 PCR 可检测真菌 DNA，也可用于确认皮肤癣菌感染。新兴的皮肤镜可用于头癣的辅助诊断。头癣治疗目的为清除真菌、治愈患者、减少瘢痕形成、阻断传播。头癣治疗原则为：服（药）、搽（药）、洗（头）、剪（发）、消（毒）。头癣的口服抗真菌治疗包括：灰黄霉素、特比萘芬、氟康唑或伊曲康唑。

伊曲康唑（*itraconazole*）：为三唑类高效广谱抗真菌药，可结合真菌细胞色素 P450 同工酶，抑制麦角甾醇合成。伊曲康唑对导致头癣的皮肤癣菌感染均有效。伊曲康唑口服吸收具有脂溶性和嗜酸性，全脂牛奶或橙汁等服药可提高药物浓度。伊曲康唑在角质层和皮肤中药物浓度比相应血浆浓度高 4 倍。伊曲康唑治疗头癣的剂量一般是 3~5mg/(kg·d)，连用 4~6 周，每日最大剂量为 400mg。其潜在不良反应包括胃肠道不适、皮疹、头痛、嗜睡、头晕、负性肌力作用和肝功能指标异常；已有肝功能异常的患者应在治疗前检测肝功能，疗程超过 1 个月的患者也应检查肝功能，禁用于充血性心力衰竭的患者。

扫描电子显微镜（*scanning electron microscope*，SEM）：是一种介于透射电子显微镜和光学显微镜之间的一种观察手段。其利用聚焦的很窄的高能电子束来扫描样品，通过光束与物质间的相互作用，来激发各种物理信息，对这些信息收集、放大、再成像以达到对物质微观形貌表征的目的。扫描电镜可以用于各种病原体微观结构和特征的观察，动态观察辅助临床随访治疗效果。

三、作者介绍

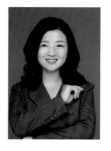

　　陈爽，博士，四川大学华西医院临床医学院博士研究生，现任重庆医科大学附属第一医院皮肤科主治医师。硕士师从熊琳副教授，博士师从冉玉平教授，博士期间获国家奖学金赴美国哈佛医学院麻省总医院联合培养 1 年。主持国家自然科学青年基金项目和重庆市自然科学基金面上项目，作为第一作者发表 SCI 论文 6 篇。亚专业方向：过敏性皮肤病、血管性疾病与感染性皮肤病。

四、导师点评

　　1. 头癣治疗原则"剪（发）、洗（头）、搽（药）、服（药）、消（毒）"，其中足量、足疗程服抗真菌最关键，服药方法对药物吸收起重要作用；

　　2. 伊曲康唑是嗜脂性药物，用白开水服药对其吸收有多大影响？改服牛奶真的有效？

　　3. 除临床观察外，用培养和扫描电镜证实，最终完全得到预期结果，成为指导此药服用的原则；

　　4. 思路确定后是否成功取决于取材和方法，需要平时积累和导师指导，关键时刻"不掉链子"；

　　5. 扫描电镜图像打动了编辑：不忍心拒稿，还主动手改英文发来扫描稿。

五、论文中文翻译

扫描电镜动态观察：全脂牛奶送服伊曲康唑胶囊可增强犬小孢子菌致儿童头癣疗效

陈爽[1]，冉玉平[1*]，代亚玲[2]，Jebina Lama[1]，胡文英[1]，张朝良[3]

1 四川大学华西医院皮肤性病科；2 四川大学华西医院实验医学科；3 四川大学口腔国家重点实验室；* 通讯作者

　　摘要：虽然儿童头癣的诊断和治疗并不困难，但临床仍然普遍存在治疗失败的情况。我们报告一例儿童头癣，用水送服伊曲康唑治疗失败，改用全脂牛奶送服伊曲康唑成功治愈。同时，我们用扫描电镜动态观察病发的变化，也证实了这种明显的增强效果。

　　患者男，5 岁，重 19kg，头顶脱发伴脱屑 1 月（图 1a）。曾在当地医院诊断为"头癣"，白开水服"伊曲康唑 100mg" 2 周后，皮损进一步扩大，遂于我科就诊。既往患者喜欢和家里的宠物狗玩耍。

皮损处刮取头发和鳞屑行真菌镜检示：发内外大量的真菌菌丝和孢子。刮取病发行扫描电镜检查可见病发内外有大量直径约 3μm 的圆形孢子（图 2a，b）。取病发和鳞屑接种于沙氏培养基上 25℃ 培养，20 天后中央出现 2 个绿豆大小淡黄色菌落；马铃薯培养基 25℃ 小培养，形态鉴定为犬小孢子菌，与 DNA 测序结果一致。诊断：犬小孢子菌致儿童头癣。

予伊曲康唑 5mg/kg 治疗，嘱患儿仍口服相同剂量即伊曲康唑胶囊 100mg/d 治疗，但采用全脂牛奶送服而不是水。经过 14 天的治疗，我们临床评估：患儿脱发面积较前减小，头皮鳞屑消失（图 1b）。病发真菌镜检示：少量真菌孢子。扫描电镜下见：真菌孢子数目较前明显减少，圆形孢子变形，表面不规则（图 2c，d）。治疗持续 40 天后，我们再次临床评估示：患儿没有明显的脱发、断发和鳞屑，遂停药（图 1c）。患儿治疗结束后 3 个月，病情无复发，头发生长良好。

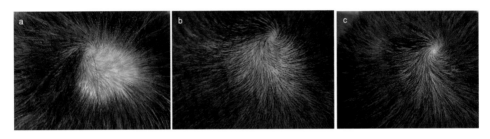

图 1 头顶脱发伴脱屑

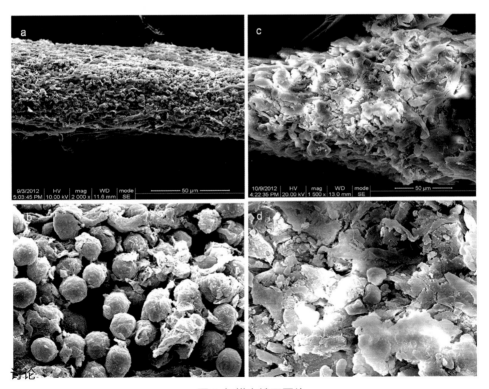

图 2 扫描电镜下图片

伊曲康唑是一种亲脂性的口服抗真菌药物，几乎不溶于水。这一病例强调了伊曲康唑脂源给药的临床重要性，如全脂牛奶给药，而非水服药。此外，据报道，在空腹状态下口服伊曲康唑，其生物利用度下降 40%。曾有研究报道，在含牛奶介质中伊曲康唑的溶出速率和溶解度会增加，但我们的病例首次运用扫描电镜有效佐证这个临床现象。

注：参考文献（略）

六、英文全文链接：https://pubmed.ncbi.nlm.nih.gov/26447934/

Chen S, Ran Y, Dai Y, Lama J, Hu W, Zhang C. Administration of Oral Itraconazole Capsule with Whole Milk Shows Enhanced Efficacy As Supported by Scanning Electron Microscopy in a Child with Tinea Capitis Due to *Microsporum canis*. Pediatr Dermatol. 2015 Nov-Dec;32(6):e312-3.

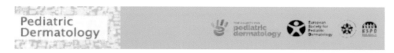

Brief Report

Administration of Oral Itraconazole Capsule with Whole Milk Shows Enhanced Efficacy As Supported by Scanning Electron Microscopy in a Child with Tinea Capitis Due to *Microsporum canis*

Shuang Chen M.D., Yuping Ran M.D., Ph.D. ✉, Yalin Dai, Jebina Lama M.M., Wenying Hu M.M., Chaoliang Zhang

First published: 08 October 2015 | https://doi.org/10.1111/pde.12692 | Citations: 1

病例三
经激光捕获显微切割和 PCR 证实的伯克霍尔德菌所致感染性肉芽肿病

一、临床故事

医生同行患"怪病"，一波三折终治愈

那是 2008 年 4 月 1 日，冉玉平教授一个普通的皮肤科专家门诊日，我们几个研究生跟着冉老师正在紧张地忙碌着接诊患者，一位外表健康的小伙子走进了诊室，当他在家人的协助下脱掉上衣，打开包扎纱布，露出左腋后部一个拳头大的溃疡性包块时，在场的人都被这恐怖的皮损震撼了（图 1）。

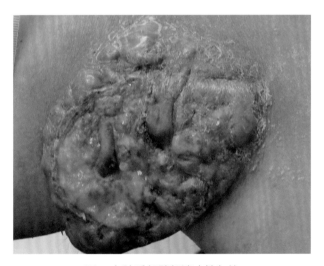

图 1 左腋后部臂部溃疡性包块

追问病史，患者 26 岁，为某基层医院的一名外科医生，5 年前不慎被玫瑰花刺刺伤左腋后侧皮肤，伤口自行愈合。2 年前原伤处出现花生米大小包块，其表面皮肤渐破溃。患者随即在自己所在医院外科行包块切除术，但是，术后 1 月手术切口处又出现红肿包块并渐长大，1 年前患者再次在当地医院行包块切除术，送病理检查示"异物肉芽肿"。术后伤口一度愈合，约 4 月后伤口处再次出现红肿包块并逐渐长大破溃。2 月前，红肿溃烂的包块已长至近拳头大小，在某省级医院诊断为"孢子丝菌病"，口服碘化钾糖浆、盐酸特比奈芬片及热敷治疗等。红肿包块无明显好转。后经多方咨询，被推荐来四川大学华西医院皮肤科求助于著名真菌病专家、博士生导师冉玉平教授。

凭丰富的临床经验，冉老师初步判断该患者为一例特殊感染，并当场给我们手绘出一幅临床与科研结合的实验、检查及治疗工作流程图，指定由我负责临床及研究工作：除做常规实验室检查之外，还要做活检、病理加特殊染色；重点是取创面组织做细菌培养、分枝杆菌培养、真菌镜检及培养，挤窦道排出的白色分泌物做直接镜检，检查有无"硫磺颗粒"等。30 分钟后从事真菌实验室工作 20 多年的皮肤真菌室检验师代亚玲老师回报：直接涂片未查见真菌菌丝及孢子，也未见典型"硫磺颗粒"。冉老师和皮肤科王琳老师会诊后嘱患者将在当地手术后所取的病理标本蜡块组织借来供我们进一步研究。暂给予抗感染及对症治疗。之后各项检查陆续回报，病理报告示：PAS 和氯胺银染色查见细丝状菌团，倾向于放线菌病。真菌培养示有土曲霉生长；细菌培养结果示：金黄色葡萄球菌（图 2）。

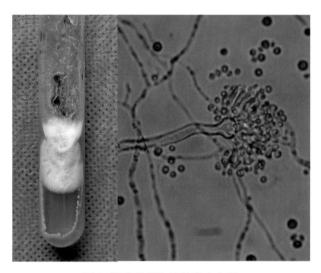

图 2 溃疡分泌物培养出土曲霉

冉老师在繁重的临床、科研和教学工作中，对疑难病例表现出的好奇心和探索热情常常让我们年轻人不得不惊叹。当我将所有检查结果向冉老师汇报后，冉老师指示：患者有明确的植物刺伤史，之后反复出现溃疡性包块 2 年，病理切片特殊染色发现"菌团"，修正诊断为"放线菌病"。创面标本培养有土曲霉生长，虽有污染可能，但不能排除原发真菌感染。放线菌病首选大剂量青霉素；拟定治疗方案：①青霉素钠注射液 1200 万单位，ivgtt/d；②伊曲康唑胶囊 0.2g po bid；③聚维酮碘溶液外敷 /d。为进一步确定诊断及排除污染，再次做放线菌培养及厌氧菌培养、细菌培养。结果显示为粪肠球菌、表皮葡萄球菌。放线菌培养及厌氧菌培养均阴性。反复培养未查见放线菌，使我一度清晰的思路似乎又模糊起来，目前的诊断和治疗能行吗？冉老师说，观察疗效后再决定下一步。

用药 16 天时，包块较前已明显缩小；至用药 34 天时，红肿基本消退，包块已基本变平，残存有多个窦道的瘢痕组织，建议患者再次手术将其切除，但患者因前 2 次术后复发的经历心有余悸而拒绝手术。放线菌病治疗疗程本来就很长，鉴于皮损好转，我们将青霉素静滴减量为 1000 万单位 / 日，伊曲康唑胶囊口服减为 0.2g/d，继续治疗 23 天。经过 57 天治疗，瘢痕组织进一步好转，之后患者自行停用青霉素静滴，间断口服青霉素 V 钾片、中药、利福平胶囊等。患者也是医生，当他发现红肿有加重迹象，窦道口脓性分泌物增多时，就自行静滴青霉素 1~2 周。4 月过去了瘢痕及窦道无明显好转。

到 2008 年 10 月 13 日，患者再次复诊时已做好了接受手术的心理准备。手术进行时，我也穿着参观衣准备好培养器材在场配合，切下瘢痕组织后，我将盛装瘢痕组织的弯盘接到旁边的台面，用手术刀切开瘢痕组织上的窦道，采集了很多窦道深部的坏死组织，分别接种到多个细菌培养基试管和平皿中，分别送到有氧、厌氧等不同条件下培养，希望能养出放线菌。手术后继续给患者静滴青霉素 2 月，手术创面恢复良好。而后培养出人葡萄球菌人亚种和棒状杆菌。未发现有放线菌。术后随访 20 个月，患者溃疡性红肿包块未见复发，已彻底治愈。

投稿的挑战

回避问题不可取，追根究底遇难题

至此，这例"放线菌病"已取得满意临床结局，可以总结成文了。冉老师经常教导我们，每一个临床病例都是无比珍贵的，都值得发掘，都应该和全球最新研究成果比对学习，有义务和全球同行分享。我查阅文献，发现目前很多放线菌病的诊断，主要依据病史、"硫磺颗粒"的存在以及病理切片上显示的"菌团"，很多病例报告同样没有放线菌培养阳性证据。我们的病例放线菌培养阴性，但按放线菌病治疗，给青霉素后疗效很好，手术后已经治愈，也能说明我们诊断是正确的。于是辛苦的笔耕之后，我的放线菌 case report 文稿出炉，经小组互相修改，导师修改后建议投稿美国皮肤科学杂志（JAAD）。投稿后的心里很忐忑，一方面觉得这个小 case 能入得了美国一流的皮肤病学杂志审稿专家的法眼吗？另一方面也不断给自己鼓劲：之前总是听说我们中国病例多，只要临床特点足够独特，其他差一点也能被接受，也许我的运气好呢？不料等待 1 个多月后"杯具"了。审稿专家意见回复如下：①诊断为放线菌病但未培养出放线菌；②虽然培养出多种微生物，但真正的致病菌也许并不在其中。专家的问题直击要害！之前多次培养没养出放线菌，目前患者已经治愈，没有再做培养的机会了，现在怎么办？

换一个要求低的杂志，也许能很快被接受；但是这种回避问题的做法冉老师是不赞成的，我自己也不甘心。唯一的出路就是直面根本问题：找出真正的致病菌。

患者的诊断是放线菌病，病理切片显示有菌团（图 3），只要能检测出放线菌就能确诊。经冉老师指点，我查阅文献后，订购了放线菌引物，然后取蜡块组织提取 DNA，做 PCR 扩增，信心满满等候结果，

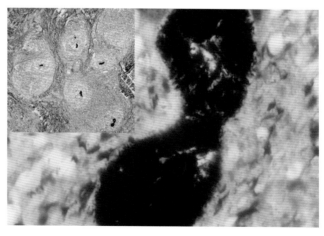

图 3 病理切片上显示的"菌团"

然而结果显示阴性。是不是 PCR 技术操作没做好？仔细多次重复实验，仍是阴性。再查文献了解放线菌，看到有文献提到放线菌抗酸染色应该是阴性，我就试着给我的菌团加做抗酸染色看看，结果竟然显示：阳性。这说明蜡块组织中看见的菌团并非放线菌。看来一直认为正确的诊断，竟然真的是错了。

现在的问题不再是找放线菌，而是搞清楚到底是什么菌？虽然我们多次做培养，先后培养出了 5 种细菌，1 种真菌，但一个长期开放、污秽的溃疡面来说，培养出任何菌都是有可能的（污染的创面可以继发多种感染），而真正的致病菌根本就没有培养出来。病理切片上的菌团清晰在目，菌团周围的炎症反应及肉芽肿结构清楚地说明这个菌团里的菌就是真正的原发感染的致病菌。这是什么菌？怎样才能揭开谜底，鉴定这个致病菌的真身呢？

再查文献！经过大量查文献，一篇文章引起了我的注意。这是一篇研究海洋放线菌的文章。研究者从 30 米深海底采集的沉积物中分离得到一株放线菌，经过形态学及分子技术的研究最终将其鉴定到种。文中的工作就是将一株未知的菌鉴定到种，与我面临的问题有相似性。文中的研究者通过测定细菌的 16S rDNA 序列最终鉴定出这株菌。我能不能也来测定我这株菌的 16S rDNA 序列呢？引物是现成的，只要我能提取到致病菌的 DNA 就可以。

我们已经培养出了 5 种菌，说明病变组织中有多种菌存在。很可能蜡块组织中除了有致病菌，也有其他细菌存在。如果有多种菌，用蜡块组织提取的 DNA 就不纯净，无法用于下游的 PCR 及测序。怎样才能从多种细菌混合感染的组织中得到致病菌的纯净的 DNA 呢？

新技术解决难题：激光显微切割加 PCR 技术

激光显微切割，采得纯净菌团

怎样才能从多种细菌混合感染的组织中得到致病菌的纯净的 DNA 呢？张瑞峰师兄面临的难题在我们研究团队的讨论会上提出后，大家都觉得这是一个棘手的问题。

那时我刚刚加入冉老师的团队攻读博士学位。我之前师从王琳教授从事淋巴瘤研究，曾经使用过"激光显微切割 +PCR 技术"。该技术可以精准切割单个异形的淋巴细胞，并实现无污染收集标本，从而成功解决早期 MF（蕈样肉芽肿）的诊断问题；我想，如果使用这种技术，只采集该菌团作为标本，用于提取 DNA，自然就不用担心被其他细菌的 DNA 污染。我的提议得到了冉老师和其他同学们的肯定，那就动手试试！接下来，我帮助张瑞峰师兄用患者的蜡块组织制作切片、染色；最后将制作好的切片放在显微镜下，找到菌团，画好界线，打开激光，只见菌团准确地从组织切片上被切割，并落入下方的 EP 管。这是纯净的菌团，可用于提取 DNA 的菌团！

（杨翰君　张瑞峰）

继续 PCR，鉴定细菌真身

采得的菌团用煮沸法提取到了 DNA，用前述的引物，经过摸索实验条件，PCR 顺利完成。当电泳条带出现在显示屏上时，我一度觉得似乎问题已经解决了。没想到测序又传来了坏消息：测不出来。测序公司分析可能是 PCR 产物的浓度太低，建议我改换反应条件。再查文献，重新设计方案做 PCR。先后重复有数十次，都是电泳有条带但是测序失败。难道就此停止吗？导师的鼓励，周围小伙伴的支持，数月的工作，让我也不舍这个"菌团"。辗转反侧，后来我想，会不会是引物不合适？又查文献并重新订购引物，再做 PCR，这次终于成功地测出了 16S rDNA 序列，登录 GenBank 比对，上传序列。比对结果：所测细菌与 *Burkholderia fungorum* 的相似性 > 99%。

新技术终于解决了临床难题！做临床科研真的是需要和同行多交流，科研新技术转化到临床工作中，可以发挥超乎想象的作用。之前面临的问题用传统方法几乎无解：混合感染的病灶，多次培养不能养出致病菌；随着病灶的治愈，已失去再做培养的时机；病理切片上的菌团用传统方法无法鉴定到种；诸多问题，随着激光显微切割加 PCR 技术的应用迎刃而解。

谜底终于揭开，病理组织切片上，位于肉芽肿中央的菌团，是 *Burkholderia fungorum*。最终临床诊断：伯克霍尔德菌所致感染性肉芽肿。

投稿 SCI 期刊成功

Burkholderia fungorum 是什么菌？我对其一无所知。继续查文献，了解相关背景知识，制作 PPT 整理思路，然后写作论文，仍然是有意义的经历。

总结我对致病菌的探索鉴定过程，发现了很多认识误区：既然 PCR 技术具有高度敏感性和高度特异性，诊断微生物感染应该很容易，真要做的时候才发现，PCR 技术用于临床所受到的限制太多了。种属特异性的引物覆盖面太小，纯净的菌落一般通过培养才能得到，而临床所见致病菌则往往范围太大，混合感染或污染病例也大量存在，都使得 PCR 相关技术不能在临床上方便、早期应用。为将此问题阐述清楚，以真菌感染性肉芽肿病变致病菌检测手段为主线，我查阅文献后写了一篇综述，经冉老师修改后发表在临床皮肤科杂志上。算是对这一段学习和思考的总结。

英文文章写好后，投稿 *British Journal of Dermatology*。1 月后编辑回复指出一些细节及小的语法问题，几经修稿后，终于被接受了。当我在杂志官网页面看到自己的文章被刊登出来时，内心还是有些小小的激动的。短短的一篇病例报道在 BJD 上发表（影响因子 4.1）在过去想都不敢想！文章背后，凝结了我和一直支持我的老师、同学们大量的心血。多少次山重水复疑无路，在老师和同学们的帮助下，经过自己不懈的努力，最终实现了柳暗花明又一村。

二、背景知识

伯克霍尔德菌属（*Burkholderia*）：其分类为：细菌界，变形菌门，β - 变形菌纲，伯克霍尔德菌目，伯克菌科，伯克菌属，模式种有：洋葱伯克菌（*Burkholderia cepacia*），洋葱伯克菌复合体（*B. cepacia complex*），*B.fungorum*，唐菖蒲伯克菌（*B.gladioli*），鼻疽伯克菌（*B.mallei*），类鼻疽伯克菌（*B.pseudomallei*），越南伯克菌（*B.vietnamiensis*），等。

伯克霍尔德菌是一类广泛分布于土壤中的细菌，对植物的影响既有促进作用也有抑制病害的作用。伯克菌属以往属假单胞菌，革兰阴性、富有运动性及好氧性棒状细菌。其中鼻疽伯克菌是一种会在马或其他相关动物身上引起鼻疽的病菌；类鼻疽伯克菌可引起类鼻疽病，洋葱伯克菌可感染人类引起肺部囊肿性纤维化。

本病例鉴定的 *B.fungorum* 于 2001 年被首次发现,可存在于环境和人类及动物临床标本中。目前尚无标准中文译名,因 fungorum 是"真菌"的意思,直译为真菌伯克霍尔德菌,为避免于误认为是真菌,音译为方格儒伯克霍尔德菌。

方格儒伯克霍尔德菌可以生物降解几种化学物质,有希望用于多环芳烃污染土壤的生物修复。亦可引起人类疾病,既往有个别临床病例报道,但病例罕见。

本病例报道丰富了方格儒伯克霍尔德菌的相关资料,对此类土壤细菌致病的临床特点提供了新认识。

三、作者介绍

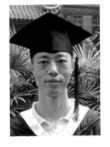

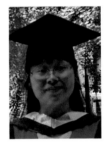

张瑞峰,硕士,师从冉玉平教授。现任陕西省汉中市中心医院皮肤科副主任医师。本论文获陕西省汉中市自然科学优秀学术论文奖一等奖。

杨翰君,博士,四川大学华西医院皮肤科,硕士师从王琳教授,博士师从冉玉平教授,博士期间获国家奖学金,赴美国密歇根大学联合培养 2 年。现任卓正医疗皮肤科医生。

四、导师点评

1. 有关玫瑰的故事多与浪漫有关,而被玫瑰刺伤后常继发感染(如孢子丝菌病),本例从病史和临床表现推测为感染,但病原菌探秘却陷入迷途,处处碰壁。

2. 临床治愈成功值得庆贺,但病因未明、浅尝辄止不能算完整故事,不是临床科学研究者应有的素质。

3. 冷静分析,不断尝试,韧劲和毅力是制胜法宝,也是区别优秀与平庸的试金石,张瑞峰所做研究成就异常突出,为后来者树立了榜样。

4. 激光显微切割技术首次用于解决临床难题,转化医学实践填补空白,使致病菌种得以鉴定,改写了"放线菌病"的菌种构成。

5. 患者就诊到论文发表历经 6 年:治疗方案精选、实验技术方法探索、屡败屡战、"咬定青山不放松",修得正果笑到最后。

五、论文中文翻译

经激光捕获显微切割和 PCR 证实的伯克霍尔德菌所致感染性肉芽肿病

张瑞峰 [1, 2]、冉玉平 [1*]、代亚玲 [3]、杨翰君 [1]、张浩 [1]、路遥 [1]、王琳 [1]

1 四川大学华西医院皮肤性病科；2 中国陕西省汉中市中心医院皮肤科；3 四川大学华西医院实验医学科；* 通讯作者

伯克霍尔德菌是革兰染色阴性的需氧杆状细菌，通常在全球范围广泛存在于土壤和地下水。伯克霍尔德菌既是人类的病原菌，也是植物的病原菌。一般认为感染发生的机制是：皮肤被刺伤后伤口暴露于受污染的地下水或土壤，导致病原菌接种于伤口而发病。存在于土壤和植物根系的方格儒伯克霍尔德菌于 2001 年被研究者从环境和人类及动物临床标本中分离出来。该菌可生物降解几种化学物质。人类感染此菌罕见。本文报告一例非常罕见的方格儒伯克霍尔德菌所致的感染性肉芽肿病例。

患者男，26 岁，左腋后线处溃疡性包块 2 年余，伴窦道及脓性分泌物，无明显疼痛。5 年前该患者曾被玫瑰刺刺伤左腋后部，受伤 3 年后伤处出现包块且不断增大。患者曾 2 次接受切除手术，但 2 次手术后包块均很快复发。当地医生曾诊断患者为"孢子丝菌病"，给予口服碘化钾溶液和特比萘芬片以及加热治疗，治疗 1 月，无明显疗效。

图 1 是皮损部位术前和术后照片。查体可见左腋后线处巨大包块约 9cm×10cm，高约 2cm，包块中部见巨大溃疡，溃疡面约 6cm×7cm。未见卫星病灶。包块暗紫红色，椭圆形，质稍硬，边界清楚。化脓性溃疡有多个放射状窦道（图 1a，b），挤压包块可见白色粘稠分泌物从窦道口排出。溃疡分泌物涂片在显微镜下未见真菌或硫磺颗粒。以分泌物做三次细菌培养，显示为金黄色葡萄球菌、粪肠球菌、表皮葡萄球菌。真菌培养显示为土曲霉。患者无发热、疼痛，其他方面正常。

病理检查示表皮缺失，真皮内可见多发性结节状结构（图 2a-c）。结节内的团块状物质显示为不规则形和棒状，苏木素和伊红染色可见淡红色的边缘和紫蓝色中心（图 2e），过碘酸 - 雪夫（PAS）染色呈红色（图 2b，f），嗜银染色（GMS）呈黑色（图 2c，g）。在高倍镜下，

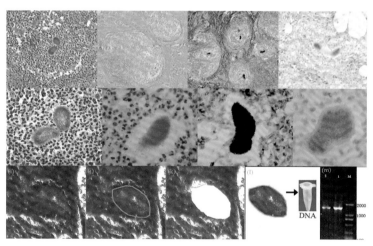

图 2　皮损组织切片的病理分析：(a-c) 真皮内见多个结节状结构 a: HE×100；b: PAS×40；c: GMS×40；(d) 抗酸染色 ×100；(e-g) 棒状细菌团块；e: HE×400；f: PAS×1000；g: GMS×1000；(h) 抗酸染色 ×1000；(i) 显微切割前；(j) 选定显微切割区域；(k) 显微切割后；(l) 提取 DNA；(m) 琼脂糖凝胶 (1%) 电泳：[实验株（2）：单一条带；质控株（1）：放线菌 ATCC12104 标准菌株。

此团块状物质是放射状排列的细菌。围绕在细菌团块周围，可见明显的中性粒细胞和淋巴细胞等炎症细胞聚集（图 2e-g）。

患者被初步诊断为"原发性皮肤放线菌病"，诊断依据为慢性炎性包块和病理切片中的"硫磺颗粒"。治疗给予静脉滴注大剂量青霉素 G（1200 万 U/d），加口服伊曲康唑胶囊。用药 2 月后，包块已明显消退，原皮损区可见瘢痕和窦道（图 1c）。然而继续用药皮损却不再进一步好转。距开始治疗 6 个月后，患者接受第三次手术治疗，切除了局部瘢痕窦道组织。从切除组织中取分泌物标本做细菌培养结果显示为：人葡萄球菌人亚种和棒状杆菌。术后继续静滴青霉素 G 治疗 2 月后停药。随访 2 年，包块未再复发（图 1d，e）。

给病理切片中的菌团加做抗酸染色显示阳性（图 2d，h），说明此病原菌不是放线菌。本病例已经培养出多种细菌，说明存在混合感染。为了分离得到肉芽肿中的细菌，采用了激光捕获显微切割法，从石蜡切片中采集菌团（图 2i-k）。以煮沸法提取其 DNA（图 2l），使用属特异性通用引物（P1，5'-CGGAGAGTTTGATCCTGGCTCAG-3'；P2，5'-AAAGGAGGTGATCCAGCCGCA-3'）做 PCR。此对引物的目标片段是 16SrDNA 区域，此片段具有鉴别意义（图 2m）。扩增产物序列分析和比对显示所获 DNA 序列与方格儒伯克霍尔德菌有 > 99% 的同源性。此序列已被提交到 GenBank，其登录序列号为 JF718348。因此，此患者最后确诊为方格儒伯克霍尔德菌所致感染性肉芽肿。依据是组织病理学检查、激光捕获显微切割和分子生物学证据。

这个病例说明，当有多种微生物混合感染或 / 和培养时机已经失去时，激光捕获显微切割加 PCR 是一种用来鉴定病原菌的行之有效的方法。

注：部分图像及参考文献（略）

六、英文全文链接：https://pubmed.ncbi.nlm.nih.gov/24805209/

Zhang R, Ran Y, Dai Y, Yang H, Zhang H, Lu Y, Wang L. Infectious granuloma caused by *Burkholderia fungorum* confirmed by laser-capture microdissection and polymerase chain reaction. Br J Dermatol. 2014 Nov;171(5):1261-3.

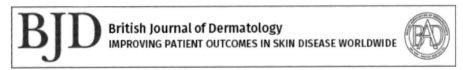

Correspondence

Infectious granuloma caused by *Burkholderia fungorum* confirmed by laser-capture microdissection and polymerase chain reaction

R. Zhang, Y. Ran ✉, Y. Dai, H. Yang, H. Zhang, Y. Lu, L. Wang

First published: 07 May 2014 | **https://doi.org/10.1111/bjd.13094** | Citations: 4

病例四
皮下注射精蛋白生物合成人胰岛素引起注射部位银屑病

一、临床故事

事无大小，追其根源，大胆设想，科学验证，原来发表 SCI 论文也可以这么简单

2009 年我很荣幸地考取了四川大学华西临床医学院皮肤性病学专业冉玉平教授的博士研究生。立志成为冉教授的学生缘于之前听过一次他的学术演讲：严谨的学术魅力和幽默风趣的演讲风格深深的感染了我，当时就梦想有朝一日能够跟在冉老师身边学习！博士阶段前半年是基础理论课，但刚入学后冉老师就召集我们开会，详细了解每人情况及课程安排，对读博期间的临床及科研工作做了细致部署，要求只要没有课就跟他出门诊，尽快进入状态培养临床和科研思维能力。在其他研究生还悠游自在享受舒服的校园生活时，我们已熟悉了医院临床工作流程并开展临床科研实践了。虽然当时很累、有压力，但对个人的学业和学术发展确有极大帮助。许多同学在毕业答辩前因没有 SCI 论文发表而焦虑万分时，我已发表了几篇 SCI 论文了，多亏了冉老师对我们学习、毕业规划的精心安排。其实发表 SCI 论文也不必都要"大费周折"，关键是要找准点，在看似简单、无多大意义的病例中通过科学手段挖掘出有价值的东西。

2009 年 12 月 2 日，一名 50 多岁女性，因腹部大片红斑、鳞屑，异常瘙痒来冉老师门诊就诊。查体：腹部大片红斑、轻度鳞屑，较多抓痕。详询病史得知患者因糖尿病 1 年前开始参加某临床研究，作为对照组腹部皮下注射某品牌胰岛素制剂随后出现皮损并增多加重。外院行病理检查后确诊为"皮炎"。全面体检发现患者双肘部、臀部也有鳞屑斑，患者并不在意，诉其已存在 5 年，无任何进展，也无明显瘙痒，曾在某皮肤科诊断为"神经性皮炎"，因无症状未做治疗。凭着多年临床经验与敏锐的科研思维，冉老师已对诊断心中有数，并初步判断该腹部皮损与胰岛素注射有关。患者也怀疑与胰岛素注射有关，但内分泌科医生及厂家均表示从未遇到过此类现象，其说明书虽提及注射部位局部可能会出现过敏反应如红、肿和瘙痒等，但此类反应通常为暂时性的，会自行消失。该患腹部皮损异常瘙痒，严重影响生活质量，迫切请求我们找到原因，解除病痛。冉老师果断决定再次病检，同时做了斑贴实验。病理回报"符合银屑病之病理改变"，斑贴实验结果：硫酸镍 (+)。对于像我这样的普通皮肤科医生来说，故事到此也就结束了，该患腹部皮损的谜团已经解开，为"银屑病"患者皮下注射胰岛素针刺外伤诱发的"同形反应"。但冉老师不仅仅满足于是什么（诊断明确），还要提出为什么（是该品牌胰岛素本身引起还是仅仅针刺外伤引起）？冉老师分析说，斑贴实验为金属镍过敏，似乎倾向于注射针引起，也就意味着患者只要是针刺就可能会引起银屑病同形反应，但斑贴的结果还不足以说明针刺体内的真实反应，况且我们问过患者平时输液打针并不会出现类似皮损，是否与药物（某品牌胰岛素）有关呢？与患者沟通同意后，在冉老师指导下我设计了实验方案来验证此假设（表1）。

表 1 皮下注射实验方案设计及结果解读

注射用水	某品牌胰岛素	结果解读
-	-	皮损无同型形反应（与皮下注射无关）
+	+	皮损为同型形反应（与皮下注射相关）
-	+	皮损由某品牌胰岛素所致（与药物相关）

将一支该品牌胰岛素排空后吸入注射用水清洗后再吸入注射用水做为安慰剂（对照）皮下注射于患者右侧腹部正常皮肤，而将患者当时实验时所使用的该品牌胰岛素剂量注射于左侧腹部正常皮肤，并于注射后72小时、第8天、第12天、第16天、第20天观察注射后皮肤变化，来验证是单纯的针刺还是药物注射所致的银屑病同形反应。

结果如预期：胰岛素注射区域皮肤72小时后就出现了红斑反应，第20天时出现明显的红斑、脱屑，而注射用水区域皮肤无此反应（图1）。至此，我们用简单的实验验证了是该品牌胰岛素的注射而不是单纯的针刺引起的患者腹部银屑病同形反应。我们将该患的临床诊治经过及实验结果总结成文，投稿到 *European Journal of Dermatology*（EJD）杂志，并将我们做的实验资料作为附件发给编辑部，因实验设计科学，每一步都有照片纪录，简单直观，有说服力，投稿时非常顺利，审稿专家没有提出特别意见，论文很快就被录用并发表。

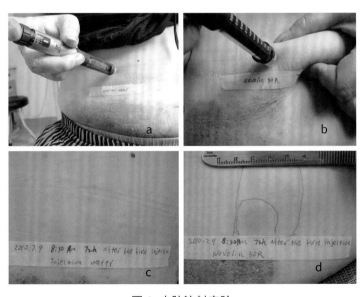

图 1 皮肤注射实验

图 a 示注射用水注射于右侧腹部正常皮肤　　图 b 示某品牌胰岛素注射于左侧腹部正常皮肤
图 c 示注射用水注射区域皮肤无任何反应　　图 d 示胰岛素注射区域皮肤72小时后出现红斑反应

此故事说明发表 SCI 论文有时并不一定要高大上的硬件设施，不必要很多样本，只要能够探明未知，解决问题就有意义，就值得去做，也会得到审稿人认可和发表。任何一名皮肤科医生在日常临床工作中只要用心思考都可以做到，关键是要有探索精神，小 case 仍然可以做文章。该故事也充分体现出冉老师严谨的逻辑思维和科研精神。具体诊疗思路及实施措施做个简单总结：

患者以腹部皮疹就诊（曾在外院经病理检查确诊为"皮炎"）→重新详细询问病史及全面体检→发现问题：患者双肘部、臀部有红斑、鳞屑性皮损及 1 年前腹部曾注射过"某品牌胰岛素"→提出初步假设：腹部皮损与 1 年前"某品牌胰岛素"注射有关？→重做病检及行皮肤斑贴实验→病理回报考虑"银屑病"，斑贴实验结果：硫酸镍（+）→得出初步结论：腹部皮损考虑为"银屑病同形反应"→进一步思考，并再次提出问题：斑贴实验结果能否看做针刺皮肤的真实反应？患者同形反应是否与皮下胰岛素注射有关？→设计有说服力，值得推敲的实验来验证，并详细记录实验过程（全程拍照及录像记录实验结果，有图有真相）→得出结论，整理成文投稿（投稿时以附件形式将详细实验结果发给编辑增强说服力）→内容新颖，实验结果客观、有说服力，论文接收发表。

二、背景知识

神经性皮炎（*neurodermatitis*）：又称慢性单纯性苔藓。是以阵发性皮肤瘙痒和皮肤苔藓化为特征的慢性皮肤病，为常见皮肤病，多见于成年人，好发于项部、眼睑、肘窝、腘窝、前臂、大腿、踝部、腰骶部、阴囊、外阴等处。皮损仅限于一处或几处为局限型神经性皮炎；若皮损分布广泛，甚至泛发于全身者，称为播散型神经性皮炎。

银屑病（*psoriasis*）：是一种常见、复发、难治的慢性炎症性皮肤病。临床表现为鳞屑性红斑、丘疹、斑块，皮损可增多、扩大、融合累及全身，皮肤弥漫潮红脱屑，或具有关节炎改变，或出现大量无菌性脓疱。银屑病是在多基因遗传背景下受环境因素如感染、精神紧张、内分泌和免疫功能紊乱等诱因发病。辅助 T 淋巴细胞及其分泌的细胞因子（如 IL-1、6、8、17、23、TGFα、IFNγ 等）可刺激角质形成细胞增生，对促发并维持银屑病的病程起重要作用。银屑病分寻常型、关节病型、红皮病型和脓疱型。病期分为进行期、稳定期和退行期。各种机械刺激、外伤、手术及刺激药物涂擦部位出现银屑病皮损，叫同形反应或 Koebner 现象。治疗方法大多有效，但均难以"根治"本病。治疗目标是有效控制病情，提高患者生活质量。采用综合疗法、药物联合疗法、顺序疗法、交替疗法以及生物制剂是近年治疗领域的最大进展。

同形反应（*isomorphic response*）：又称 Koebner 现象，是指正常皮肤在受到非特异性损伤（如创伤、抓伤、咬伤、注射、针刺、手术、日晒等）后，可诱发与已存在的某一皮肤病相同的皮肤变化（皮损）。同形反应的机制可能属于自身免疫现象，由于外伤以及皮肤炎症等刺激，引起表皮和真皮的某种破坏而产生了自身抗原，使得体内发生一系列免疫学反应，从而产生了皮肤的病理变化。最具特征性的同形反应见于银屑病、扁平苔藓、白癜风等。

斑贴试验（*patch test*）：用于检测Ⅳ型变态反应，是诊断接触性过敏的金标准。当患者因皮肤或黏膜接触致敏原产生过敏后，在同一致敏原或化学结构类似、具有相同抗原性物质在接触到体表的任何部位，就将很快在接触部位出现皮肤炎症改变，此即变态反应性接触性皮炎（Ⅳ型变态反应）。斑贴试验就是利用这一原理，人为地将可疑的致敏原配置成一定浓度，放置在一特制的小室内敷贴于人体遮盖部位（常在后背、前臂屈侧），经过一定时间，根据有否阳性反应来确定受试物是否系致敏原（即致敏物质）。

三、作者介绍

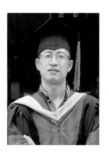

　　王鹏，博士，2012 年毕业于四川大学华西临床医学院，获博士学位，师从冉玉平教授。目前在华中科技大学协和深圳医院（深圳市南山区人民医院）皮肤科工作。

四、导师点评

　　1. 银屑病是皮肤科常见病，我国现有患者超过 600 万，临床上与神经性皮炎、脂溢性皮炎、慢性湿疹等容易混淆，皮肤镜检查可提高诊断准确率，疑难病例常依靠取活检做病理检查协助确定诊断。

　　2. 每一位银屑病患者的遗传背景、临床表现、诱发因素和预后都不一样，临床上特别强调个体化诊疗。

　　3. 对本例特殊银屑病患者能够揭开现象到本质，关键在于要想到与胰岛素皮下注射相关的各种可能性，逐一排除或确认、抽丝剥茧、不断深入，最终水落石出。

　　4. 患者的需求、理解、配合，研究生的执行力和密切观察，原始相片的收集和保存，是此 SCI 论文"一投即中"的秘笈。

五、论文中文翻译

皮下注射精蛋白生物合成人胰岛素引起注射部位银屑病

王鹏[1]，冉玉平[1*]

1 四川大学华西医院皮肤性病科；* 通讯作者

患者女，52 岁，因腹部红斑、鳞屑、瘙痒 1 年就诊。既往糖尿病史 5 年，1 年前参加某临床实验研究，作为对照组，腹部注射精蛋白生物合成人胰岛素，注射 1 月后患者发现注射部位出现红斑、瘙痒，无其它不适。未引起重视，亦未停用该药。3 个月的临床实验结束后，腹部皮损融合成 20cm×18cm 不规则红斑鳞屑性斑片，边界清楚（图 2A）。体检发现除腹部皮损外，双肘部和臀部也有红斑、鳞屑性皮损。患者诉这些部位的皮损已持续存在 5 年，稳定无进展。腹部皮损病理回报：符合银屑病病理表现（图 2B）。患者银屑病诊断明确。银屑病患者可在注射部位发生银屑病皮损，被称为同形反应，多发生在进展期银屑病患者身上，该患为稳定期银屑病，为何会出现同形反应？是否与精蛋白生物合成人胰岛素注射有关？ Dogan 等发现进入皮肤内的抗原比外伤更易引起同形反应。该作者认为是因为皮肤细胞免疫对皮内抗原的免疫反应所引起的迟发性变态反应进一步刺激了银屑病同形反应的发生。Fierlbeck 等在 1 名合并 2 型糖尿病的银屑病关节炎患者身上发现 γ 干扰素在注射部位引起了银屑病同形反应，而皮下注射胰岛素及安慰剂均未引起。γ 干扰素可能扮演了这样的抗原角色。精蛋白生物合成人胰岛素是否也扮演了类似的角色，为了验证我们的假说，我们将精蛋白生物合成人胰岛素 15IU，每天 2 次，注射于患者左侧腹部正常皮肤，共 3 天，并将同等剂量的安慰剂（注射用水）做为对照注射于患者右侧腹部正常皮肤，并于注射后 72 小时、第 8 天、12 天、16 天、20 天观察注射后皮肤变化。精蛋白生物合成人胰岛素首次注射 72 小时后于注射部位出现了红斑，并在 20 天后皮损明显加重，然后逐渐消退，安慰剂注射部位无任何变化。我们认为如果持续注射精蛋白生物合成人胰岛素最终会在注射部位引起典型的银屑病皮损。我们的实验验证了是精蛋白生物合成人胰岛素而不是单纯的皮下针刺在注射部位诱导出了该患的银屑病皮损。我们还用该胰岛素制剂做了斑贴实验，结果阴性，说明精蛋白生物合成人胰岛素仅仅接触皮肤还不足以引起该患的银屑病同形反应。Moore 等报道了 1 例胰岛素使用后银屑病皮损加重的病例，该病例与我们报道的病例不同，我们的病例只在注射部位引起银屑病皮损，并未引起患者其他部位银屑病皮损加重，故精蛋白生物合成人胰岛素对该患银屑病无系统性影响。

　　患者腹部新发的银屑病皮损瘙痒明显，且对多种外用药物治疗抵抗，虽最终在起病 1 年半后被倍他米松软膏治疗消退，但给患者带来了巨大负担。

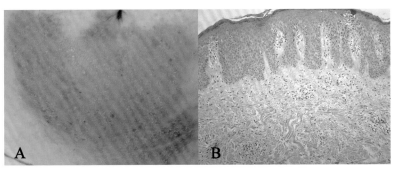

图 2A　　　　　　　　　　　　　　图 2B

腹部 20cm×18cm 边界清楚不规则红斑、鳞屑性斑片（A）；腹部皮损病理示表皮角化过度伴角化不全，银屑病样增生，真皮乳头毛细血管扩张、充血，淋巴细胞围管性浸润（HE×100）（B）

注：参考文献（略）

六、英文全文链接：https://pubmed.ncbi.nlm.nih.gov/21737378/

Wang P, Ran Y. Subcutaneous injection of isophane protamine biosynthetic human insulin induced psoriasis at the injection site. Eur J Dermatol. 2011 Sep-Oct;21(5):807-8.

European Journal of Dermatology

ACCUEIL | NUMÉRO EN COURS | ARCHIVES | ESPACE AUTEURS | COMITÉ DE RÉDACTION | EN SAVOIR PLUS |

Subcutaneous injection of isophane protamine biosynthetic human insulin induced psoriasis at the injection site

Volume 21, numéro 5, September-October 2011

病例五
青年女性马拉色菌相关乳头角化过度 3 例报告

一、临床故事

皮肤科门外汉

那时我跟随冉老师出门诊尚不足半年，在此之前对皮肤病的认识仅限于本科课堂以及见习所授，所认识的皮肤病种用一只手数得过来，对皮肤科的各种检查、治疗也不太熟悉，每次门诊都是眼睛应接不暇，身体疲于奔命，脑袋高速运转，以求追逐导师的节奏。还记得经常被冉老师批评"像青蛙一样戳一哈跳一哈"。

害羞的少女

2010 年 8 月 24 日，又是一个普通的紧张忙碌的门诊日，走进来一个腼腆的小姑娘，红着脸，低着头，小声得我都听不清她说了什么话。略一打量，皮肤光洁白净，没看出什么问题啊，直到她撩开衣服，脱开内衣，才看到，原来小姑娘双侧乳头都被厚厚的褐色污秽痂壳覆盖，难怪她这么紧张害羞了。追问病史，患者 19 岁，3 年前无明显诱因双侧乳头出现褐色痂壳，每周洗澡 2 次，并未刻意避开乳头乳晕部位。患者此前自己并未觉得有什么异常，直到 10 天前因月经紊乱在妇科就诊，做乳腺彩超时医生建议她皮肤科就诊，这才走进了我们的诊室。

冉老师查看患者后转头看着我们问："考虑什么病？"当时的我想着"这不就是一个皮肤垢着病？挺像的啊，皮肤表面污秽状附着物，不过部位确实有点奇怪，患者也没有特殊病史。"思考了两秒我脱口而出"皮肤垢着病？"，当时什么都知道的王鹏师兄也在，他淡淡地说，要考虑"融合性网状乳头瘤病"。"啊？这是什么病？听都没听过。皮肤病学果然博大精深啊，回去得好好查查。"正在思索中，听到冉老师说，"李聪慧，你负责这个患者，先去查马拉色菌，做培养，多点培养，最好多培养几管，再留部分痂壳分别用生理盐水、甲醛、戊二醛固定，已备必要时提 DNA，做组织病理、电镜"。听完冉老师交待完一长串，我不禁在心里腹诽"一个皮肤垢着病，洗干净就完了嘛，整这么多事儿有何用？将军一句话，小兵跑断腿啊！"虽然心里这么想，身体还是乖乖地按导师的安排行动了。果然查见了马拉色菌，按导师的要求做了多管培养，留存各种标本后，我去向冉老师汇报情况，一边汇报我一边想"查见阳性又怎样？皮肤垢着病就是马拉色菌阳性啊，正常皮肤还可能查见马拉色菌呢。"根据我带来的真菌检查阳性结果，冉老师给患者开具了"伊曲康唑口服，1% 萘替芬 -0.25% 酮康唑乳膏外用，2% 酮康唑外洗"的处方。门诊结束之后，冉老师告诉我，1 年前门诊也遇见过类似的患者，由当时的师姐曹泸丹负责，让我与师姐联系，收集那一例病例，有机会与这一例病例可以写成一个系列。"啊？这都能写文章啊？冉老师您确定啊？"我又在心里嘀咕，"这么简单的病例，冉老师您这是在刻意锻炼我呢？锻炼我您直说啊，不要给我画大饼啊。到时我辛苦半天出了结果可能也发不了文章吧？"。虽然作为一个刚入门懵懵懂懂尚不知深浅的门外汉，但是乖学生如我，还是一字不差地按导师的要求办了。

2 周后，又是冉老师的门诊日，患者如约而至，进门的步伐比上次轻松了许多，掀开衣服一看，果然有明显的改善，少女的脸上也展开了愉快的笑容。这时患者的培养基上也长出了光滑的酵母样菌落，挑出部分菌落用美兰染色在显微镜下查看，果然是典型的马拉色菌的样子。患者和冉老师都很 happy，而我却内心无波，因为一来我不觉得这是什么大病，治好了好像也没什么，二来我那时完全没有体会到研究的意义。

念念不忘，必有回响

患者的病已经治好了，我的事情却远没有结束。冉老师又告诉我"四川省医学会有一个幻灯片制作演讲比赛，你去参加吧，就用这个病例。""啊？我当时的内心是崩溃的，这个这么简单的病例我要怎么拿去参赛啊？"当然，乖学生还是在冉老师的指导下做好 PPT 参赛了，最终居然还得了个三等奖。说实话，当时的我真的就如冉老师所说"像一只戳一下跳一下的青蛙"，完全没有发现这个平平无奇的病例到底有什么亮点。

接下来冉老师再告诉我，马拉色菌属分为 14 个种（注：现已分为 18 个种），要求我进一步分析培养出的菌落由哪几个种构成，并要求我从之前留存的标本中直接提取 DNA 分析马拉色菌的种的构成，并尝试从 1 年前师姐追踪病例的石蜡组织标本中提取 DNA 分析菌种构成。这下我更崩溃了，因为我们实验室没有实时荧光定量 PCR 啊。走一步算一步吧，于是我先尝试将分离培养出的菌落进行划线培养，企图分离出不同菌种进行鉴定。马拉色菌的菌落很小，生长速度也慢，培养出的菌落通过各种形态学、生化方法检测不仅操作麻烦，准确性也不佳。除了麻烦之外，这件事似乎并没有什么深入探讨的价值，于是就这么拖延了下去。

1 个月以后，已经毕业在省医院皮肤科工作的林新瑜师姐也遇到了同样的病例，因为听过我的演讲比赛，介绍患者找到了冉老师，这次我熟练地完成了镜检、培养、收集标本的工作，经过同样的治疗，14 天后这例患者和之前的患者一样恢复了健康，露出了少女快乐自信的微笑。虽然之前的演讲比赛只是分享了一个简单病例，但是至少可以提供更多的帮助同类患者的机会呢，冉老师果然比我这门外汉有远见。

而由于实验条件所限、各种日常事务的牵绊以及我不以为然地拖延，进一步的研究工作却就此搁浅。直到 2011 年，机会又来了，冉老师与日本明治药科大学的 Sugita 教授进行了学术交流，Sugita 教授是研究马拉色菌和毛孢子菌的专家，冉老师邀请 Sugita 教授参加一年一度的皮肤真菌病基础和临床研究进展讲习班的授课。在课上我们将此病例进行了展示，Sugita 教授表示目前的研究已经证实马拉色菌可导致花斑糠疹、马拉色菌毛囊炎，与湿疹、银屑病、皮肤垢着病、融合性网状乳头瘤病等相关，我们报道的 3 例与马拉色菌相关的乳头角化性疾病尚属罕见，对我们的发现表示了高度的兴趣，当即邀请我们参加当年在北海道举办的国际微生物联盟年会（IUMS）。在学习班后的深度交流中，Sugita 教授仔细了解了我目前的实验困境后，同意我去他的实验室学习。当时的我既惊讶又兴奋，还有一点小小的紧张：惊讶的是这么一个小小的案例竟然"尚属罕见"到能让知名教授感兴趣；兴奋的是可以去日本交流学习和吃喝玩乐了；小小的紧张来自于听说日本教授非常严格，生怕自己做不好给导师和国人丢脸，也担心这么点东西做不出太多成果（图1）。

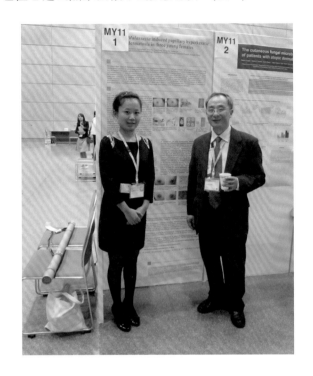

图1 冉老师指导我完成的病例报告被国际微生物联盟年会（北海道）接受，以壁报展示交流

    2011年9月6日，国际微生物联盟年会年会如期而至，在美丽的北海道参会交流之后，我便跟随Sugita教授以及他实验室的中国博士后张恩实师姐前往位于东京的明治药科大学实验室了。正是在这个实验室里，我体会了一个标准、高效的实验室应该是什么样子，不同于国内的实验室什么都要自己动手，自己刷试管、配培养基、自己灭菌，自己订各种试剂，常常做着做着就发现需要订某个试剂，然后实验只能就此搁浅。除了优厚的实验条件，更重要的是切实体会到了严谨的实验思路，Sugita教授作为领导，把控所有项目内容、指导项目执行，监管项目质量，一旦在项目执行过程中遇到什么问题，请教他基本都能解决，不能解决的他可以和执行人共同设计实验解决。在这种系统指导下，我也才终于初次领会到，冉老师为什么一步步要求我做收集、做培养、做分型。实验室常驻2位秘书，1位实验秘书，负责所有实验基本操作，包括订试剂、配置培养基、转种、保存菌种、药敏等基本操作，为新到实验室的人员（比如我）讲解实验的各种注意事项等，还有1名常务秘书，负责Sugita教授各种会议、教学等安排，比如我到实验室就拿到了常务秘书准备的东京地铁图。实验室还有一位签约翻译，负责修改实验室所有的英文文章，后来我完成的这篇文章也经过了她的修改润色。在如此完备的硬件和软件支撑下，在教授、师姐、实验室的老师和同学们的帮助下，从订试剂、

刷试管、灭菌各种琐事解脱出来的我做起实验来简直得心应手，原来在国内一提做实验就想要赖的我现在每天提 DNA、跑电泳胶的心情无比愉悦，终于体会到了发现未知的乐趣。除了乐趣，更重要的是开始体会到，和国际一流学者相较，我是多么欠缺系统化的构思、严谨的实验设计等科学研究者的必备素养。在顺利高效地完成了于国内搁浅 1 年多的实验并且写完了文章之余，和蔼热情的 Sugita 教授还带着我四处吃喝玩乐放松心情，工作休闲齐头并进（图2、3）。

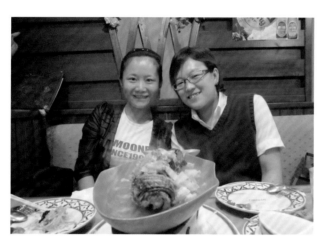

图 2 Sugita 教授请我与同时在实验室做实验的日本皮肤科医生海吃海鲜

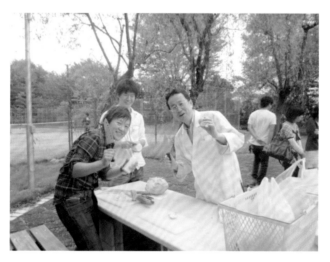

图 3 Sugita 教授和实验室同事在明治药科大学野餐区准备 BBQ

回国以后，文章先后投了 JAAD、BJD、*Mycopathologia* 均悲剧收场，后来又被毕业论文、找工作等事务缠身，投稿一拖又是 2 年，终于在 2014 年发表于 *Indian Journal of Dermatology, Venereology, and Leprology*。

不忘初心，方得始终

事实上，直至论文发表，我都如在梦中，一直被动跟着导师的节奏走，欠缺主动科研的意识和自觉性。

直到今日，工作 5 年有余，由于冉老师的督促，让我写 SCI 背后的故事，我才开始思考。数月前，与冉老师谈起读研时的心得，十分惭愧，自己当时一心只想毕业，并且只想花最少的力气毕业。虽然冉老师以对科研无比的认真、严谨和热忱以身作则，我却全无知觉，觉得这种专注的学术态度麻烦且累人。当初自己的态度完全没有骗过导师，冉老师毫不留情地告诉我，你当时就是这样的，只有在日本学习那段时间努力了，每天汇报工作进展，其他时间哪有努力了，都在得过且过。

说起过往，的确很羞愧，不过人生如果按这样的流程再来一遍，在那个阶段我可能还是会得过且过。因为一路应试教育走来，一旦没有了 100 分的标准，我就不再浪费精力追求极致，追求性价比成为了我的人生信条。仿佛只有花最少的时间、精力完成任务才是聪明的表现。读研阶段的目标就是发文章毕业，而我要做的就是用最少的精力，完成这个任务。

如今工作 5 年有余，常年待在病房，写病历、完成各种医疗文书占用了我大量的时间，就像当年在实验室刷试管、配培养基一样，身心俱疲，好没意思。工作上遇到问题总喜欢查文献，看指南，指望上面有明确的答案来解决我的疑惑。应用别人的研究成果也没错，然而如果仅仅止步于此，失去自己的思考，失去自己设计实验解决问题的能力，几十年如一日重复写病历、开药、写医疗文书、开会、下班、睡觉、看小说、打游戏的人生，想想就了无生趣。

多年来，我也一直在问自己一个问题——我真正需要的是什么呢？真的是追求高性价比的人生么？真的是一份钱多事少离家近的工作么？在不断地对自己的叩问中，我发现短暂的愉悦、长久的蹉跎之后给我的总是长久的空虚无力与恐惧。而持久的早起、学习、发现未知、改变自己带给我的是长久的快乐与满足。时至今日，随着我的成长和历练，多年来根扎于心的收获于日本的感悟，终于破土而出。

有人问你做这么多对治疗有帮助么？你做了这么多能证明就是马拉色菌导致的这个病么？说实话，我还没有把握说能。虽然我们发现了乳头角化皮疹中存在马拉色菌这个客观事实，并且对其做了分子生物学分类，加深了对乳头角化皮疹和马拉色菌的认知。我没有把握说能的原因并非我们做的太多，而是我们做的太少。我们仅仅完成了第一步：提出恰当的问题；达成这最困难的第一步，精力、时间、金钱、物资，缺一不可。对于科学的探究就是一个发现未知的过程，为了满足人类的好奇心，凡是未知皆可研究。Stay fool, stay hungry。我们的研究还没有成为普遍接受的治疗方案，这并不能成为我们放弃进一步探究的理由。

我们写了文章，发表了，并不表示这是真理，而仅仅表明我们通过发现、研究、思考，摆出事实，阐明观点，得到了审稿人和编辑部的认同，他们的认同让我们的发现和观点得以传播。提出问题，引发思考，激起讨论，引发更多学者专家的兴趣，也许就是前面阶段研究的价值所在。促进大家不断的讨论和进一步的研究，文章的意义也得以体现：推动我们在科学之路上更接近本质。也许我们永远无法触及纯粹的真理，但我们将永不停止无限接近真理的脚步。

最后，我想对和我当初一样追求性价比的在读师弟师妹们说，虽然我知道也许你和我当初一样不以为然，把握现在单纯的学习机会，放松地、尽情地享受科研中发现未知的乐趣吧，面包会有的，SCI 也会有的。但绝不要把 SCI 当成追求性价比的终点。人生最重要的是保持好奇心，人生中最快乐的时刻是好奇心被满足的时刻。让人保持年轻、充满活力的不是"肉毒素"，而是好奇心。

我也想对自己说，不忘初心，方得始终。不要将自己陷入无休止的日复一日的机械的临床工作中，要留给自己时间思考，有一颗时刻准备着的心，随时发现临床工作中的问题，不放过临床上的任何一个小问题，念念不忘，必有回响。

感谢导师的不忘、催促与引导，让我这只"青蛙"也写出了 SCI 文章；感谢导师开展 SCI 背后的故事这样一个专题，让我思考过往，获得全新的认知，遇见更好的自己。感谢我的导师——冉玉平教授！

二、背景知识

马拉色菌属（*Malassezia spp*）：是人类和动物皮肤上的常驻菌群，目前已发现 18 个种，由于生长依赖于脂质（厚皮马拉色菌除外），主要分布于皮脂丰富部位，如头皮、面部、胸背部，约占健康人皮肤定植真菌总量的 50%~80%。马拉色菌与多种人及动物皮肤疾病相关，最新研究发现球形马拉色菌和限制马拉色菌是主要的致病菌，包括直接感染皮肤组织所致的花斑糠疹、马拉色菌毛囊炎，通过免疫机制参与某些疾病的发生发展，如，脂溢性皮炎、特应性皮炎、痤疮、甲真菌病、银屑病、包皮龟头炎、外耳道炎、融合性网状乳头瘤病等，而引起青年女性马拉色菌相关乳头角化过度由我们团队首次报道。

融合性网状乳头瘤病（*confluent and reticulate papillomatosis*）：是一种临床相对少见的皮肤病，由 Gougerot 和 Carteaud 于 1927 年报告。本病皮损常发生于乳房之间、上腹部和肩胛骨，常以脊柱为长轴排列成菱形，以乳房之间和脐周最为严重。典型皮损为直径约 5mm 的扁平疣或者乳头瘤状丘疹，并有色素沉着。本病发病机制不明，可能是由于先天性角化缺陷、马拉色菌或者细菌感染以及遗传等因素有关。

三、作者介绍

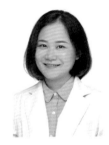

李聪慧，八年制博士，2012 年毕业于四川大学华西临床医学院，师从冉玉平教授。目前在成都市第二人民医院工作。

四、导师点评

1. 能作为八年制博士应该是聪明、幸运的，在家是"宠儿"，在学校是"学霸"，但离一个有科学思维和解决问题能力的医生还有很长的路要走。

2. "只想花最少的力气毕业""把 SCI 当成追求性价比的终点"在研究生中不乏其人，沉不下心打好基础，很难成为临床大家。

3. 导师搭建平台太不容易，机会的窗口随时自动关闭。不珍惜眼前，当成理所当然的，应该的，回头才发现已事过境迁。

4. 马拉色菌研究入门容易、深入则难，影响因素有菌种复杂性、认知差异性和研究方法局限性等，知难而退？激流勇进？时刻考验着研究生。

5. 临床医学没有标准答案，原创性发现要花巨大精力和时间去确认，而最终的临床疗效是检验科学假说的唯一标准。

五、论文中文翻译

青年女性马拉色菌相关乳头角化过度 3 例报告

李聪慧 [1, 3]，冉玉平 [1*]，杉田隆 [2]，张恩实 [2]，谢震 [1]，曹泸丹 [1]

1 四川大学华西医院皮肤性病科；2 明治药科大学微生物实验室；3 成都市第二人民医院皮肤科；* 通讯作者

马拉色菌相关的乳头乳晕角化过度症较少见，其特点为乳头和乳晕上增厚的黑褐色疣状角化增厚性皮疹。我们在此报道 3 例与马拉色菌相关的乳头乳晕角化过度症。

病例 1

患者女，21 岁，反复右乳丘疹、渗液 15 年，不伴瘙痒、疼痛不适。专科查体见右乳渗液及结痂（图4a）。患者 7 年前于妇产科就诊并长期随访，因疗效不佳，妇产科医生怀疑乳腺癌，并行皮肤组织病理检查。患者家族史无特殊，既往无鱼鳞病或湿疹病史。

病例 2

患者女，19 岁，双侧乳头疣状丘疹 3 年，无痒痛不适。双侧乳头可见黑褐色圆形斑块、表面粗糙、龟裂（图 4b）。患者既往史无特殊。

病例 3

患者女，16 岁，双侧乳头丘疹伴痒痛 1 年。专科查体：双侧乳头内陷，表面见褐色蜡样丘疹、痂屑（图 4c）。患者既往史无特殊。

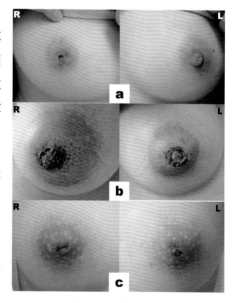

图 4 患者乳头皮损

我们对病例 1、病例 3 行皮肤病理组织活检示表皮角化增厚，乳头延长，PAS 及银染可见角质层出芽的真菌孢子（图 5）。

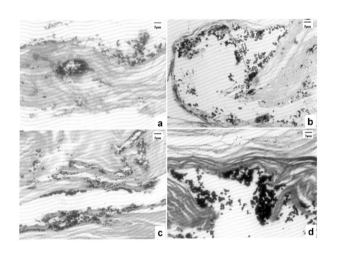

图 5 病例 1（a 和 b，×400）和病例 3（c 和 d，×400）刚果红（PAS（GMS））
及吉姆萨染色在角质层中可见大量出芽酵母细胞

三例患者真菌直接镜检（美兰染色）均查见真菌孢子（图 6）。痂壳在含菜籽油的培养基上培养均长出酵母样菌落。挑出部分菌落于显微镜下观察，可见圆形、椭圆形真菌孢子。三株菌落均鉴定为马拉色菌。我们采用 Sugita 教授的方法分别从病例 1、3 的石蜡组织以及病例 2 的痂壳中提取了 DNA，并用马拉色菌属引物、球形马拉色菌及限制马拉色菌种引物对 DNA 产物进行实时荧光定量 PCR 分析，三例 DNA 均检测出球形马拉色菌，第二例 DNA 检测出限制马拉色菌。

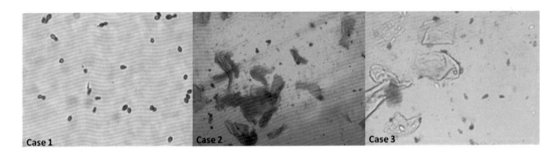

图 6 三例患者皮损直接镜检美兰染色查见酵母细胞

病例 1 经口服伊曲康唑（0.2g bid）以及外用聚维酮碘治疗 16 天（图 7a），病例 2、病例 3 经口服伊曲康唑（0.2g bid）以及外用 1% 萘替芬 -0.25% 酮康唑乳膏，外洗 2% 酮康唑洗剂治疗 14 天，皮疹好转（图 7b，c），直接镜检未见真菌。至文章发表之日三例患者均未复发。

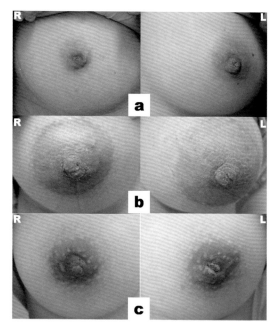

图 7 三例患者治疗 14 天后皮损改善

三例患者均为青年女性，年龄 16~21 岁。三例患者均未曾罹患花斑糠疹或者脂溢性皮炎。这个年龄段的女性雌激素水平常较高，但三例患者的性激素相关检查均正常。乳腺彩超亦正常。我们并未发现报告病例与内分泌的关系。Terra-forme 病及皮肤垢着病临床表现相似，其黑褐色斑块可轻易的用酒精去除。然而我们报道的病例患者尝试了用肥皂、香皂、酒精等均未将痂壳完全去除。马拉色菌感染相关的乳头角化过度症少见。马拉色菌属是一类嗜脂性酵母，是皮肤的常驻菌群之一。已有报道表明马拉色菌与多种疾病相关，包括花斑糠疹、脂溢性皮炎、马拉色菌毛囊炎、特应性皮炎以及银屑病。Taizo 等曾报道在融合性网状乳头瘤病患者的皮损中发现了马拉色菌，作者回顾性分析了 10 例融合性网状乳头瘤病，其中 6 例皮损中发现了马拉色菌。Taizo 等提出假说，马拉色菌可能影响了角质形成细胞的正常生理性角化，导致了疾病的发生。本文报道的三例病例可能与融合性网状乳头瘤病有同样的异常角化。Boralevi 曾报道 2 例马拉色菌相关的头颈部角化过度，其皮损中检测出了球形马拉色菌以及合轴马拉色菌。本文报道的三例患者中，病例 1 及病例 3 的皮损中检测出了球形马拉色菌，病例 2 的皮损中检测出了限制马拉色菌。这种差异是因为不同的人体部位还是人种地域差异尚未可知。

总之，我们在患者皮损中检测到了马拉色菌，抗真菌治疗取得了良好的效果。因此，我们推测马拉色菌可能在乳头角化中起了一定作用。虽然目前尚无法肯定马拉色菌是否是直接致病因素，但我们的经验表明，在乳头角化的病例中，治疗除了冷冻、维 A 酸类药物之外，抗真菌药物也可作为一个安全有效的选择。

注：参考文献（略）

六、英文全文链接：https://pubmed.ncbi.nlm.nih　.gov/24448137/

Li C, Ran Y, Sugita T, Zhang E, Xie Z, Cao L. *Malassezia* associated hyperkeratosis of the nipple in young females: report of three cases. Indian J Dermatol Venereol Leprol. 2014 Jan-Feb;80(1):78-80.

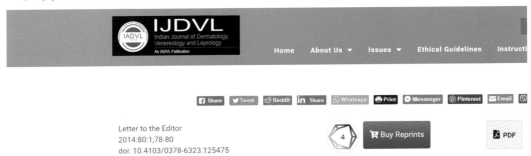

Letter to the Editor
2014:80:1;78-80
doi: 10.4103/0378-6323.125475

Malassezia associated hyperkeratosis of the nipple in young females: Report of three cases

Conghui Li[1] , Yuping Ran[2] , Takashi Sugita[3] , Enshi Zhang[3] , Zhen Xie[2] , Ludan Cao[2]

病例六
车祸致头皮缺损伤植皮术后发生石膏样小孢子菌致脓癣一例

一、临床故事

那是 2009 年 6 月 17 日，冉玉平教授的皮肤科专家门诊日，我们几个研究生正跟着冉老师紧张地忙碌着。一对农民夫妇带着一个小孩来到诊室。孩子的头上有醒目的大片瘢痕、结节、包块（图1）。

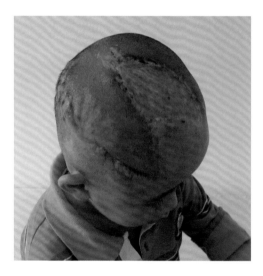

图 1 患儿头上大片瘢痕、结节、包块

追问病史，患儿 4 岁半，1 个半月前不幸遭遇车祸，右颞顶部头皮外伤后出现一三角形缺损，颅骨外露，创面沾染有泥沙样污物。无颅骨骨折。1 月前患儿接受了头部皮瓣转移植皮术。20 天前患儿右侧颞枕部头皮出现多个丘疹结节，逐渐软化出现小脓肿。今日特地来皮肤科真菌病专家冉玉平教授处求治。

冉老师指示我马上取皮损处标本做真菌镜检及培养，同时取脓肿内脓液做细菌培养。做真菌镜检时，患儿紧张害怕，不停地哭闹，我一边温和的安慰小孩，一边敏捷的用酒精消毒皮损后拿起镊子小心夹取病发置于载玻片上，再加 2 滴氢氧化钾溶液后置于显微镜下观察。很快就在病发根部发现有真菌菌丝，发外有真菌孢子。下一步还需要查明是什么真菌，我再次取标本接种到试管里的培养基上送实验室做真菌培养。另外还取了脓液送细菌室做细菌培养。初步诊断为脓癣，给予口服特比萘芬片 0.125g/d 抗真菌，外用酮康唑洗剂清洗后外涂萘替芬酮康唑乳膏。

3 天后细菌培养回报阴性。15 天后真菌培养的试管里真菌菌落已经生长的比较充分了(图 2)，下一步需要把这株真菌鉴定清楚。在真菌实验室代亚玲老师的指导下，我做了尿素酶试验、小培养、平皿培养等实验。另外还要做分子鉴定：将菌株转种后继续培养，待菌落生长后提取 DNA，以真菌通用引物做 PCR，再送生物公司做测序，最后登录 GenBank 比对，确定真菌到种。现在回想起这一步步操作确实是不算什么，但是当年对我这个做了多年临床医生又回来读研的学生来说，每一步都是那么困难重重，一头雾水，不知道为什么要做这些试验，做完这一步下来又该怎么办。好在有冉老师的悉心指导和代老师及师兄师姐的热心帮助，我总算一步步走了过来。最终病原真菌经测序鉴定为石膏样小孢子菌。

2 周后皮损处红丘疹结节逐渐好转，复查真菌镜检及培养阴性。治疗 37 天时其他部位皮损已明显好转，但右颞部仍有一个明显的红肿小包块（图 3），穿刺无脓液，挤压包块，从破口处挤出 0.6cm×0.6cm 树叶一片，黄豆大石头一粒。继续治疗至 56 天时原红色结节及包块基本消退，特比萘芬片减量为 0.125g，隔日一次，继续用药 16 天停药。随访 2 月未见复发(图 4)。

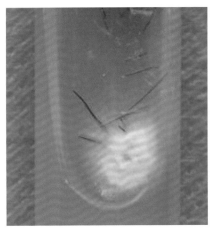

图 2 病发培养有真菌菌落生长

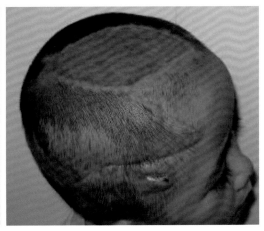

图 3 右颞部红肿小包块内挤出树叶及石粒

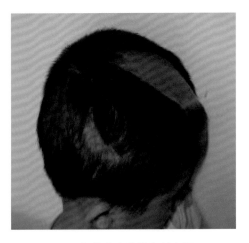

图 4 部分头皮头发生长良好

写文章与投稿

本例脓癣诊断治疗顺利完成，冉老师指出，本病例有如下特点：①外伤后出现皮损。患儿头皮伤创面曾经被地面的泥土污染，伤后接受了皮瓣转移植皮术；虽然受伤后创面进行了清创，手术中有手术区消毒等过程，但是术后仍然出现了皮损；②致病真菌石膏样小孢子菌是亲土型皮肤癣菌，此特点与前述创面被地面泥土污染的病史吻合。可见对于外伤创面被泥土污染的病例，不仅要关注外伤本身，继发的真菌感染也需要得到重视。本例的这些特点是有其特殊性的，值得与国内外同行分享。

冉老师鼓励我写文章，目标杂志 *Medical Mycology*（当年这本杂志接收个案报道）。这是我的第一篇投稿 SCI 的文章，我的内心很是忐忑不安。当年在很多同学心目中，SCI 文章是那样的高不可攀。发一篇核心期刊文章都已经很难了，想发 SCI 文章，能行吗？冉老师慈祥地微笑着对我说："一只小鹰如果只是强调自己不会飞、不敢飞，就永远学不会飞。只有先勇敢地去飞，才有可能学会飞"。这是多么熟悉的"鸡汤"啊！从小不知已听过多少次，都觉得那是别人的故事，自己并没有留下什么印象。这次从冉老师这儿听到，竟有一丝莫名的感动。果然被同学们称为冉老师招牌动作的"蒙娜丽莎"式的微笑真的是有魔力的！我知道冉老师并不会让我去瞎子摸象，任由我撞个头破血流。从前多少次，在做实验做到迷茫的时候，写文章写到难以下笔的时候，我给冉老师汇报时，总会在关键环节得到指点。回首再看那些写论文的艰难岁月，每一次的困惑迷茫，每一次千回百转后的豁然开朗，都是科学研究的必经之路啊！经过每次一点点的进步，我比之前已有了不少提高：以前一点也不知道文章怎么写，那时（2009 年）已有 4 篇文章发表（其中一篇发表在《中华皮肤科杂志》上）。再之前我甚至连论文都看不懂，那时我已经能批判地阅读文献，并能借鉴对自己实验有帮助的内容。也许这些小小的进步对学霸来说都不值一提，但对我自己的意义是巨大的。我的起点很低，当年（20 世纪 90 年代）中专毕业即参加工作，工作中遇到很多学术问题，基本上都得不到理想的答案。那时的资讯非常落后，长期的困惑促使我不断学习，经历了大专、本科的学习，才走到硕士这一步。所以我每次有一点小小的收获，都会觉得很值。这次我要再次挑战自我！我检索并仔细阅读了很多参考文献，参考这些文献的表达，认真整理自己手头的资料，准备将自己的文章写好。阅读文献中我发现，同样是个案报道，SCI 期刊上搜来的参考文献往往细节清楚，实验操作有可重复性，读来使人受益。个别中文期刊上搜来的文献有的过于简略，有的在关键环节上语焉不详，难以借鉴，文章的质量难以令人恭维。这不是崇洋媚外，差距是客观存在的。我勉励自己要向高标准看齐，争取发一篇高质量的文章。

在这个过程中，我体会到个案报道要想令人信服，一定要诊断明确，治疗合理，最好疗效满意。对于微生物感染性疾病，明确病原微生物是明确诊断的最基本的要求。鉴定菌种是为了把病原微生物查清楚。如果能对病原微生物的特性做进一步研究，其意义就更大。满足这些条件的个案报道，不仅是一个单纯的病例报道，更有助于学科知识的丰富和发展。

到了这一步，我才逐渐体会到之前做的那些"无用功"有什么意义：微生物的世界是一个奇妙的世界。虽然我们祖国的传统医学——中医发展了两千多年，但是没有产生"微生物学"

这门学科。中医对微生物感染类疾病，将病因归于"邪""毒"之类，治疗上缺乏特效药。而西医正因为有了微生物学，人们才逐渐认识到了细菌、真菌、病毒等病原微生物，也逐渐有了各种各样的抗生素来治疗感染性疾病，有了各种疫苗来预防感染性疾病，有了各种检测方法来检查感染性疾病，使医学取得了巨大的进步。上述这些具体而明确的理论和技术，都是建立在准确鉴定微生物的基础之上的。这一学科体系远非"邪毒"可以概括。我们在日常的临床工作中司空见惯的真菌镜检、培养及抗真菌药物，无不是受益于医学真菌学的发展。而报道特殊病例，自然需要将病原真菌尽量研究清楚。

历史总是惊人的相似。现在仍然有个别基层的临床医生只重视经验性的诊断和治疗，临床表现和皮损像什么病，就按什么病治疗，自己觉得大部分病疗效还好就行了，忽视病原真菌的鉴定工作。这样的医生如果用抗真菌药物治愈了一例真菌感染，他就会觉得真菌病治疗好简单的嘛。一旦疗效不好，就陷入迷茫无从下手了。我觉得基层医生提供基本医疗服务，这样做情有可原；有研究条件的医生当然不能不求甚解，而应该尽量把相关问题搞清楚。掌握现有的科研思维和基本技术，也可以探求未知的领域，比如对一些行之有效的中医药验方进行研究，揭示其科学内涵，也是很有意义的事。

想到这些，我不断鼓励自己：虽然这是一个简单的病例，我也一定要严格要求自己，尽量把各方面内容写到位，决不放弃！写作期间遇到的诸多困难，在冉老师严格而细心的指导下均一一解决。2010 年 2 月投稿后，6 月就接到录用通知，过程顺利得自己都不敢相信。我更加坚信冉老师说的话：只要把自己的工作做好，SCI 不是遥不可及。文章在线发表时我已面临毕业，虽然毕业后和冉老师的联系少了，可是每每面临挑战时，我的脑海里都会浮现出冉老师"神秘"的微笑和殷切期盼的眼神。我毕业后冉老师也不时会提醒我继续努力，我的第二篇 SCI 文章是 2014 年发表的（故事三）。毕业几年来，每天忙于各种莫名的事务，心中的一丝梦想似乎也越来越模糊了，刚刚会飞几步的小鹰也渐渐懒惰了、休息了。这次冉老师安排编写 SCI 论文背后的故事，静下心来回忆，华西医院紧张忙碌，严谨勤勉的生活又涌上心头。一丝不苟、精益求精的临床工作和学术研究让人深深怀念！感叹自己曾经的努力上进之余，不免感到惭愧！愧对自己的梦想，更愧对冉老师的殷殷期盼！毕业多年了，冉老师仍然时时提醒我，每每在我想要放弃时想起名满天下依然砥砺前行、笔耕不辍的冉老师，不禁感慨万千！感谢在有求知欲望的年代里，有幸在冉老师教导下接受了严格、专业的临床和科研训练，在紧张忙碌的求学生涯中，没有经历过网上传说的给老师洗车、做家务等私事，每一次的交流都是学术问题的探讨，冉老师也没有武断的要求大家接受他的观点，每次都是循循善诱和启发。感谢冉老师以身作则，诲人不倦的大家风范！作为学生唯有继续努力，不负自己，不负年华。

二、背景知识

石膏样小孢子菌（*Microsporum gypseum*）：是一种亲土性、亲动物性皮肤癣菌，可从土壤中分离出来。该菌可引起动物的黄癣样损害，对人类主要引起白癣、脓癣和体癣，炎症现象比较严重。由该菌引起的病例报道较多见。接触含菌土壤可引起感染发病。

真菌感染所致的脓癣如果被误诊为细菌性头皮脓肿而切开排脓，易引起皮损加重。

治疗内用药可选用灰黄霉素、伊曲康唑、特比萘芬等；多种外用抗真菌乳膏均有较好疗。

三、作者介绍

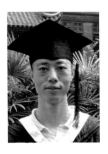

张瑞峰,硕士,师从冉玉平教授。现任陕西省汉中市中心医院皮肤科副主任医师。

四、导师点评

1. 脓癣感染途径常是亲动物真菌如犬小孢子菌等所致，此例头皮严重撕脱伤口污染土壤后发生石膏样小孢子菌引起的脓癣实属罕见。

2. 要完成 SCI 论文必须有图有真相，有内容有亮点，全面反映作者的临床、实验和材料的组织表达能力，面对 reviewer 的问题能从容应对和回复。

3. 必须在首次接触患者时，脑子里勾画出相关研究路径、实验方法和治疗方案，在每次患者复诊时给予调整，这对于接触临床不久的硕士研究生具有挑战性。

4. 导师的作用就是提前预见并告知学生的关键点，鼓励学生勇敢面对挑战，变不可能为可能，把原以为"普通"的病例深入发掘，精雕细琢，使之成为经典病例，在国际医学真菌学的官方杂志上发表。

5. 学生的悟性和韧性是通向成功的阶梯，"持之以恒"比"聪明过人"更重要，若两者相加则如虎添翼。内心强大就能碾压一切困难,成为我的硕士研究生中发表SCI论文的第一人。

五、论文中文翻译

车祸致头皮缺损伤植皮术后发生石膏样小孢子菌致脓癣一例

张瑞峰 [1]，冉玉平 [1*]，代亚玲 [2]，张浩 [1]，路遥 [1]

1 四川大学华西医院皮肤性病科；2 四川大学华西医院实验医学科；* 通讯作者

📋 摘要：报告一例少见的因车祸致头皮缺损而行植皮术后发生的由石膏样小孢子菌所致的脓癣。对培养菌株进行形态学鉴定、生化鉴定,测定其内转录间隔区序列。经口服特比萘芬、外用酮康唑洗剂及萘替芬酮康唑乳膏治愈。

关键词：脓癣 石膏样小孢子菌 头皮损伤

前言

脓癣是头癣中的一种，亲动物性皮肤癣菌犬小孢子菌是脓癣最常见的致病真菌。石膏样小孢子菌属亲土性，很少引起头皮感染。治疗头癣一般需口服抗真菌药，但不可切开引流。本病例报道的脓癣由石膏样小孢子菌引起，其皮损出现在植皮手术之后。

病历资料

患儿男，4 岁 6 月，体重 18.5kg，右颞顶枕部出现红丘疹结节 20 天。患儿于 6 周前遭遇车祸伤，致使右颞顶部头皮出现小片缺损，创面被路面泥沙污染。伤后即入我院求治，4 周前在外科行头皮皮瓣转移植皮术。3 周前右颞顶枕部头皮开始出现红丘疹结节，请皮肤科会诊后转来我科求治。

查体：原位于右顶部头皮的一块长约 10cm 的三角形皮瓣被转移至右颞顶部，右顶部供皮区创面由取自左下腹部的全厚皮片覆盖。右颞部转移皮瓣的右侧缘后段可见一直径约 3cm 的肿块，质软，上有一小溃疡。右颞部和右枕部可见大片红结节、包块，融合成约 10cm×7cm 区域的皮损。皮损区界限清楚，伴有头发脱失（图 1a，b，c）。患儿无发热，无剧烈疼痛。各系统检查无特殊。

实验室检查

血常规：白细胞 11.59×10^9/L（正常值 4~10×10^9/L），分叶核白细胞 67.3%（正常值 50% ～ 70%），淋巴细胞 21%（正常值 20%~40%），血红蛋白 106g/L（正常值 120~160g/L），红细胞压积 0.32L/L（正常值 0.4~0.5L/L），平均红细胞容积 75.6FL（正常值 80~100FL），平均血红蛋白浓度 24.8g/L（正常值 27~32g/L），血小板计数 366×10^9/L（100~300×10^9/L），肝肾功、电解质正常。取皮损溃疡面分泌物作细菌培养阴性。

真菌检查

取病发和溃疡面分泌物作涂片，滴加 10% 氢氧化钾加盖玻片后置显微镜下直接镜检。病发根部可见真菌菌丝，发外可见孢子（图 2a）。取上述标本接种入沙堡弱培养基（SDA）试管，置 28℃培养。15 天后见细小绒毛状菌落出现在病发周围。34 天后见直径约 6mm 浅黄色菌落，菌落中心及边缘呈白色绒毛样质地（图 2b），次代菌生长较快，呈淡黄褐色扁平菌落，粉末样质地，直径约 9cm（图 2d），背面呈橘黄色（图 2e）。小培养见纺锤形大分生孢子，表面粗糙，壁薄，有 5~7 个分隔。还可见棒状小分生孢子沿菌丝分布（图 2f）。尿素酶试验：将分离的菌株转种至尿素琼脂培养基斜面，28℃培养，7 天内每天观察培养基颜色变化。7 天内可见培养基颜色转为红色，示尿素酶实验阳性（图 2c）。试管内毛发穿孔实验示阴性。

扫描电镜观察

将在 SDA 上培养 7 天的菌落在 4℃以 2% 戊二醛固定 4h，然后分别以 30%，50%，70%，80%，90%，100% 的乙醇脱水，每个浓度乙醇脱水 15 分钟，之后以乙酸异戊酯置换 30 分钟，再经临界点干燥，真空镀膜后以扫描电镜（FEI-INSPECT F）观察。见大量纺锤形大分生孢子，外壁粗糙有小棘刺（图 2g），未见小分生孢子。

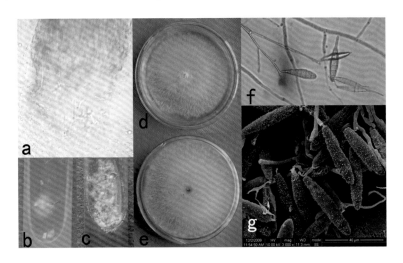

图 2 菌学 发根内的菌丝和发干外的孢子（×400）（a）；SDA，28℃，34 天的初代培养显示中心为白色的淡黄色菌落，可见绒毛状边缘和表面（b）；尿素酶试验阳性（c）；SDA，28℃，34 天的二代培养显示：扁平，浅棕色，粉末状菌落（d），背面橙色色素沉着（e）；纺锤形薄壁大分生孢子，有 5~7 个隔室；棒状小分生孢子沿着菌丝分布（×400）（f）；扫描电镜：纺锤形大分生孢子，外壁粗糙，有棘刺状突起（×3000）（g）。

分子生物学鉴定

所分离菌株的 DNA 按照 Makimura 文献所描述的方法提取。采用真菌通用引物 ITS1（5'-TCCGTAGGTGAACCTGCGG）和 ITS4（5'-TCCTCCGCTTATTGATATGC）用于扩增。目标片段是核糖体 DNA 的 ITS1 区，5.8S rDNA 基因和 ITS2 区。每 50μL 反应混合物含有 25μL PCR pfumix（dATP、dCTP、dGTP、dTTP、pfuDNA Taq polymerase；北京天根生物科技有限公司，中国），每个引物 2μL，DNA 样本 4μL，17μL 双蒸水。PCR 混合物在 94℃变性 2 分钟，随后在 94℃变性 30s，在 47℃退火 15s，在 72℃延伸 1 分钟，35 次循环；最后在 72℃延伸 10 分钟。扩增产物通过 2% 琼脂糖凝胶电泳后紫外线照射下发现单一条带。凝胶然后送往 Invitrogen 生命技术公司做 DNA 纯化和双向测序。序列存放在 GenBank，登录号为 GU348990。使用 BLAST 2 序列工具（http://www.ncbi.nlm.nih.gov/blast/bl2seq/wblast2。CGI），我们发现自本实验真菌核糖体 ITS 区分离的 DNA 序列与石膏样小孢子菌 EF581132.1（DDBJ/EMBL/GenBank 登录号 EF581132.1）有 99% 同源性。根据这些序列数据我们分离的真菌被鉴定为石膏样小孢子菌。

诊断、治疗和预后

依据真菌形态学资料、生化特征及分子生物学资料，本患者被诊断为石膏样小孢子菌所致脓癣。2009 年 6 月起给予口服特比萘芬（北京诺华制药）125mg，每日 1 次治疗。同时以酮康唑洗剂（西安杨森）外洗后局部外涂萘替芬酮康唑乳膏（重庆华邦），每日 1 次。2 周后皮损处红丘疹结节逐渐好转，复查真菌培养阴性。治疗 37 天时红结节接近消退，继续用药至

56 天，皮损部明显好转，将口服特比萘芬减量为 125mg，每 2 天一次，继续用药 16 天停药。共用药 72 天，患者或临床治愈及真菌学治愈。未见药物不良反应。停药后观察 2 月未见皮损复发，部分头发恢复生长（图 1d，e，f）。

讨论

石膏样小孢子菌属亲土性皮肤癣菌，呈全球性分布。我们之前曾报道过一例幼儿外伤后由石膏样小孢子菌引起的面部体癣。本例患者 6 周前头部曾遭受车祸伤，且头皮创面被路面泥沙污染。这些现象表明，病原真菌石膏样小孢子菌很可能来自于路面的泥沙中，外科手术时未能将其彻底清除。既往报道石膏样小孢子菌属发外型感染，本例作真菌镜检时在病发根部见到真菌菌丝，发外见到真菌孢子。石膏样小孢子菌的形态与黄褐色小孢子菌相似，所以对菌株进行分子生物学鉴定很有必要。治疗上，本例使用特比萘芬口服剂量为 6.7mg/(kg·d)，比推荐剂量稍大。Devliotou-PD 曾报道，这种稍高的剂量能取得更好的疗效。局部以酮康唑洗剂外洗后外用萘替芬酮康唑乳膏可有效杀灭头发表面的病原菌。本例患者依此方案治疗 72 天获临床及真菌学治愈，无不良反应发生，随访 2 月无复发。

致谢

感谢四川大学口腔疾病研究国家重点实验室张朝良老师的扫描电镜技术支持。本研究工作由高等学校博士学科点专项研究基金（20050610058）支持，同时由中国国家自然科学基金项目 30570095 项部分支持。

注：部分图像及参考文献（略）

六、英文全文链接：https://pubmed.ncbi.nlm.nih.gov/20662636/

Zhang R, Ran Y, Dai Y, Zhang H, Lu Y. A case of kerion celsi caused by *Microsporum gypseum* in a boy following dermatoplasty for a scalp wound from a road accident. Med Mycol. 2011 Jan;49(1):90-3.

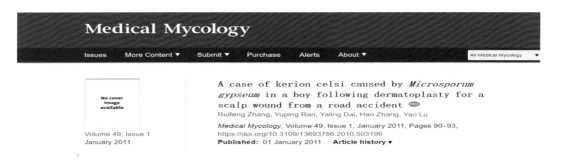

病例七
原发性声带曲霉病及扫描电镜对感染病灶组织的观察

一、临床故事

SCI 路上，我们共勉

非常荣幸能成为冉玉平老师的学生，成为冉老师的学生也是一种偶然。我们那一年在选择导师的时候有一项规定，一个导师最多带 2 名学生。当时就想学皮肤科，我就果断选择了冉玉平老师。冉老师学术严谨，培养学生也是从点滴处起。当时冉老师在国外，就给冉老师发短信表明心意，冉老师立即回复，说你联系向耘（我师姐），然后找代老师去学习真菌。因我是临床七年制学生，研究生时间特别短，只有 2 年时间，但是冉老师依然非常高兴地接纳了我。事后冉老师说，把你们培养出来了，也要飞走了。

说实话，我对于真菌是一概不知不懂的，且正在临床实习阶段，既然老师这样指引就去做了。向师姐带我见了代老师，真菌的世界一步步在眼前展开。原来真菌在镜下可以这么漂亮，这么多形态。那一年正好碰到冉老师举办真菌学习班，冉老师还喊我去参加真菌学习班，非常信任地安排我同场翻译 Bulmer 教授的英文讲课。冉老师不断的栽培，让我不断学习进步。冉老师曾说如果一颗树苗经常浇灌，肯定苗壮成长。是的，在冉老师的培育下，在各位师兄师姐的帮助下，我苗壮成长啦。

第一篇 SCI 文章准确来讲，并不是我写的，只是我翻译的。2006 年何晓丹师姐那里有一个非常好的案例，是一位荷兰人来中国旅游，表现为面部红斑、脱屑伴高热，皮损镜检显示马拉色菌阳性，考虑脂溢性皮炎，给予口服伊曲康唑胶囊及外用 2% 酮康唑洗液后皮损消退，体温恢复正常的故事，有患者前后对比照片。冉老师觉得我英文应该还可以，安排我翻译此文成英文。我感觉发表 SCI 真的是一件特别难的事，接下此任务后感觉非常困难。我没有写过文章，一篇中文的文章也没有写过，更何况要写英文文章。当把文章通读几遍，然后费九牛二虎之力后写好打印出来拿给冉老师，他直接把文章还给了我，标点符号不对，中英文标点是有区别的（一把汗流下来）。回来再次请教师姐，师姐也一起给我看文章，再次修改过后让冉老师再次修改了几遍后，投出去，发表了。大家都特别高兴。

我真正的 SCI 文章是之后遇到的这例。因为冉老师是真菌专家，所以华西医院很多科的真菌感染性疾病都推荐给他看。当时皮肤科门诊跟耳鼻喉科门诊是一层楼，有一个声带活检显示曲霉感染的患者推荐给了冉老师。冉老师看了我一眼，你负责吧。我说好。患者来了之后详细询问病史，原来是一位服装店主，在售卖服装过程中要不断讲话，后出现咽喉部不适疼痛，于当地对症治疗给予"氨苄青霉素"及"头孢克肟"，并喉部注射糖皮质激素，结果症状逐渐加重，并出现声嘶，于耳鼻喉科就诊，给予喉镜显示双侧假声带及真声带前三分之二肿胀增生伴有白膜，左侧声带取活检病理显示内可见较多 45 度角分枝菌丝，考虑曲霉感染。冉老师看到患者后决定要取培养以明确是何种曲霉以便于后续治疗，因耳鼻喉科喉镜经过消毒液消毒处理，故冉老师担心取下来标本真菌培养不能生长，沟通后即将喉镜再次进行生理盐水冲洗后再用于取病变标本，一份做真菌培养，一份做真菌镜检，并作病变组织的扫描电镜，喉部病变进行拍照以便于前后治疗效果对比。治疗上给予口服伊曲康唑胶囊 0.2g bid，患者每 2 周复诊一次。经过 2 周治疗，患者声音基本恢复正常，喉镜显示声带光滑、白膜消失，并再次取组织进行培养 4 周未见真菌生长，其中一部分组织行扫描电镜显示仅有一根受损的真菌菌丝见于组织中。将伊曲康唑减量至 0.2g/d，巩固 14 天。治疗效果非常好，我们对培养菌落进行了提取 DNA 测序鉴定，结果显示是烟曲霉感染。本来故事已经结束了，冉老师说曲霉感染病理下可以看到一些血管的破坏，要测曲霉分泌的酶以了解侵袭组织的能力，又进行了胞外酶测定。后对此文章数据进行了前后整理，将文章发表在 *mycoses* 杂志上。这一次相比前一次是真正意义上的 SCI 写作。

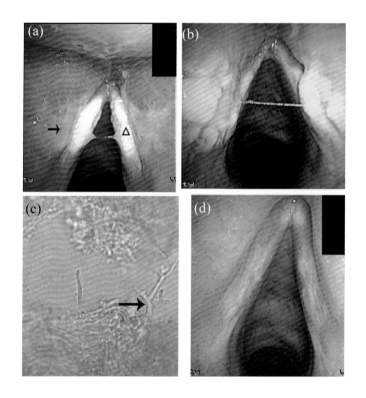

图 1 患者喉镜图像

(a) 双侧假声带及真声带前三分之二肿胀增生伴有白膜。(b) 对患者再次进行纤维喉镜显示双侧真假声带均肿胀、增生、白膜。(c) 真菌镜检可看到大量 45 度角分枝真菌菌丝。(d) 经过 14 天抗真菌治疗，声带光滑，几乎恢复正常。

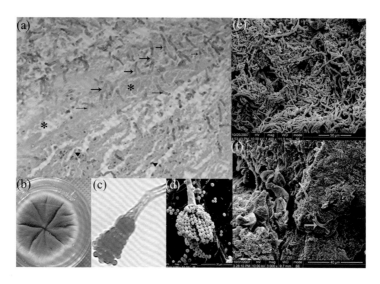

图 2 (a) 组织病理学检查显示许多真菌菌丝深入声带组织（箭头标记）并沿血管排列（标记 *）菌丝呈 45 度分枝，提示曲霉菌感染。组织结构破坏，中性粒细胞浸润（▼标记）（H&E，×400）。(b) 沙堡弱培养基培养，菌落颜色为绿色，边缘白色。(c) 菌株小培养。(d) 扫描电镜观察显示，分生孢子球形，有小刺，链状排列呈柱状（×4000）(e) 治疗前左真声带扫描电镜，密集的菌丝覆盖并穿过受损组织。(f) 治疗 14 天后右侧真声带扫描电镜：组织中仅见一受损菌丝（箭头所示）。

　　通过这两次训练，我感受最深的是要写出一篇 SCI，首先你的研究或者故事要完整，细节要做好，要有这方面的预备知识或者意识。比如在培养的时候要考虑到可能对组织中菌的抑制，要把前后的照片拍好留好，要把治疗前后菌量减少的证据对比好。其次你的英文需要多多练习，多多练习才能越来越熟练。SCI 的道路上，我们共勉。

　　毕业时经冉老师推荐，我回到了老家河南，在河南省人民医院皮肤科工作，所学到的知识和技能应用到临床和实验工作中，开展医学真菌工作。2014 年在冉老师指导下诊断并成功治愈了河南首例皮肤不规则毛霉病，并作为论著在《中华皮肤科杂志》上发表。2017 年我科举办了河南省医学真菌继续教育项目，冉老师还专程来授课，有近 200 学员参加，普及了真菌知识。我将在医学真菌道路上不断探索，解除患者疾苦的同时不断提升自己的专业水平。

　　二、背景知识

　　曲霉：是环境中最常见的分离菌，分布于土壤、腐败的食品中，尤其是靠近有机肥料堆积的空气和田地中。曲霉孢子是链状的，成熟后可以脱落，易在空气中悬浮。曲霉属大多为非致病菌，少数为机会致病菌，常感染抵抗力低下个体，如年龄较大者，糖尿病、类固醇治疗、慢性阻塞性肺疾病史、声带囊肿、CD4 淋巴细胞明显下降或外周 T 细胞淋巴瘤等。在免疫功能正常患者中，感染局限于喉部，其原因可能与宿主因素（如局部免疫力降低）或环境因素（如局部温度和湿度）有关。曲霉病局部感染可见于皮肤曲霉病、耳曲霉病。吸入曲霉孢子时呼吸系统肺部最容易受累，伴有基础疾病如肿瘤、糖尿病等患者，经血行播散可引起脑曲霉病、心肌炎、骨髓炎等。

三、作者介绍

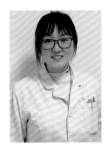

李丽娜，主治医师，河南省人民医院皮肤科工作。现为四川大学华西临床医学院在读博士，导师冉玉平教授。2001—2008 年四川大学华西临床医学院本硕连读。2018 年赴意大利锡耶纳大学医院研修。

四、导师点评

1. 声带曲霉病临床上与声带肿瘤很易混淆，电子喉镜下取活检做病理很重要，但往往忽略同时取标本做真菌镜检和培养鉴定。

2. 各种原因使声带粘附受损，屏障破坏，使流经气道的空气中所含曲霉孢子在受损黏膜处定植、繁殖、入侵声带组织，滥用抗生素、糖皮质激素会破坏局部菌群平衡、促进和加重曲霉病情。

3. 烟曲霉在病灶局部的致病状态罕见有描述，我们通过扫描电镜能清晰观察到菌丝破坏声带组织的全貌，图像震撼。

4. 酶学分析反映烟曲霉能分泌多种蛋白水解酶，为解释曲霉的致病性提供了依据，对致病机理研究有意义。

5. 在电子喉镜下取材、拍照、扫描电镜标本准备、菌种形态、分子鉴定和酶学分析，涉及到各个团队的紧密配合，将各种仪器、设备、方法等整合是完成高质量 SCI 论文的前提，也使研究生的分析和解决问题等综合能力得以提升，为毕业后在新的工作岗位上独立完成临床科研奠定了基础。

五、论文中文翻译

原发性声带曲霉病及扫描电镜对感染病灶组织的观察

冉玉平 [1*]、李丽娜 [1]、曹卢丹 [1]、代亚玲 [2]、魏兵 [3]、赵宇 [4]、刘亚峰 [4]、白浩儒 [4]、张朝良 [5]

1. 四川大学华西医院皮肤性病科；2. 四川大学华西医院医学检验室；3. 四川大学华西医院病理科；4. 四川大学华西医院耳鼻喉科；5. 四川大学口腔国家重点实验室；* 通讯作者

患者女，30 岁，主诉：声嘶 2 月余。职业为服装售卖员，四川成都人。2 月余前患者感冒后出现发热（39.7℃）、头痛、咳嗽，2 天后即出现声嘶。于当地诊所诊断"喉炎"，给予"氨苄青霉素"及"头孢克肟"（剂量不详，共 6 天），症状未减轻，声嘶较前加重。后患者就诊当地另外一家医院，给予"地塞米松"喉部局部注射，1 周 2 次，共 2 周，仍无效，声嘶加重，伴有咳痰、呕吐。至我院耳鼻喉科就诊,给予纤维喉镜显示双侧假声带及真声带前三分之二肿胀增生伴有白膜 (图 1a)。左侧真声带活检显示组织中可见大量的 45 度角分枝菌丝,伴有中性粒细胞浸润。患者被推荐至我科进行真菌学检查及治疗。对患者再次进行纤维喉镜显示双侧真假声带均肿胀、增生、白膜 (图 1b)。取左侧真声带及右侧假声带组织。一部分经过 10%KOH 溶解后进行真菌镜检,镜下可以看到大量 45 度角分枝真菌菌丝 (图 1c)。另一部分于 2% 戊二醛固定,并进行扫描电镜观察 (SEM;KYKY-2800,中国 KYKY 技术发展公司),发现大量真菌菌丝,一些 45 度角分枝真菌菌丝交织于组织中 (图 2e)。常规实验室检查包括血常规、胸平片、肝肾功能均正常,HIV 抗体阴性。取左侧真声带及右侧假声带两处组织接种于 SDA 培养基 28℃进行真菌培养,均显示松软的丝状菌落生长,初始为白色边缘,后期转变为深绿色边缘 (图 2b),背面为暗褐色。小培养 (图 2c) 及 SEM 扫描 (图 2d) 显示可见棒形孢子囊,似烧瓶状,紧密沿轴平行排列。分生孢子单层排列,分布于顶囊上三分之二,提示此菌为烟曲霉。

为进一步证实菌种,我们进行了 DNA 测序 (参考 Ran Y et al., Med Mycol 2008;46: 475)。应用 DNA 提取试剂盒提取 DNA,用引物 ITS-1 (5'-TCC GTA GGT GAA CCT GCG G) 及 ITS-4 (5'-TCC TCC GCT TAT TGA TAT GC) 扩增基因 ITS 区域。扩增产物送上海 Invitrogen 公司纯化测序。序列应用 CLUSTAL X 软件进行对齐。两株菌显示具有同样的序列,进行 BLAST 基因比对显示 ITS 区与烟曲霉菌株 IFM54307 (EU693451) 同源性 100%。

两株真菌的胞外酶活性应用半定量 Api-Zym 系统 (bioMerieux, Leon, France),按照说明书进行。酶活性的判读根据颜色变化深浅。结果显示两株菌具有相同的酶活性:碱性磷酸酶、酸性磷酸酶、萘酚 -AS-BI- 水解酶、葡萄糖苷酶及 N- 乙酰 - 氨基葡糖苷酶显示比较强的活性,酯酶 (C4) 具有中等强度活性,亮氨酸芳基酰胺酶活性最弱 (表 1)。

表 1 烟曲霉胞外酶活性分析结果

序号	酶	结果	序号	酶	结果
1	对照	-	11	酸性磷酸酶	+++++
2	碱性磷酸酶	+++++	12	萘酚 -AS-BI- 水解酶	+++++
3	酯酶 (C4)	++	13	α - 半乳糖苷酶	-
4	酯解脂肪酶 (C8)	-	14	β - 半乳糖苷酶	+/-
5	脂肪酶 (C14)	-	15	β - 葡萄糖醛缩酶	-
6	亮氨酸芳基酰胺酶	+	16	α - 葡萄糖苷酶	-
7	缬氨酸酶	-	17	β - 葡萄糖苷酶	++++
8	胱氨酸酶	-	18	N- 乙酰 - β - 氨基葡萄糖苷酶	+++++
9	胰蛋白酶	-	19	α - 甘露糖苷酶	
10	α - 糜蛋白酶	-	20	α - 岩藻糖苷酶	

最终诊断为声带曲霉病，给予口服伊曲康唑胶囊（西安杨森制药中国有限公司）0.2g bid。治疗 7 天后患者声嘶明显好转，纤维喉镜显示双侧真假声带水肿增生及白膜情况均较前明显减轻。治疗 14 天后，患者声音基本恢复正常，声带光滑，白膜消失（图 1d）。右侧声带活检后一部分组织再次培养于 SDA 培养基上，培养 4 周未见真菌生长。另外一部分进行扫描电镜显示仅有一根受损的真菌菌丝见于组织中（图 2f）。伊曲康唑减量至 0.2g/d 巩固 14 天。经伊曲康唑治疗 4 周后，患者声带完全恢复正常，未见明显不良反应。随访 1 年未见复发。

讨论

曲霉菌为机会感染性真菌，最常感染抵抗力低下的人群，但是感染声带者少见，尤其是免疫力正常者。大多为老年患者或者伴有疾病如糖尿病、糖皮质激素治疗、慢行阻塞性肺病、声带囊肿、显著的 CD4 淋巴细胞下降或者外周 T 细胞淋巴瘤。一例 6 岁女童患有淋巴细胞白血病，感染可能与骨髓移植后应用免疫抑制剂有关。另一例 2 岁男童患有急性淋巴细胞性白血病。曲霉病容易感染免疫力低下的患者，尤其是伴有获得性免疫缺陷患者或者应用激素的患者。然而也有报道感染免疫力正常患者病变局限于喉部，这可能与宿主局部免疫力降低或者当地环境温度及湿度有关。本例患者合并系统应用抗生素及局部应用糖皮质激素，这干扰了喉部正常菌群，降低了正常的防御机制，导致了声带的机会性感染及深部感染。

半定量胞外酶分析显示跟我们之前报道的病例是一致的。这些酶对于宿主的侵袭与定植非常重要。比如细胞外磷脂酶活性被报道是烟曲霉的毒力因素。但是此患者亮氨酸芳基酰胺酶活性比我们之前报道的病例较低。

患者的常规检查正常，无抽烟、饮酒史，但患者是一位服装售卖员，用嗓过度可能导致声带水肿，这可能是患者感染烟曲霉的一个原因。起初患者并没有得到正确诊断甚至应用了地塞米松，这些可能均导致真菌感染。因此对于声嘶的患者应该考虑到烟曲霉的可能，尤其是对于应用抗生素或者糖皮质激素治疗效果不好者。

既往报道喉部曲霉诊断仅仅依靠病损的活检，没有进行组织真菌培养或者菌种鉴定。我们通过组织病理、直接镜检、培养、扫描电镜、DNA 测序鉴定为烟曲霉。患者应用伊曲康唑胶囊口服取得良好效果，并且通过纤维喉镜及扫描电镜得到了证实。

致谢：我们感谢患者对于病变取材及治疗的配合。此项目由高等学校博士学科点专项科研基金（20050610058）及国家自然科学基金（30570095）资助。

注：图像及参考文献（略）

六、英文全文链接：https://pubmed.ncbi.nlm.nih.gov/21535453/

Ran Y, Li L, Cao L, Dai Y, Wei B, Zhao Y, Liu Y, Bai H, Zhang C. Primary vocal cord aspergillosis and scanning electron microscopical observation of the focus of infection. Mycoses. 2011 Sep;54(5):e634-7.

Mycoses
Diagnosis, Therapy and Prophylaxis of Fungal Diseases

Letter to the editor

Primary vocal cord aspergillosis and scanning electron microscopical observation of the focus of infection

Yuping Ran, Lina Li, Ludan Cao, Yaling Dai, Bing Wei, Yu Zhao, Yafeng Liu, Haoru Bai, Chaoliang Zhang

First published: 03 May 2011 | https://doi.org/10.1111/j.1439-0507.2010.01954.x | Citations: 7

病例八
皮肤镜检测趾间毛癣菌感染睫毛所致儿童"麦粒肿"

一、临床故事

2018 年 4 月，我受邀回到母校华西医院参加"培元感染基地病例分享会"，通过在线直播与三百余家各级医院同仁分享感染病例的诊治过程；刚走进会场，就收到邮件：您的投稿 "Dermoscopy Detect Unusual Eyelash *Trichophyton interdigitale* Infection Mimicking Hordeolum" 作为 Cover Image（封面图像）已在英国皮肤病学杂志 *British Journal of Dermatology* 在线发表。看着这封邮件，时间仿佛回到了 2 年前的那个傍晚……

焦灼的父母，啼哭的女孩

又一次结束了紧张忙碌的门诊，走回病区，与住院总一起查看白天新入院患者。"这位小朋友的诊断有些疑问……"老总一边说着一边把我带到患者面前。这是一位漂亮的小女孩，大大的眼睛，长长的睫毛，左上眼睑红肿，其上黄白色脓性丘疱疹很明显。两位年轻的父母正围着她，一边安抚一边尝试着滴眼药，但孩子很不配合，哭闹挣扎，家长很是焦急无奈。询问病史，患儿起病已 10 余天，最初是左上眼睑红斑、脱屑伴轻度瘙痒，家长起初并没有重视，很快女孩眼睑出现了丘疱疹，并迅速发展成疼痛性丘脓疱疹。这时，家长意识到严重性，带着孩子在院外多家眼科就诊，均诊断"麦粒肿"，进行了口服与外用抗生素治疗（具体不详），但没有好转。家长决定再到皮肤科试试，门诊医师考虑需进一步检查评估以明确诊断，遂收入院（图 1）。

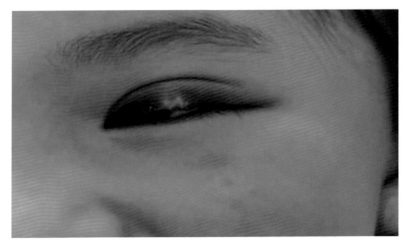

图 1 患儿上眼睑肿胀结节疑似"麦粒肿"

都是小白兔惹的祸？

仔细查看，患儿皮损表现为左上睑边界比较清楚的鳞屑性红斑，睑缘正中睫毛根部形成一个约豌豆大小的丘脓疱疹，触痛明显，按压有少许黄白色脓性分泌物，临床符合"麦粒肿"表现。反复询问患儿是否既往有湿疹、疱疹病史，有没有可疑致敏或刺激物接触史，家长均予以否认。"那孩子有没有养宠物呢？"我又问。患儿母亲回答："有，1个月前家里曾养过一只长毛小白兔，她可喜欢了，经常抱着小兔子，还很喜欢把脸紧贴在兔毛里。后来发现兔毛四处散落，孩子眼睑又出现问题，我们就把小白兔送人了。"听到这里，感觉仿佛迷雾中有了一丝曙光，这个小女孩的"麦粒肿"有没有可能是癣菌感染呢？

皮肤癣菌为一群侵犯人和动物的毛发、羽毛、甲板和皮肤角质层的真菌，是人和动物浅部真菌病的主要致病菌。皮肤癣菌分为亲人性、亲动物性和亲土性3类，亲动物性癣菌存在于动物皮毛，人类接触动物时可导致感染。

近年来随着猫、兔、狗等宠物饲养增多，亲动物性皮肤癣菌病患病率增加。儿童喜欢与宠物玩耍，皮肤角质层薄，屏障功能较差，密切接触兔子后容易被感染，而且炎症反应较重进展也快，临床表现多样，容易误诊。2008年我的导师冉玉平教授与师兄张瑞峰就曾报道密切接触宠物兔后致幼儿体癣的病例。本例女孩面部、眼睑反复与兔毛紧贴摩擦，抱兔后用手揉眼均可能是感染皮肤癣菌的途径。我立刻与冉老师联系，将患者的图片和病史发过去。冉老师很快回复，肯定了我的分析。于是我们立即取皮损处皮屑进行真菌直接镜检，果然镜下可见具有折光性的透明分隔菌丝。这一结果给予我们很大鼓舞，随即进行了皮屑真菌培养，并将考虑的诊治方案与家长进行了沟通。当时科室尚没有引进皮肤镜，将信将疑的家长将患儿送至冉老师的诊室进行了皮肤镜检测，皮肤镜下见丘脓疱处睫毛断裂，断端卷曲呈螺旋样改变，周围大量血管迂曲扩张伴较多白色脓点形成（图2）。

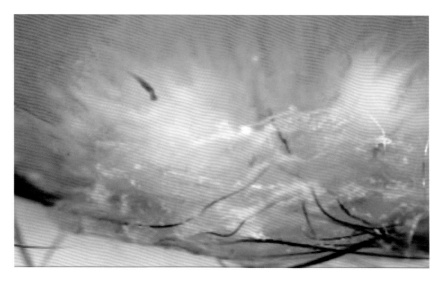

图2 皮肤镜下见丘脓疱处睫毛断裂，断端卷曲呈螺旋样改变，
周围大量血管迂曲扩张伴较多白色脓点形成

取螺旋状睫毛行 10% KOH 镜检，可见病变睫毛内大量链状孢子与菌丝。根据这一检测结果，患儿左眼睫毛癣菌感染诊断成立，我们立即给予特比萘芬口服及外用萘替芬酮康唑乳膏联合治疗。1 周后真菌培养出白色棉毛状菌落，小培养见螺旋菌丝及葡萄状小分生孢子，经冉昕师弟将菌株提取 DNA 做 PCR 后测序与序列比对确定菌种为趾间毛癣菌（图 3）。

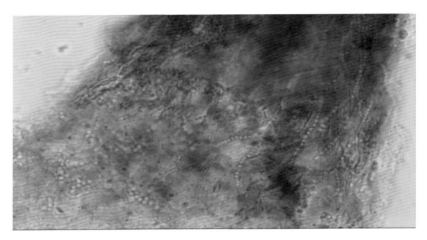

图 3 病变睫毛内大量链状孢子与菌丝

坚持复诊皮损痊愈

治疗 2 周，患儿丘脓疱疹显著缩小，红斑鳞屑肿胀减轻，每日查房，女孩不再哭闹，逐渐恢复了原本的活泼可爱，家长也对治疗充满了信心，依从性很好，出院后严格遵嘱治疗，并且非常积极主动地配合我们定期复诊。治疗 4 周真菌镜检培养转阴；治疗 8 周，皮肤镜下脓点及螺旋样发消失，新生睫毛生长；治疗 10 周，皮损痊愈（图 4）。

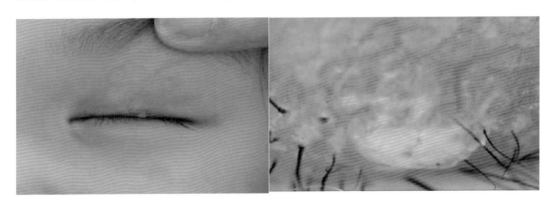

图 4 治疗 1 月后上眼睑皮损明显消退（左侧为临床相片，右侧为皮肤镜下所见）

通过这例患者的诊治，我们有了新的认识和更深体会：儿童为皮肤癣菌病的高危人群，但颜面、眼等部位的感染常被误诊而延误治疗；对于临床可疑病例应详细询问宠物接触史，意识到真菌感染的可能；皮肤镜实时无创，弥补了裸眼与显微镜之间的空白，皮肤镜下不仅可观察到疑似病发逗点状、螺旋状、折叠状等癣菌感染的特征性改变，还可指导精准取材行真菌病原学检查，对明确诊断和疗效监测具有重要价值。

不久以后，皮肤镜、真菌荧光检测等新一代实验检测技术在我们科常规开展，联合经典的真菌学病原检测，毛发癣菌感染、甲真菌病、难辨认皮肤癣菌感染的准确诊治有了极大的提升。

"Less is more" – 精简提炼，最终发表

随后的日子里，我将这个病例与其他青少年难辨认癣的诊治心得进行了整理，在区域和全国学术年会进行了分享和展示。1 年前，我将这份病例书写成千余字英文，投 JAMA，很快被拒。这让我有些沮丧，加上临床的繁忙工作，于是将这个病例搁置数月。直到 2017 年11 月全国医师年会再次与冉老师进行讨论，对文章进行了反复修改与精简，缩短文字篇幅，同时在谢震师兄的帮助下改善了临床与实验图片编排，突出了病例模拟"麦粒肿"的难辨认度和皮肤镜在诊断中的作用。12 月，再次鼓起勇气给 BJD 投稿，2 周即收到接收函，并将文中图片作为当期封面刊出。

回忆从患儿初诊到病例发表的整个过程，非常感谢我的导师冉玉平教授，一直以来对于我们临床思维的培养、真菌感染意识的树立是及时正确诊断该病例的基础；而联合应用皮肤镜与病原学检测是确诊和监测治疗效果的技术保障；冉老师亲自用皮肤镜观察拍照、并在皮肤镜指导下精确取可疑感染的螺旋状睫毛，立即在显微镜下确认睫毛内的链状孢子，获得真菌感染的直接证据，并在屏幕上显示给患儿母亲，打消其对诊断疑虑，也建立了主动配合抗真菌治疗的信赖关系；论文撰写和投稿阶段冉老师的督促、鼓励和指导更使我对自己从事的临床与科研工作有了更深入的思考和认识。

经典故事，完美句号

在华西医院感染科"培元感染基地病例分享会"上，面对百名现场听众和 300 多家医院的在线同行，我分享了这个特殊的病例，经吕晓菊教授和宗志勇教授评审获得"病例分享优胜奖"。沉甸甸的奖杯为这个故事画上了完美的句号，也使我在新起点上信心满满，严谨勤勉，砥砺前行（图 5）。

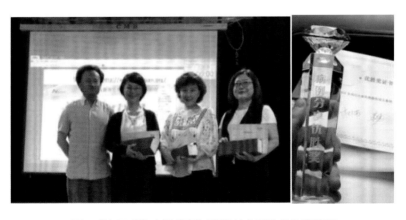

图 5 "培元感染病例分享"获奖者合影及优胜奖奖杯

二、背景知识

麦粒肿：又称睑腺炎，是睫毛毛囊附近的皮脂腺或睑板腺的急性化脓性炎症，表现为眼睑皮肤局限性红、肿、热、痛，多由葡萄球菌急性感染所致，需局部和系统使用抗生素治疗。

趾间毛癣菌：须癣毛癣菌是临床上除红色毛癣菌外最常见的皮肤癣菌，可感染人和动物。随着分子生物学技术的进步，根据其有性型和系统发生学亲缘关系分析，认为须癣毛癣菌为复合体，趾间毛癣菌是我国须癣毛癣菌复合体主要流行株。

三、作者介绍

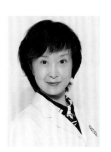

尹斌，皮肤性病学博士，2013 年毕业于四川大学华西临床医学院，师从冉玉平教授，获医学博士学位，成都市第二人民医院皮肤科副主任医师。中华医学会皮肤性病学分会第十五届委员会真菌学组委员，中国中西医结合学会皮肤性病专业委员会甲病学组委员，中国菌物学会医学真菌专业委员会委员。

四、导师点评

1. 约 100 多个英文单词，4 张组合相片，看似简单，但其背后故事告诉读者要登上英国皮肤病杂志封面并非易事，真所谓"惜字如金，一图千言"。

2. 病变位于睫毛，患者家属首先会去眼科，眼科医生首先考虑眼科的常见病——"麦粒肿"，当常规抗生素局部和系统治疗无效即失去方向，陷入迷茫。

3. 密切接触宠物兔是重要线索，但患者家属往往忽略，而眼科医生只看"麦粒肿"，是否主动询问患者家属患儿发病前的病史特别是宠物接触史，反映接诊医生的临床水平和思维。

4. 考虑到由宠物兔接触感染真菌，就需要确切证据，皮肤镜下看到异常的睫毛，取下来显微镜下发现真菌成分，使诊断柳暗花明。

5. 系统加局部抗真菌治疗，峰回路转，药到病除，家属从质疑到折服，皆大欢喜。

6. 从讲演前收到"在线发表"邮件到报告结果斩获"优胜奖"奖杯，颇具戏剧性：幸运巧合—天道酬勤—水到渠成！

五、论文中文翻译

皮肤镜检测趾间毛癣菌感染睫毛所致儿童"麦粒肿"

尹斌[1]，冉昕[2]，冉玉平[2*]，张勇[1]，Sushmita Pradhan[2]

1 成都市第二人民医院皮肤科；2 四川大学华西医院皮肤性病科；* 通讯作者

患儿女，4岁，因左上眼睑急性红肿疼痛呈"麦粒肿"样入院（图a）。患处皮肤镜观察可见受累睫毛呈螺旋样改变（图b，×50）。结合患儿发病前曾有宠物兔密切接触史，考虑睫毛真菌感染。皮损处睫毛行直接镜检见发内大量链状孢子(图c，×400)；培养并分离致病真菌，小培养见螺旋菌丝（图d），经ITS区测序鉴定为趾间毛癣菌（KY947582，GenBank）。此病例，体现出皮肤镜作为一项有效的实时无创方法，可辅助用于毛发癣菌感染，尤其是非典型病例的诊断。

注：论文部分摘录。图像及参考文献（略）

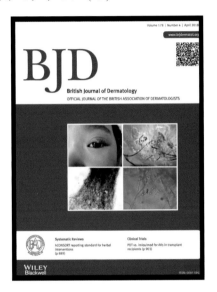

荣登 BJD 封面

六、英文全文链接：https://pubmed.ncbi.nlm.nih.gov/29668092/

Yin B, Ran X, Ran Y, Zhang Y, Pradhan S. Cover Image: Dermoscopic detection of unusual eyelash *Trichophyton interdigitale* infection mimicking hordeolum. Br J Dermatol. 2018 Apr;178(4):989-990.

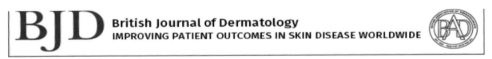

Image Correspondence

Cover Image: Dermoscopic detection of unusual eyelash *Trichophyton interdigitale* infection mimicking hordeolum

B. Yin, X. Ran, Y. Ran✉, Y. Zhang, S. Pradhan

First published: 18 April 2018 | https://doi.org/10.1111/bjd.16434 | Citations: 2

病例九
模仿真菌感染的 HIV 阳性的恶性梅毒患者病例 1 例

一、临床故事

棘手的疑难病，历练临床思维、成就 SCI 论文

那是 2016 年 4 月，我们在紧张有序的门诊工作中，诊断室走进一名中年男性患者，头戴一顶鸭舌帽，帽檐压低，遮住了脸上的部分皮损，当他把帽子摘掉，脸上的皮损顿时让我们颇为震惊：右侧上唇与鼻间、右侧下颌两处鸡蛋大小的疣状斑块，有明显的糜烂面，上覆厚厚黑褐色痂壳（图 1），并散发明显异味，此外，左侧面颊、头顶、颈部、上臂亦有小片斑块，上覆片状痂壳，患者无瘙痒、疼痛、发热等自觉症状。皮损持续半年，各地就医无缓解，皮损继而增多、增大，经外院医生介绍几经周折来到冉教授门诊。患者自述已经口服过 2 周的抗真菌药（氟康唑分散片，具体剂量不详）、局部外敷过中草药治疗，效果不明显。否认冶游史。

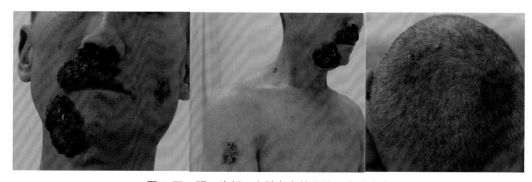

图 1 面、颈、头部、上臂有多处斑块，上覆痂壳

对待每一疑难病例，冉老师实行专人负责制，我作为团队的新生力加主力之一，对门诊的流程及真菌相关的操作都熟练掌握，有幸受冉老师青睐吩咐我负责该患者。当时我对此患者皮损散发的异味是难以忍受的，殊不知，这个病例却帮助我打开了发表 SCI 论文的首扇大门。所以，要认真对待每位患者的病情及各项检查，积少成多后自然水到渠成。异味虽然难以忍受，但我还是认认真真做好每项事宜，包括：查血常规、肝肾功、免疫全套、HIV、梅毒筛查、皮肤镜检查、真菌直接镜检、真菌培养、细菌培养、取材活检以及病理特殊染色。亲自带患者去取病理活检，取材同时还多取些组织行真菌直接镜检和培养，并保留一些标本以备后续是否需要行扫描电镜、透射电镜检查，总之，作为"不可再生资源"的组织标本应多备份几份。

真菌感染？

真菌直接镜检发现患者皮损处的胡须根部可见大量可疑孢子包绕（图2）。当时诊断"真菌性肉芽肿"，予以特比萘芬（250mg bid 口服）、复方甘草酸甘片（2 片 tid 口服）、萘替芬酮康唑乳膏（bid 外用）治疗。次日患者的查血报告应该出来了，好奇的我主动进医院的 HIS 系统查询，结果吓一跳：HIV 抗原抗体复合物检测阳性，送确证试验阳性，梅毒阳性（TPPA > 1/320；trust > 1/64）。其余结果：CD4/CD8 0.13（参考值 0.97~2.31）；细菌培养提示皮肤及体表正常菌；血常规、肝肾功无明显异常。

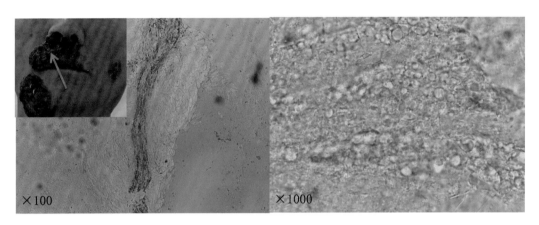

图 2 胡须根部可见大量可疑孢子包绕

HIV 感染？

那么问题来了，患者的皮损是真菌感染引起、HIV 感染继发肿瘤还是梅毒感染引起？只有待检查结果。12 天后组织块真菌培养结果阳性，生长出灰色至褐色的绒毛样菌落（图3），经提取 DNA 后行 PCR 扩增测序鉴定为枝孢样枝孢霉。这能断定患者是真菌感染引起的皮损吗？艾滋病、梅毒均作为万能模仿者，任何感染都有可能引类似皮损。带着好多疑问，我期待着患者的病理结果。

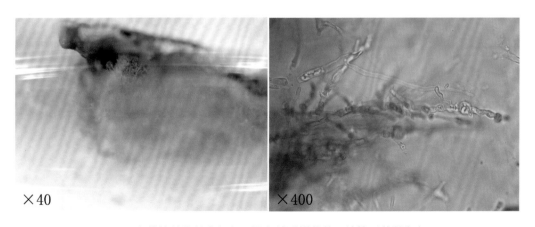

图 3 真菌培养生长出灰色至褐色绒毛样菌落，镜检以菌丝为主

梅毒感染？

2周后患者拿着他的病理结果再次来我们门诊，病理提示：[面部] 表皮不规则增生肥厚，真皮全层弥漫性混合炎细胞浸润，主要为浆细胞和淋巴细胞，可见一个多核巨细胞（图 4）。抗酸染色及 PAS 染色阴性。氯铵银染色查见数个可疑真菌孢子。患者病理提示慢性感染，并未查见异型的肿瘤细胞，肿瘤可能性排除。

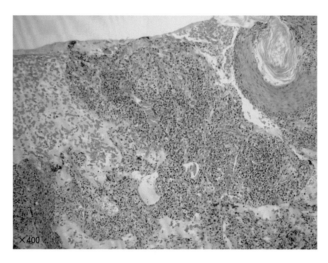

图 4 病理（HE 染色）：真皮浆细胞和淋巴细胞浸润

经过 2 周的特比萘芬治疗后患者皮损缓解不明显（图 5）。告知患者 HIV 和梅毒均为阳性，他并没有表现出我预料范围内惊讶，猜测早就在别处做过检查已知结果，只是期望再确认，并否认接受过艾滋和梅毒的治疗。由于真菌培养阳性，且病理活检查见可疑真菌孢子，继续予以抗真菌治疗，将特比萘芬换成伊曲康唑治疗（200mg bid 牛奶送服），并建议患者回当地疾控中心治疗艾滋和梅毒。

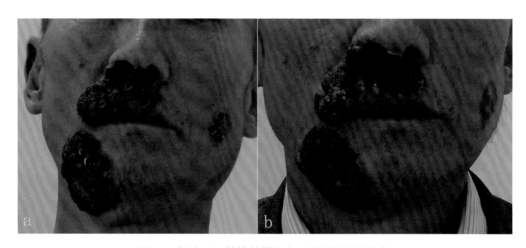

图 5 a: 初诊；b: 特比萘芬治疗 2 周后无明显改变

峰回路转

伊曲康唑治疗 2 周后患者再次来我们门诊就诊，皮损无明显缓解，自述不放心在当地治疗梅毒，要求于我院抗梅毒治疗，于是，停用抗真菌药物，先予以苄星青霉素（240 万单位 im qw），治疗一次后患者再次复诊，皮损明显缓解，痂壳、糜烂面已基本消失，只剩下红斑。继续予以苄星青霉素抗梅毒治疗。在后续抗梅毒治疗中患者皮损进一步缓解（图 6），回当地疾控中心治疗艾滋。

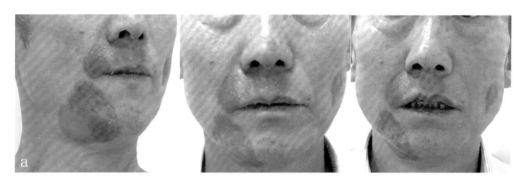

图 6 抗梅毒治疗 1 次后（a）、2 次后（b）、3 次后（c）

患者抗真菌治疗效果差，而抗梅毒效果显著，由此判断，原发皮损由梅毒感染引起者可能性较大，可能外敷中草药后继发真菌感染，如何证明呢？那就得在皮损中找到病原体：梅毒螺旋体（TP）。经过多方请教以及查阅文献，最后用 TP 免疫组化染色法证实病理标本中有大量的梅毒螺旋体存在。为了得到皮损中更直观的螺旋体图像，还将皮损送去做扫描电镜检查，在放大 8000 倍时在组织表面观察到个别卷曲螺旋样细长的结构，考虑为梅毒螺旋体（图 7）。

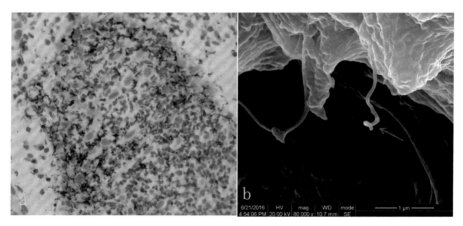

图 7 a：TP 免疫组化染色（×400）；b：螺旋体扫描电镜观察（红色箭头）

柳暗花明

于是，该病例的窗户纸因为证实活检标本中梅毒螺旋体的存在而被捅破。这层窗户纸捅破之前，确实有很多信息会误导我们对皮损的判断，比如真菌镜检及培养阳性，但抗真菌治疗效果欠佳，比如 HIV 阳性继发肿瘤性病变（如卡波西肉瘤、蕈样肉芽肿等），但病理结果未提示异型的肿瘤细胞。皮损的正确诊断最终得益于抗梅毒治疗的显著效果。那该皮损属于几期梅毒呢？经过查阅文献，根据临床表现、免疫组化、治疗效果，诊断为恶性梅毒（malignant syphilis 或 lues maligna），该型梅毒是二期梅毒的一种少见类型，可表现为丘脓疱疹、疣状斑块，皮损迅速变大并进展呈圆形或椭圆形溃疡，出现坏死性结痂、恶臭，多见于面部和四肢，常在初次感染后 6 周至 1 年出现，在艾滋病患者中出现更早。在 HIV 合并梅毒感染患者中若出现溃疡、结节性皮损，应考虑此病。

冲击 BJD

该患者从初次就诊到最终的明确诊断虽然过程复杂，但其实思路很简单，关键在于考虑的方向是否正确。省去了问题与答案中间的千言万语，最终以 100 英文单词概括了该病例的精髓，投稿英国皮肤病杂志（BJD）的 Image Gallery 板块，从投稿到被接受只用了 2 天。我的兴奋程度无以言表，在此写成 SCI 论文背后的故事与同行分享。

总结整个诊疗过程的心得体会就是不要放过任何一个细节，哪怕很难搞、很危险、很难缠，都要去一步步做好，追根求源，寻找真凶。如果半途而废，则前功尽弃，质变是由量变积累而成的。

二、背景知识

梅毒的临床表现在 HIV 阳性患者中会有所不同，二期梅毒患者溃疡性皮损更多见。

恶性梅毒：是二期梅毒的溃疡型表现，散在分布的皮损类似于一期梅毒的硬下疳，有的皮损也与三期梅毒皮肤表现（皮肤树胶样肿）易混淆：恶性梅毒常有多个皮肤损害，常呈圆形、椭圆形，皮损中央难以愈合，常有片状痂壳；相比之下，三期梅毒的皮损往往孤立存在，常呈弓形，并形成瘢痕，可出现坏死，类似"冷脓肿"，甚至累及骨骼。恶性梅毒中可有血管炎表现。

恶性梅毒与蕈样肉芽肿（MF）也有许多相似之处，临床上，两种疾病都可以出现斑片、斑块，随着时间推移可出现溃疡等多种皮损。鉴别主要依靠病理诊断：蕈样肉芽肿表现为淋巴细胞具有卷曲（脑回状）、大小不同的细胞核，可见 Pautrier 微脓肿，真皮可见多数单一核细胞浸润，与梅毒病变相反，缺乏浆细胞。另外也可借助免疫组化和克隆性 T 细胞受体基因重排分析加以鉴别。恶性梅毒特征性的病理表现有：真皮浅层和中层以淋巴细胞和浆细胞浸润为主；浅血管和深血管有明显的血管周围浸润和明显的内皮肿胀、增殖和纤维蛋白样坏死。在 HIV 感染患者中还可见肉芽肿改变和巨细胞存在。

鉴别诊断主要包括：淋巴瘤、坏疽性脓皮病、血管炎、利什曼病、麻风、分枝杆菌或真菌感染等。

HIV 感染患者出现恶性梅毒的风险更高。尽管临床表现较重，但苄星青霉素对恶性梅毒治疗效果显著。青霉素过敏者，四环素、红霉素也能取得较好的疗效。在免疫功能低下的患者中，开放的溃疡表面容易继发感染和引起败血症。恶性梅毒常出现在合并 HIV 感染患者中的具体机理尚不清楚。

恶性梅毒少见、临床表现变化多样，皮损中螺旋体暗视野检查常为阴性，且只能在小部分的活检标本中检查出梅毒螺旋体，这给临床明确诊断带来很大困难。

为了指导恶性梅毒的诊断，Neisser 提出了 5 个该病的临床特点：①潜伏期相对较短；②全身症状明显；③皮肤、口腔黏膜、鼻经常出现不规则分布的多发性皮损，呈大脓疱、溃疡以及蛎壳疮样；④患者也可表现为较轻微的疾病形式，如口腔黏膜斑片等；⑤皮损为多形性，表现为丘疹脓疱、深浅不一的溃疡、溃疡表面覆盖痂壳、部分皮损可愈合。除此外，Fisher 还提出了 4 个附加标准来诊断该病：①相一致的临床和组织学表现；②高滴度的梅毒血清学试验；③严重的吉 - 海反应；④抗生素（如青霉素）抗梅毒治疗效果显著。

三、作者介绍

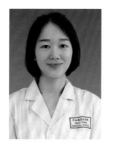

杨琴，皮肤病学硕士，2012 年获中国医科大学临床医学学士学位；2015 年获四川大学华西医院住院医师规范化培训合格证书；2018 年获四川大学华西临床医学院皮肤病与性病学硕士学位，师从冉玉平教授。现于四川大学华西医院龙泉医院皮肤科工作。以第一作者发表中英文论文数篇，其中 SCI 论文 3 篇。

四、导师点评

1. 患者皮损特别，外院按真菌感染治疗，皮损镜检培养鉴定都确认有真菌，但抗真菌药物疗效不理想。

2. 全面系统的实验室筛查非常重要，特别对诊断不明确、治疗反映差的患者。

3. 初筛加确认、血清加病理、免疫组化及扫描电镜结果，从多个方向指向梅毒，终于揭开"万能模仿者"梅毒的面纱，及时调整治疗方案，肌注青霉素"立竿见影"，皮损戏剧性消退。

4. HIV 感染使梅毒损害更加怪异，"恶性梅毒"的鉴别需要排除淋巴瘤、坏疽性脓皮病、血管炎、利什曼病、麻风、分枝杆菌或真菌感染等类似皮损，病原体的确认是做决策的关键。

5. 清晰的皮损和病理图像、详细完整的病例资料是让 BID 杂志 Alex 主编做出立即接受（immediately accepted）的诀窍。

五、论文中文翻译

模仿真菌感染的 HIV 阳性的恶性梅毒患者病例 1 例

杨琴[1]，唐教清[1]，Sushmita Pradhan[1]，冉昕[1]，冉玉平[1*]

1 四川大学华西医院皮肤性病科；* 通讯作者

患者男，52 岁，以面部疣状斑块上覆痂壳 6 月就诊（图 a）。既往曾自行局部外敷过中草药治疗。本次就诊真菌直接镜检查见链状孢子（图 b，×1000）。予以伊曲康唑治疗 2 周后皮损无缓解。随后的血清学检查提示梅毒螺旋体和 HIV 均为阳性。通过免疫组化染色在皮损组织中查见梅毒螺旋体（图 c，×400）。予以 240 万单位苄星青霉素肌肉注射治疗 3 周，治疗第周后皮损基本消退（图 d）。因此，根据皮损组织中查见梅毒螺旋体以及青霉素治疗有效，诊断为恶性梅毒。

注：论文部分摘录。图像及参考文献（略）

六、英文全文链接：https://pubmed.ncbi.nlm.nih.gov/29357605/

Yang Q, Tang JQ, Pradhan S, Ran X, Ran YP. Image Gallery: A case of malignant syphilis in an HIV-infected patient mimicking fungal infection. Br J Dermatol. 2018 Jan;178(1):e64.

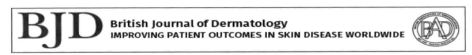

Image Correspondence | 🔓 Free Access

Image Gallery: A case of malignant syphilis in an HIV-infected patient mimicking fungal infection

Q. Yang, J.Q. Tang, S. Pradhan, X. Ran, Y.P. Ran ✉

First published: 22 January 2018 | https://doi.org/10.1111/bjd.16069

病例十
紫外光皮肤镜检查用于诊断头癣

一、临床故事

下班前来的头癣患儿

时间回到 2015 年 4 月，一个冉老师的门诊日。下午 5 点过，马上准备结束一天的"战斗"时，来了一位少数民族的孩子。小男孩 2 岁多，由父亲带着从泸沽湖慕名而来。经过初步的问诊了解到，孩子最近有头皮鳞屑、脱发，当地诊断为头癣，外用了联苯苄唑和特比萘芬乳膏，口服了氟康唑一段时间没有明显效果，经别人介绍来找冉教授诊治。了解之后心里也有了底，毕竟病史和查体均支持头癣，然后冉教授指定我们其中一人负责这位患儿的诊治和随访，刚好我在旁边，"那就唐教清来"，冉教授就这样安排了我来负责。

新"武器"发现新现象

虽然头癣是个简单的疾病，但是相关的检查比较麻烦、费时，所以只能收拾好下班心情"继续战斗"。除了常规的偏振光皮肤镜检查，我们还重点采用了新的检查方法—在紫外光皮肤镜下的特点：紫外光皮肤镜是冉老师倡导的对头癣等的新的检测方法，利用部分头癣的真菌在紫外光下发出荧光（Wood 灯检查）的特点、结合皮肤镜的放大功能，将普通的 Wood 灯检查的黑屋子，简化为一个避光镜头内的紫外光加放大的皮肤镜检查，可以鉴别病发和正常发，甚至每一个病发的"条码状结构"，其功能和效率大大增加。我们发现患儿头发结构有破坏，紫外光下看到病发有明显的荧光和条码状"荧光断裂"，同时还做了真菌直接镜检和培养，镜检发现头发有大量真菌侵犯，真菌培养后分子生物学鉴定为太田节皮菌（*Arthroderma otae*），即犬小孢子菌的有性期（图 1）。

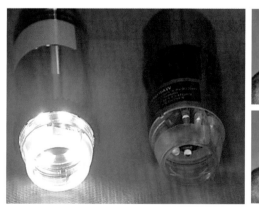
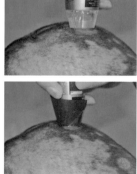

图 1 偏振光皮肤镜及紫外光皮肤镜检查

在皮肤镜检查和真菌镜检找到真菌感染的证据后就给予口服伊曲康唑胶囊，外用了酮康唑洗剂和萘替芬酮康唑乳膏。患儿随访了 2 次，一共 2 月左右治愈。至此，这个病例就画了个句号。

新现象分享要趁热打铁

患儿治愈后我就没再去思考此病例的意义和价值，更没想着发 SCI 文章。但冉老师多次提醒我，这个病例紫外光皮肤镜有新发现，整个是完整的故事，可以投稿。前面几次我就在想，这就是常见的真菌引起呈典型的头癣，诊断手段是常用的皮肤镜和传统真菌镜检和培养，治疗方面也是中规中矩的抗真菌用药方案，并没有特别之处。带着这样的想法，拖了很长时间没有动笔，直到 1 年多之后的 2016 年 10 月，我在病房碰见冉教授，他再次提醒我这个"尘封已久"的病例，强调紫外光皮肤镜在这个头癣病例存在重要价值。我去查了不少头癣与皮肤镜检查的文献，结果发现我们的病例有 3 个亮点：这是首次用紫外光皮肤镜观察和诊断头癣的病例；本例偏振光皮肤镜下病发表现为条形码样发，这种表现是报道很少的表现；本例可以一定程度解释条形码样发和荧光的潜在关联。

紫外光皮肤镜 Blue Journal

带着这些新发现，我马上就开始筛选 SCI 期刊并整理成文，锁定了美国皮肤病杂志，因该杂志的封面为蓝色，皮肤科同行戏称为 Blue Journal 的皮肤镜版块，并且很快就写好稿子投了出去。不久收到了编辑部的邮件，万万没想到不仅没有被拒，而是给了建设性修改建议，并且主编和审稿专家欣赏我们的稿件，表示"Very nice application of dermoscopy""Interesting manuscript""Nicely presented"。有了这么多肯定，我们也感觉到很开心。最终稿件如愿被接受并刊出。回过头来再思考病例本身，我才意识到冉教授精准而创新的视角才是论文成功发表的核心，这也是我们年轻医生需要学习的。

二、背景知识

头癣：是由皮肤癣菌感染头皮及毛发所致疾病。皮肤镜是一种良好的实时、在体成像技术，可辅助诊断头癣及其疗效观察。文献报道显示，白癣可见摩斯电码样发（条形码样发）或者发外菌套，黑点癣可见头皮黑点（毛发折断于毛囊口）或螺旋形发，部分表现为 Z 型发、逗号样或问号样。此外，治疗后长出的新发远端（原病发残端）呈现烟灰状。

除上述特征性的镜下征象外，皮肤镜下还可见勾状发、黑点征、黄点征、脓疱等，但这些并非头癣特有，在斑秃、拔毛癣、盘状红斑狼疮、牵拉性脱发、扁平苔藓、脱发性毛囊炎等疾病中也可以发现这些特征。

三、作者介绍

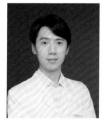

唐教清，皮肤性病学博士，皮肤科医生。曾先后就读于中山大学中山医学院、四川大学华西临床医学院。以第一／共同第一作者身份于 *J Am Acad Dermatol*、*Br J Dermatol* 及 *Indian J Dermatol Venereol Leprol* 等期刊发表论文 10 余篇。"医学界皮肤频道"主编，"皮肤周末"公众号创立者，"丁香医生"审核专家及科普作者，"优麦医生"专栏作者，*J Am Acad Dermatol* 中文版翻译团队成员，"知贝健康"线上常驻皮肤科医生。

四、导师点评

1. 头癣常见，在皮肤镜下多种特点。皮肤镜下的逗号状发、螺旋状发和 Z 字形发是头癣的诊断性特征，见于 25% ～ 55% 头癣病例。黑点征和短断发，见于 65% ～ 90% 头癣。其他表现还有条形码样发（本例）、烟灰状发（我们团队首报）、毛囊口鳞屑、毛发周围管型、秃发、脓疱等。皮肤镜下条形码样发的白色横纹与局部真菌感染相关，直接镜检可见毛发穿通。菌种与皮肤镜／紫外光皮肤镜的关系还有待深入研究。

2. 紫外光皮肤镜将 Wood 光灯检查原理与皮肤镜放大功能整合，清晰显示被犬小孢子感染的病发特点，创新优势充分展现。

3. 立即总结新发现、及时发表分享是临床研究的基本规律，敏锐的观察力和高效的执行力是成功发表 SCI 论文的诀窍。

五、论文中文翻译

紫外光皮肤镜检查用于头癣的诊断

唐教清[1]，冉昕[1]，冉玉平[1*]

1 四川大学华西医院皮肤性病科；* 通讯作者

关键词：太田节皮菌；条形码样发；皮肤镜检查；摩斯电码发；头癣；紫外光

临床表现

患者为 2 岁男孩，2 月内逐渐出现头皮散在无症状脱发斑，伴轻微鳞屑（图 2）。

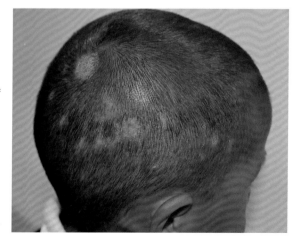

图 2 头癣：头皮散在脱发斑伴鳞屑

皮肤镜检查

偏正光皮肤镜检查见发根周围鳞屑堆积、黑点征和伴白色横纹的条形码样发（bar codelike hair）。紫外光皮肤镜检查可见毛干处亮绿色荧光以及堆积鳞屑处的亮白色荧光。值得注意的是，在条形码样发白色横纹处未见亮白色荧光（图 3）。

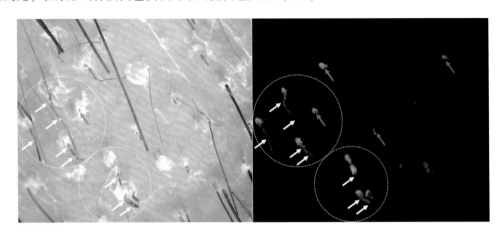

图 3 头癣皮肤镜检查（原始放大 ×40）：A. 偏振光皮肤镜检查见发根周围鳞屑堆积、黑点征（红箭头）和条形码样发（白箭头）；B. 在相同区域，紫外光皮肤镜检查见堆积鳞屑处的亮白色荧光和毛干处亮绿色荧光（白圈），条形码样发白色横纹处未见亮白色荧光（白色箭头）

直接显微镜检查和病原真菌鉴定

条形码样发的直接显微镜检查可见真菌、"毛发穿通"现象和毛发宽度不等。通过真菌培养和测序分析（GenBank 登录号 KU661994）鉴定为太田节皮菌（*Arthroderma otae*）（图 4）。

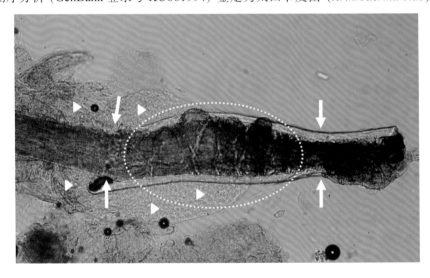

图 4 条形码样发的直接显微镜检查：毛发较细部分和"穿通"处大量真菌孢子（原始放大 ×100）。白三角示真菌孢子，白箭头示毛发较细部分，白圈示"毛发穿通"现象

关键信息

近期有报道称条形码样发或摩斯电码发（Morse code hair）是头皮、眉毛和手臂毳毛真

菌感染的皮肤镜特异性表现。此病例中，条形码样发特征性表现为偏振光皮肤镜下白色横纹、紫外光皮肤镜下荧光消失以及显微镜下毛发较细部分周围大量孢子。文献 4 称皮肤镜下的白色横纹可能与局部真菌感染相关，直接镜检可见毛发穿通，我们的病例也是如此。

此外，使用紫外线光源（自然光用不透光材料遮挡）的皮肤镜相当于便携式 Wood 灯设备，可精准观察单根受感染发干的荧光情况，而不是以往的整片荧光。发干亮绿色荧光可用于鉴别偏振光皮肤镜下白色鳞屑的假阳性表现（即亮白色荧光）。

注：参考文献（略）

六、英文全文链接：ttps://pubmed.ncbi.nlm.nih.gov/28087021/

Tang J, Ran X, Ran Y. Ultraviolet dermoscopy for the diagnosis of tinea capitis. J Am Acad Dermatol. 2017 Feb;76(2S1):S28-S30.

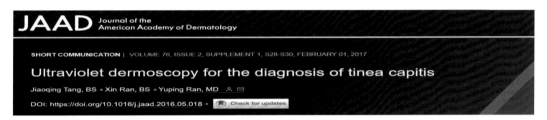

病例十一
卢西坦棒孢和暗褐毛壳菌所致少见皮肤感染

一、临床故事

心有猛虎，细嗅蔷薇

2004 年，已毕业工作的我再次走进校园，来到医学生心中的伊甸园——四川大学华西医院（原华西医科大学）继续学习，并拜国内著名皮肤病和真菌病专家冉玉平教授为师。2007 年硕士毕业后，我选择了继续跟随导师在真菌研究的道路上学习和探索。除了继续在真菌分子流行病学和致病机制方面的系统研究外，还要接受临床的锻炼和培养。说实话，跟冉老师出门诊是一个"苦差"，但也是一个不断学习和自我提高的过程。每次门诊，跟随的师兄弟都在三人左右，但仍然常感觉人手不够。因为每个门诊都会遇到各类疑难杂症，其中不乏很多有临床价值的病例。每遇到一例，导师就会指派一名研究生跟进，这样经常导致每个研究生手中都会同时有 2~4 个病例，而下面的这个故事就是我们的临床系列之一。

焦急的家长，急症的幼儿

那是 2008 年秋季，如同往常一样，我们在门诊协助冉老师忙碌又有序地处理着一波又一波患者。当叫到下一位患者时，只见两个成年人（母亲和外婆）带着一个幼童急匆匆地跑进诊室，略显慌张的步履和表情一样，充满了紧张、焦虑和担心。患儿只有 1 岁半，左眼上、下眼睑充血肿胀，睁眼受限。仔细查体：左眼内眦处皮肤及上下眼睑间可见稀薄分泌物，近内眦处上、下眼睑可见黄色或黄褐色痂壳附着。皮损边界清楚，上可见少许鳞屑（图 1）。询问病史，患儿左眼角鼻侧皮肤外伤后红肿、渗出、结痂 6 天。患儿平时喜地上玩耍，6 天前无意中划伤左眼角内侧鼻翼皮肤，第二天局部即出现发红，当时未处理，患儿亦无畏寒、发热、哭闹等表现。第三天红肿加重且范围扩大至整个左眼眶周皮肤，左眼结膜有充血表现。在省级医院就诊，给予泰利必妥（氧氟沙星）眼液滴眼、莫西沙星软膏外涂，并肌注青

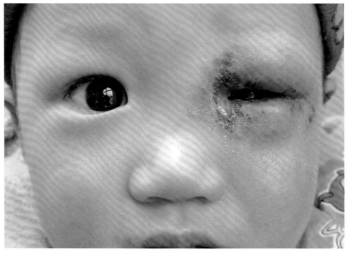

图 1 患儿左眼周明显红肿伴分泌物和结痂，左眼结膜充血

霉素 80 万单位 / 天（共 3 天），无效，红肿程度及范围扩大，并有稀薄液分泌物渗出。2 天前来我院眼科就诊（诊断：1、左眼睑蜂窝组织炎；2、左眼急性结膜炎），加用 0.3％托百士眼液滴眼和莫匹罗星软膏外用，但症状仍未改善且进一步加重。患儿左眼已无法睁开，家属心急火燎，转而至皮肤科就诊。

在我们看来，患儿的临床表现就是一个明显的皮肤急性炎症感染，无明显哭闹，食欲及血常规检查也无异常。但冉老师根据患者的治疗反应，要求我们给患儿做了真菌镜检。因为这个部位及患者的特殊性，我们仅采集到了少许痂壳进行镜检，结果为阴性。拿到真菌镜检阴性报告后，我们都想这下就应该继续抗细菌治疗了吧。

导师亲自取材发现真菌线索

但冉老师不放心，门诊结束后亲自来在患儿内眼角表面溃疡处再次夹取标本镜检，并发现了可疑的菌丝结构，并根据患儿联合氧氟沙星、妥布霉素和莫匹罗星外用以及青霉素肌注无效且炎症进展迅速的临床情况，仍考虑真菌感染的可能。

因没有显微拍照设备，冉老师小心把可疑阳性的微量标本从玻片上洗下来收集到小管中，加入戊二醛固定做扫描电镜观察。同时，也做了真菌培养(含氯霉素和放线菌酮沙堡弱培养基)、细菌培养（血琼脂平板）。后来的扫描电镜结果发现组织中有菌丝和孢子（图 2A、2B），为真菌所致感染找到了直接的形态学证据。

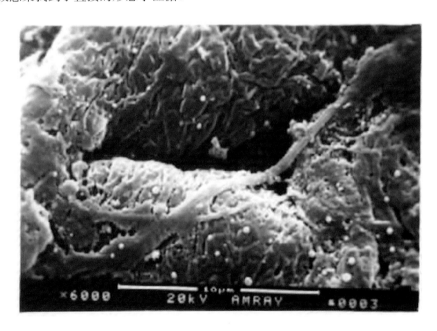

图 2A 夹取标本扫描电镜下发现真菌菌丝

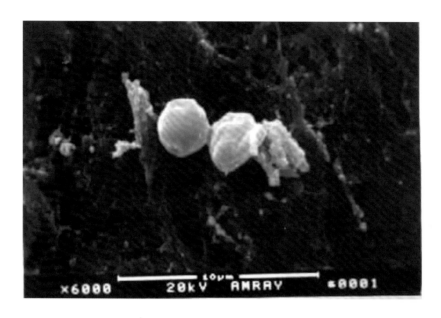

图 2B 夹取标本扫描电镜下发现真菌孢子

果断决策抢先抗真菌

不过，真菌培养至少需要 1~2 周才会出结果，如果要进一步鉴定时间会更久，而患儿眼部的感染情况应该等不了那么长时间了。怎么办？望着摆在桌上镜检"阴性"的报告，以及眼前患儿肿若桃子的左眼、还有身后满含焦虑和希冀眼神的母亲和外婆，冉老师果断决定立即抢先抗真菌治疗，给予患儿口服伊曲康唑 50mg/d，外用 3％氟康唑溶液局部冲洗，每隔 2 小时 1 次。叮嘱家属 2 天后复诊，并交代我每天电话跟踪随访，随时汇报病情。

超出预期的疗效

彼时，华西已经要求博士毕业需要 SCI 文章。在博士一年级时我已经发表了人生第一篇 SCI，应该也是华西医院皮肤科研究生的第一篇 SCI 论文，当时仅做小修后即被接受，初尝胜果，所以兴致正高。门诊下来我立即投入了这个病例的资料收集、病原菌鉴定分析以及患者的随访，每天给患者家属打电话询问病情变化。2 天后，患儿和家属如期复诊，不同的是脸上的表情明显舒展多了。因为患儿眼部的炎症明显减轻了，红肿和分泌物减少，出现红褐色结痂了。我们都长舒了一口气，替患儿高兴，也为当初的诊断、实验室的忙碌感到劳有所值。在替患儿仔细检查皮损、确认用药方法后，冉老师交代家属继续用药，5 天后再随访。有了初步结果后，我兴致更高了，每天早晚都在实验室观察菌落生长情况，培养后剩余的痂壳标本用 2.5％戊二醛固定过夜，然后 50％ ~100％ 梯度乙醇脱水，醋酸异戊酯置换，CO_2 临界点干燥，AMRAY1000-B 扫描电镜观察并照相。终于，含抗生素沙堡弱培养基 28℃ 培养 5 天后，接种点长出白色乳油状酵母样菌落，表面光滑（图 3），挑取菌落在同类培养基上扩菌。血琼脂平板 37℃ 培养 7 天后仍未见有细菌菌生长，但在保留至 12 天后在接种点周长出灰褐色霉菌样菌落，表面有皱褶（图 4）。挑取菌落转种与沙堡弱培养基（SDA）、马铃薯葡萄糖琼脂培养基（PDA）和燕麦培养基（OA），分别28℃、35℃和38℃下培养。这期间患儿第二次随访，眼部情况进一步好转，出现明显结痂。冉老师交代家属将伊曲康唑改为隔日服50mg，共5次，总量250mg（全程服药600mg），3%氟康唑溶液继续局部冲洗。2周后患儿复诊，皮损已经痊愈，患儿和家属脸上都是满满的笑容，此时停止治疗，2月后随访未复发（图5）。

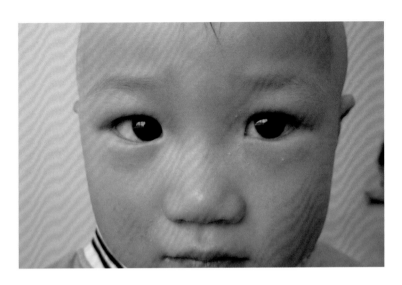

图 3 患儿皮损痊愈，随访无复发

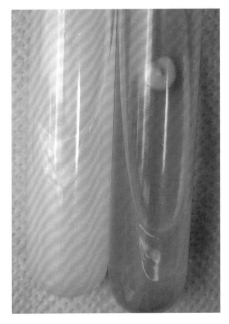

图 4 同时接种的两管沙堡弱培养基都分别
在接种点长出酵母样菌落和霉菌样菌落

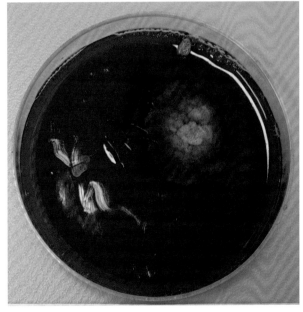

图 5 血琼脂平板（本来计划培养可能的细菌）
上长出灰褐色绒毛状菌落

众里寻他千百度

至此，患儿的治疗获得了完美的结局。但是，这个感染到底是什么真菌引起的呢，这个疑问从获得初步治疗结果起就一直萦绕心头。酵母样菌落镜下可见圆形、厚壁孢子，转至科马嘉培养基上 25 C 培养 2 天后变为淡紫色，已基本可以判断为念珠菌属。扫描电镜下也能观察到皮损标本中含菌丝和孢子结构，但是霉菌样菌落反复培养一个月左右，却一直未能发现特征性结构，包括小培养。PCR 测序显示酵母菌落为卢西坦棒孢（葡萄牙念珠菌有性期），GenBank 上与霉菌样菌落同源性最高的为暗褐毛壳菌，但匹配值仅为 88%，即便如此也无法找到毛壳菌典型的形态结构。期间有几次我都准备放弃进一步鉴定菌种了，心想反正患儿已经诊断清楚并获得治愈，但是冉老师不断要求我变换思路，寻找原因和突破。后来冉老师告知北京大学第三医院的李东明教授欲赴荷兰 CBS 学习，于是请李老师将此菌带至 CBS 进行菌学鉴定。不久，李老师发回了典型的暗褐毛壳菌菌学特征图片：椭圆形子囊果和囊实体，以及暗褐色、无分支、尖端细长的刚毛（图 6）（再次向李东明教授致谢）。至此，尘埃落定，这是一例由卢西坦棒孢和暗褐毛壳菌所致的混合皮肤感染。

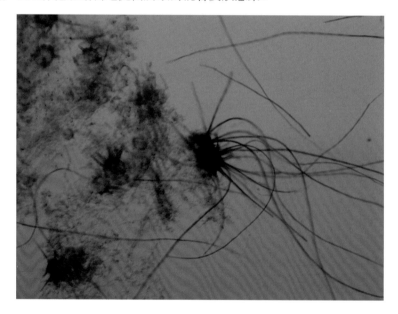

图 6 大量的子囊体和刚毛

拿到最终实验结果后，我很快开始着手文字工作。论文投递之前，恰逢 2009 年国际人与动物真菌学（ISHAM）大会北京卫星会召开，我将这个病例作为 poster 投递并获大会优秀壁报二等奖。彼时，恰好 *My copathologia* 杂志主编 Vishnu Chaturvedi 教授在壁报区参观，对这个病例很感兴趣，热情交流后愉快合影（图 7）。随后，文章投向 *My copathologia*，小修后发表。这个案例带给我的不仅是一篇 SCI 文章的收获，更多的是认识的提高：导师临床诊治的认真、负责；临床思维的敏锐、大胆果断；科研上的坚持不懈精神。如果当时因为初步真菌镜检阴性就继续维持抗细菌感染治疗、如果考虑到真菌感染但因无证据而需等待培养结果再用药，患儿眼部情况可能会是完全迥异的另一个结果，两种真菌继续入侵将破坏眼球，进而侵入颅内而危及生命。如果当时因为菌种鉴定结果迟迟不获而选择放弃和妥协，损失的不仅是一篇 SCI 文章，还有以后在临床、科研上的坚持、认真、负责的精神。每次回忆起这个病例，我既有感慨，也有颇多感悟：临床上既要认真仔细，也要大胆果断，对患者负责，急患者所急，想患者所想；科研上要耐心、刻苦、不急不躁、坚持不懈，与大家共勉！

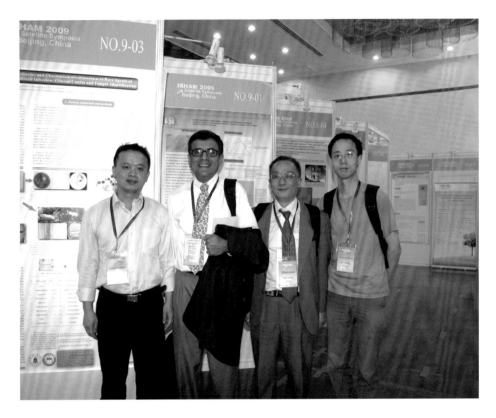

图 7 与 Vishnu Chaturvedi 教授在文章壁报前合影

二、背景资料

卢西坦棒孢（*Clavispora lusitaniae*）：为葡萄牙念珠菌的有性期，也叫葡萄牙棒孢酵母，属于一种酵母菌，作为一种条件致病性真菌，广泛存在我们的生活环境中。引起人类感染的报道非常少，主要是侵袭性感染或菌血症。目前还没有其导致皮肤感染的报道。

暗褐毛壳菌（*Chaetomium atrobrunneum*）：属于暗色真菌，毛壳菌属有 80 多个种，广泛分布在自然界，均属于条件致病菌，罕见引起人类感染的报道，迄今为止全球报道致病病例不超过 20 例，绝大多数为深部真菌感染或甲感染。暗褐毛壳菌属于其中一种，目前也未发现导致皮肤感染的报道。

作为条件致病菌，在临床中分离出菌株时要注意辨别是污染菌还是真正的病原菌。

三、作者介绍

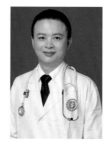

张浩，医学博士，硕士研究生导师，2010 年毕业于四川大学华西临床医学院，师从冉玉平教授，获博士学位，深圳市宝安区中心医院皮肤科教授。中华医学会皮肤性病学分会真菌学组委员兼秘书，中国医师协会皮肤科分会真菌学组委员，中国菌物学会医学真菌专委会委员。

四、导师点评

1. 患儿仅 1 岁半，难以表达外伤史，正是满地爬行学步阶段，眼周局部外伤感染可能性大；

2. 眼科按细菌感染局部和系统应用抗生素治疗无效，进展迅速，病情危重。

3. 病原体确认是关键，若按常规等待真菌培养鉴定报告出来才开始抗真菌治疗，后果不堪设想。

4. 权衡利弊、抢先治疗、每天随访、转危为安、化险为夷；也积累了伊曲康唑治疗幼儿真菌感染的宝贵经验。

5. 后期扫描电镜确认、真菌培养和鉴定证实当初决策正确、处理及时。

6. 精耕细作、多方合作，成就 SCI 论文，也证明了"没有不致病的真菌"。

五、论文中文翻译

卢西坦棒孢和暗褐毛壳菌所致少见皮肤感染

张浩[1]，冉玉平[1*]，李东明[2]，刘永芳[3]，向耘[1]，张瑞峰[1]，代亚玲[1]

1 四川大学华西医院皮肤科；2 北京大学第三医院皮肤科；3 川北医学院附属医院感染科；* 通讯作者

患者为来自四川的一名 1 岁半男孩。6 天前，患者因瘙痒抓破了左侧下眼睑近内眦处皮肤。1 天后局部出现红肿，患儿就诊于眼科，考虑蜂窝组织炎和急性结膜炎。给予妥布霉素眼液滴眼（每天四次）、莫匹罗星软膏外涂，并肌注青霉素 80 万单位 /d（共 3 天）。然而，患者皮损炎症进一步加重，肿胀和分泌物更加明显。患儿平时喜在地上玩耍，无遗传及重大疾病家族史。无药物过敏史。查体：体温 37.8℃，整个左侧上下眼睑充血、肿胀、睁眼困难。近内眦处皮肤可见稀薄分泌物及黄褐色结痂（图 1a）。因明显触痛，患儿哭闹并拒绝进一步触摸。眼科裂隙灯检查提示角膜未受累、结膜充血。

　　由于患儿哭闹不配合以及家属担心损伤眼睛，我们仅取得少量标本用于真菌镜检、培养和扫描电镜。标本接种于含氯霉素和放线菌酮的沙堡弱培养基（SDA）和马铃薯琼脂培养基（PDA），以及血琼脂平板。可能由于标本的原因，直接镜检并未发现菌丝或孢子，但随后在扫描电镜下发现了菌丝和孢子结构（图 2）。在 PDA 和 SDA 上 27℃培养 5 天后，在接种点都长出了乳白色菌落，但都没有霉菌样菌落生长（图 3a）。挑取酵母菌落镜下可见圆形、厚壁孢子，转种至科马嘉显色培养基，25℃培养 2 天后可见淡紫色显色（图 3b）。血琼脂平板 37℃培养12 天后未见细菌菌落生长，但在接种点长出黑色菌落（图 4a）。取菌落镜下观察，可见细长菌丝和孢子。再转种至不含放线菌酮的 PDA 和 SDA 上 32℃培养 7 天后，可见白色气生菌丝和黑色子囊壳，菌落背面颜色呈琥珀色（图 4b）。该菌落在麦芽琼脂培养基上生长更为迅速。根据该菌的镜下形态学特点（图 4c、d）和文献上的结构描述，此霉菌样菌落被鉴定为暗褐毛壳菌。

　　患者在接受了 3 天的抗真菌治疗后复诊，皮损已明显好转。再次取皮损进行培养，但在PDA 和 SDA（含有及未含有放线菌酮）上均未见菌落生长。

　　针对 ITS 区和 28SrDNA 的 D1/D2 区进行真菌通用引物扩增，酵母菌落鉴定为卢西坦棒孢（与 CBS 1944（No. AY493434.1）和 EXOC34（No.AY894824.1）同源性分别为 99%和 100%）。但对霉菌样菌落进行 ITS 区测序，与暗褐毛壳菌的同源相似性仅为 88%（No.EF540753.1），考虑与暗褐毛壳菌提交在 GenBank 上的 DNA 数据较少有关，但结合形态学鉴定，可证实该霉菌样菌落为暗褐毛壳菌。该两种菌在 GenBank 上的登录号分别为 FJ595482，FJ595483，且暗褐毛壳菌同时也保存于荷兰真菌生物多样性中心（CBS123816）。

　　我们利用半定量 Api-Zym 系统分别对这两株菌进行了酶活性检测。从培养 2 天后的 SDA斜面上采集菌落制成菌悬液，取 65μl 加入含有不同酶底物的凹盘内，37℃下孵育 4 小时。利用 β-糖苷酶作为质量控制，灭活微生物作为阴性对照。根据颜色变化程度，由两名实验者分别独立判断，并重复实验一次以保证稳定性和准确性。结果显示，部分酶仅在其中一种菌上出现，如 N-乙酰氨基葡萄糖苷酶和 β-葡糖苷酶仅出现在暗褐毛壳菌，酸性磷酸酶仅出现在卢西坦棒孢（表 1）。同时对两株菌进行了药敏试验，结果显示暗褐毛壳菌对伊曲康唑、酮康唑、咪康唑敏感，对氟康唑不敏感，对 5-氟胞嘧啶耐药。对卢西坦棒孢敏感的药物是酮康唑、咪康唑、氟康唑，对 5-氟胞嘧啶仍是耐药（表 2）。

　　当时由于患儿的情况紧急，在采集标本后我们立即给予治疗。根据患儿对抗细菌治疗无效且镜下见到可疑菌丝结构，我们给与伊曲康唑胶囊口服（50mg/d，共 7 天；接下来隔日50mg，共 8 天），并嘱患儿家属每天 8 次外用 3% 氟康唑溶液冲洗眼睛。在初步诊断及治疗后，多个培养上长出的酵母和霉菌样菌落证实了我们的真菌感染诊断。对卢西坦棒孢和暗褐毛壳菌的微观和宏观形态鉴定也表明我们选择伊曲康唑口服和氟康唑外用的正确，因此治疗继续进行。患儿接受了总量 600mg 的伊曲康唑口服治疗，最终痊愈（图 1b）。随访 1 年，未见复发。

　　除了常见的条件致病真菌，如念珠菌、曲霉、新生隐球菌和镰刀菌，一些少见的真菌也被发现可引起人感染，甚至在免疫缺陷人群导致严重感染。其中，毛壳菌和卢西坦棒孢少见引起人感染，尤其皮肤感染，迄今为止，这两种菌所致感染的报道都是深部真菌感染。卢西坦棒孢，即葡萄牙念珠菌的有性期，可导致约 1% 的念珠菌侵袭性感染和念珠菌血症的。葡萄牙念珠菌所致的播散性念珠菌血症因为对治疗反映欠佳，可导致严重后果。在骨髓移植或癌症患者可出现爆发性真菌血症，尤其是在对癌症患者过度使用抗真菌预防治疗的时候。葡萄牙念珠菌对两性霉素 b 耐药是临床上值得关注的事情，不过与氟康唑或其他抗真菌药如 5-氟胞嘧啶联用可获得改善。毛壳菌属包含 80 多种，绝大多数的适宜生长温度为 25℃ 到 35℃。从临床标本分离的毛壳菌多被认为是空气孢子播散导致的污染，确定为人类感染病原体的报道非常少，自 1980 年以来报道的大概有 20 余例。在所有的死亡病例里，该菌都是在患者死亡后才分离鉴定出来，这意味着常规真菌学方法对该菌鉴定存在困难。Guarro 和 Serena 等对毛壳菌的体外药敏试验显示其对氟康唑和氟胞嘧啶耐药，酮康唑、伊曲康唑和咪康唑有抑菌活性，但没有一种药具有杀菌活性，包括两性霉素 b。目前还没有针对毛壳菌感染的很好治疗方案，这也可能是毛壳菌侵袭感染高死亡率的原因。

我们的案例是一个眼周的严重皮肤感染，由于患儿的特殊情况以及眼部取材的特殊性，通过直接镜检并未明确找到菌丝或孢子结构。基于患儿抗细菌治疗无效和可疑的镜下菌丝形态，我们给与了伊曲康唑和氟康唑治疗，并且该方案被随后的病原菌鉴定和疗效所证实肯定。由于患儿本身情况，我们无法进行病理活检，在抗真菌治疗后第二次培养也未有菌落生长，但是抗真菌治疗疗效、分子测序和形态学鉴定都表明这是一个混合真菌感染。毛壳菌属被认为是致病菌，因为在血琼脂平板上接种划线处并没有其他微生物生长。扫描电镜下能在眼周痂壳标本内发现菌丝，也表明毛壳菌并非来自环境污染。至于在 PDA 和 SDA 上未生长，可能因为培养基所含放线菌酮，可抑制毛壳菌的生长。

胞外磷脂酶、β- 葡糖苷酶和氨基葡糖苷酶具有如溶解细胞质的活性，被认为是一些动物病原真菌的毒力因子。不过，关于卢西坦棒孢和暗褐毛壳菌分泌的酶及其在致病中的作用知之甚少。多种酶的活性可能与其发病机制有关，对多种底物进行消化以供给微生物营养，从而导致宿主的组织如皮肤产生损伤。由表 1 可见，N- 乙酰氨基葡萄糖苷酶和 β- 葡糖苷酶仅出现在暗褐毛壳菌，酸性磷酸酶仅出现在卢西坦棒孢，这些酶都是发病机制中的重要毒力因子。这种各自独有的活性酶的存在也表明卢西坦棒孢和暗褐毛壳菌均参与了本病例的感染过程。环境霉菌的毒力因子不仅包括酶活性，也与喜温生长有关，这也可解释为何暗褐毛壳菌在 27℃ 不易生长，而在 32℃ 或 37℃ 下生长良好。多数低致病性环境真菌，包括许多毛壳菌，都在 22℃ ～ 25℃ 下生长良好。

本病例临床治愈，且随访未复发。提醒临床认识到皮肤真菌感染可能性，尤其那些少见致病菌，否则可导致严重的皮肤问题。这在一些特殊人群，如儿童和免疫低下人群尤为重要。但是，对其临床诊断和治疗常常是一个挑战。为避免这类少见条件致病菌导致高发病率、致残率甚至死亡率，早发现和早治疗是非常重要的。

注：图像、表格及参考文献（略）

六、英文全文链接：https://pubmed.ncbi.nlm.nih.gov/20020214/

Zhang H, Ran Y, Li D, Liu Y, Xiang Y, Zhang R, Dai Y. *Clavispora lusitaniae* and *Chaetomium atrobrunneum* as rare agents of cutaneous infection. Mycopathologia. 2010 May;169(5):373-80.

Published: 18 December 2009

Clavispora lusitaniae and *Chaetomium atrobrunneum* as Rare Agents of Cutaneous Infection

Hao Zhang, Yuping Ran ✉, Dongming Li, Yongfang Liu, Yun Xiang, Ruifeng Zhang & Yaling Dai

Mycopathologia **169**, 373–380(2010) | Cite this article

病例十二
局限性丘疹性黏蛋白病合并 IgA 肾病一例

一、临床故事

发表论文的过程也是种学习

2009—2012 年我在四川大学华西临床医学院皮肤性病学专业读博期间发表的 SCI 论文均源于我的导师冉玉平教授的日常门诊工作。跟冉老师出门诊不仅培养了我的临床和科研思维能力，还为临床 SCI 论文的发表积累了丰富的临床素材，而且发病 SCI 论文的过程本身也是种学习。

从平常的临床工作中发现不寻常

2010 年 1 月 25 日，一名 37 岁男性患者因颈部皮损 4 年来冉老师门诊就诊。查体：颈部密集粟粒至绿豆大、淡黄色扁平丘疹融合成边界清楚不规则斑块(图 1)。该患皮损无任何不适，拟诊为"皮脂腺痣?""汗管瘤?"，皮损很普通，似乎没什么特别关注的，但凭着多年的临床经验，冉老师感觉该患皮损并不简单，决定行病理检查。因患者来自云南，故直到 5 月 3 日才来复诊，其病理报告为"表皮大致正常，真皮浅层局灶性浅染区，阿辛蓝（AB）染色阳性"（图 2）。临床表现结合病理结果，该患皮损考虑为"丘疹性黏蛋白病（黏液水肿性苔藓）"。结果对我们来说有些意外，因该病并不常见，且皮损仅局限于颈部也确实较为特殊。更为离奇的是追问病史，患者 3 年前（颈部发生皮损后 1 年）因腰痛、夜尿增多、血尿和蛋白尿等症状，在华西医院肾内科住院治疗，经肾脏活检被确诊为"IgA 肾病（Ⅱ级）"，出院后定期来华西医院肾内科复诊，颈部皮损只是患者在肾内科复诊时顺便来看的。

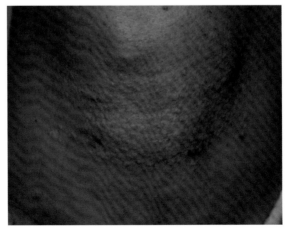

图 1 颈部可见较多 2~4mm 大小坚实、淡黄色、平顶丘疹，融合成 10cm×6cm 的线性斑块

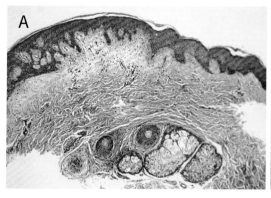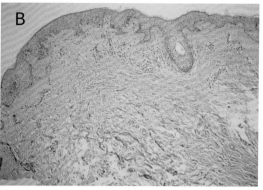

图 2 真皮上层胶原纤维疏松（HE 染色，放大倍数：×100）（A）；
阿辛蓝染色阳性黏蛋白沉积（放大倍数：×100）（B）

从投稿中学习

患者颈部皮损为"丘疹性黏蛋白病"，与其后发生的"IgA 肾病"虽说是完全不同的两种疾病，但二者之间就一定没有关联吗？我们在详细复习其在华西医院肾内科住院及门诊诊治的临床资料后，提出了一个大胆的推测，即患者颈部皮损与其后发生的 IgA 肾病有关联。如果是这样的话该病例就非常特殊了，我们整理成文后投到了 *Archives of Dermatology*（现改名为 *JAMA Dermatology*）杂志，首投高分杂志是考虑到很多高分 SCI 杂志的审稿人非常牛，多为某研究领域的权威，其提出的意见可能具有极大的指导及帮助性。果不其然，很快就收到了审稿回复（影响因子高的杂志社工作效率就是高）：外审专家 1（Reviewer1）认为这是个非常好的病例，而且很罕见，认为本文重点应关注其肾脏损害，并提出黏蛋白可以在皮肤沉积，也可以在肾脏沉积的观点，让我们参考 Peeters 等人的文章，同时也提出该患的 IgA 肾病是否只是巧合？若确与黏蛋白病相关请提供更多的证据，并欢迎任何合理的假说。外审专家 2（Reviewer2）认为或许肾脏损害仅仅是个巧合。责任编辑（Monitoring Editor）让我们参考两位专家的意见修回。

虚心接受审稿专家意见，实验验证科学假说

我们根据外审专家 1 的建议查阅了 Peeters 等人的文章，该文 2007 年报道了一名患有"慢性肾病（CKD）"的"硬化性黏液水肿患者"，肾脏活检显示是由于阿辛蓝染色阳性的黏蛋白物质在动脉壁堆积沉积，导致了其肾小动脉狭窄和严重的肾小球缺血，进而导致了该患的肾功能衰竭。为了验证我们的患者肾脏损害是否也是同样的原因所致，我们对该患肾脏病检组织蜡块切片进行了阿辛蓝（AB）染色，结果竟然跟预期的完全一样，该患肾脏确有黏蛋白沉积（图 3A、B）。为了验证其真实性，我们在不同的时间段反复做了几个阿新蓝染色切片，并又做了 AB-PAS 染色（阿新蓝（AB）-过碘酸雪夫（PAS）染色）（图 3C）来进一步验证，结果完全一致。

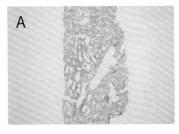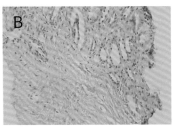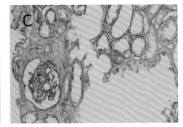

图 3 阿辛蓝（AB）染色阳性黏蛋白沉积于肾间质、小动脉、小静脉周围和肾小管（A，放大倍数：×100），皮髓交界处也有沉积（B，放大倍数：×400）；C，黏蛋白在毛细血管袢中也有沉积并突入肾小球球囊，在系膜沉积合并系膜增生（AB–periodic acid–Schiff（PAS）染色，放大倍数：×400）

在重复及验证他人工作基础上创新

新意 1：肾脏组织 AB 染色切片对比 HE 染色切片。我们想该病在皮肤病理上一般是先见到浅染区域，提示有黏蛋白沉积，然后才做 AB 染色来确证，那么如果肾脏组织 AB 染色阳性，其在 HE 染色切片下又有怎样的表现呢？是否也有局灶性浅染区？我们做肾脏组织 AB 染色切片的同时也做了几张 HE 染色切片，也同样发现了局灶性浅染区，通过与 AB 染色切片对比，该浅染区域与 AB 染色阳性区域一致。这样，我们确认了肾脏组织有黏蛋白沉积，建立了肾脏损害与皮损的相关性，并发现肾间质中某些血管和毛细血管袢周围也有黏蛋白沉积，部分沉积物质甚至突入到肾小球囊形成新月体。该发现对我们来说是非常振奋的，应该是个了不起的发现，是肾脏组织黏蛋白沉积引发肾脏损害的有力证据。

新意 2：除肾脏组织 AB 染色外，还做了些探讨发病机理方面的免疫组化染色。因外审专家除了提出该患黏蛋白病与肾脏损害之间的相关性希望我们提供更多的证据外，还希望我们提出一些合理的假说，因我们也想做些探讨发病机理方面的工作，故又做了 Vimentin、CD34、因子 XIIIa（FXIIIa）、desmin 及 S-100 免疫组化染色。我们的病例结果显示 Vimentin+ 细胞在黏蛋白物质中和周围有强阳性表达，CD34+DDCs 主要存在于黏蛋白中和真皮的较深部分，FXIIIa+DDCs 主要位于黏蛋白物质的外周，这些细胞对 desmin 和 S-100 染色都是阴性。因此，我们得出结论，位于黏蛋白中的 CD34+DDCs 与位于黏蛋白边缘区域的 FXIIIa+DDCs 可能参与了黏蛋白在真皮的沉积。我们对肾脏组织切片也做了 Vimentin、FXIIIa 和 CD34 免疫组化染色。黏液沉积区发现 Vimentin+ 梭形细胞增多，但这些细胞对 CD34 和 FXIIIa 染色阴性，表明它们是成纤维细胞。成纤维细胞的增殖会导致黏蛋白沉积在皮肤中，也可能导致黏蛋白沉积在肾脏中。但肾脏的黏蛋白沉积与 IgA 肾病又有什么相关性呢？我们提出患者肾脏病变的主要原因是由于纤维母细胞的增殖和黏蛋白在肾间质和毛细血管袢中的沉积所致，也可能导致纤维母细胞增生产生黏蛋白在肾脏沉积的病理机制同样导致了小球系膜内的 IgA 沉积的假说。

细节决定成败，图片及文墨质量要高

完善以上工作修改后再次投稿，外审专家 1 高度赞扬了我们的工作后只强调了几个语法错误，外审专家 2 也未再提出异议，只是要求我们精简在讨论部分新加入的有关发病机制的推测。编辑要求我们：①精简摘要，重点突出内容新颖及其临床意义；②缩减图片，精选出最能有代表意义的肾脏病理图片；建议我们咨询病理科医生帮助选择图片及修改图例说明；③提高图片质量，并对病理片的拍摄提出了更高的要求，包括清晰度及曝光时间以及拍摄时要求同样的放大倍数等等，提出所有切片应为同一标本连续切片，以具有可比性。有些病理图片因为在制片的过程中有污渍而被要求重新制片。我们按照编辑的要求将部分染色不好的病理切片又重做了，并选了个质量更好的显微成像系统重拍了所有的病理切片，通过反复调节显微镜，前后拍了数百张照片才筛选出十几张最清楚的照片用来再次投修改稿。最终，编辑对文章内容没有再提出异议，而是又提出了些语法及表达方式方面的问题，我们又找了母语为英语的专业人员全面修改了语法及措辞，后来编辑还是觉得不够理想，就亲自修改了一遍才通过主编及编委会审定。

临床与病理科室密切合作尤为重要

相对于我之前发表的 SCI 论文，该篇文章的发表花费了我们颇多的精力和时间，因需补做很多病理切片、特殊染色及免疫组化，科室间的协作尤为重要，在此感谢华西医院病理科徐欢老师在阅片中的指导，感谢病理科技术室的老师们反复切片及反复多次特殊染色和免疫组化染色，对个别切片有瑕疵（如切片时没有切好，形成裂隙，或染色时有污渍）或染色效果不好全部重做，该文才最终被编辑部所接收发表。

通过这篇文章的投稿，本人收获颇丰，感觉到国际著名期刊的编辑及审稿专家水平都非常高，而且做事认真、高效，能够提出宝贵的建设性意见，投稿 SCI 论文的过程也是学习及成长的过程，是一个获得和国际著名教授学习和交流的良好机会。

二、背景知识

丘疹性黏蛋白病（*papular mucinosis*）：又称黏液水肿性苔藓（*lichen myxedematosus*）是指在病理上真皮内有黏蛋白沉积和成纤维细胞增殖、临床上以局部或全身皮肤出现苔藓样丘疹、结节、斑块、硬皮病样改变等为特征的一种慢性进行性代谢性疾病。病因不明。

IgA 肾病（*IgA nephropathy*）：是最为常见的一种原发性肾小球疾病，是指肾小球系膜区以 IgA 或 IgA 沉积为主，伴或不伴有其他免疫球蛋白在肾小球系膜区沉积的原发性肾小球病。其临床表现为反复发作性肉眼血尿或镜下血尿，可伴有不同程度蛋白尿，部分患者可以出现严重高血压或者肾功能不全。原发性 IgA 肾病，由肾脏本身疾病引起。继发性 IgA 肾病由肾脏以外的疾病引起，如紫癜性肾炎、HIV 感染、血清阴性脊柱关节炎、肿瘤、麻风病、肝脏疾病、家族性 IgA 肾病等。

三、作者介绍

王鹏，医学博士，2012 年毕业于四川大学华西临床医学院，获博士学位，师从冉玉平教授。目前在华中科技大学协和深圳医院（深圳市南山区人民医院）皮肤科工作。

四、导师点评

1. 颈部的淡黄色密集小丘疹融合性斑块在皮肤科临床罕见，病理检查依据"阿辛蓝染色阳性"提示皮损为"丘疹性黏蛋白病（黏液水肿性苔藓）"。

2. 详询病史发现患有 IgA 肾病，且经肾活检证实。提出问题"丘疹性黏蛋白病与 IgA 肾病是否有关？"是关键，接下来就靠刨根问底不断深入的执行力。

3. 投稿很难一次成功，但审稿人和编辑的建设性审稿意见对进一步修改完善非常有用，反复实验直至获得理想结果征服编辑协助修改英文。

4. 患者因 IgA 肾病复诊顺便来皮肤科看看皮损，却确成就了我们团队发表一篇高水平 SCI 论文，通过皮损发现 IgA 肾病的新机制，提示跨界思维、临床与病理协作大有可为。

五、论文中文翻译

局限性丘疹性黏蛋白病合并 IgA 肾病一例

王鹏[1]，杨翰君[1]，冉玉平[1*]

1 四川大学华西医院皮肤性病科；* 通讯作者

患者男，37 岁，颈部密集小的蜡样光泽丘疹 4 年，无不适。皮损逐年增多并融合成斑块，但局限于颈部，未累及至身体其他部位。家族中无类似疾病患者。回顾病史，患者在颈部皮损发生 1 年后，出现腰痛、夜尿增多、血尿和蛋白尿等症状，但无高血压、水肿或其他慢性肾病症状，经肾脏穿刺病理检查，诊断为 IgA 肾病（Ⅱ级）。该患除肾脏损害外，无其他系统受累。强的松被用来治疗 IgA 肾病，但疗效不明显，对皮损也未显示出有治疗效果。发病以来，患者肾功能正常。

皮肤科检查：颈部密集 2~4mm 大小坚实、扁平、蜡样光泽丘疹，融合成 12cm×6cm 线性斑块。斑块周边可见部分散在分布的丘疹（图 1）。

实验室检查：尿常规检查示有蛋白尿和血尿；24h 尿蛋白定量 2.14g；血常规、甲状腺功能、肝、肾功能正常。血清 IgG、IgA、IgM、IgE、C4、CIC、ANA、ds-DNA、RNP、SM、SSA、SSB、SCL-70 正常。HIV 检测阴性。

甲状腺彩色多普勒超声检查正常。

皮肤组织病理学检查：真皮上层胶原纤维疏松、分离，提示黏蛋白沉积，其内和周围可见真皮间质细胞（图 2a）。该区域阿辛蓝（pH2.5）染色阳性（图 2b），甲苯胺蓝（pH7.0）染色阴性。免疫组化染色，真皮间质细胞 Vimentin 染色强阳性（DAKO，USA)），部分细胞 CD34（DAKO，USA)）、因子 XIIIa（FXIIIa）（Biogenesis，UK）染色阳性。CD34+ 细胞主要分布在黏蛋白沉积区域和真皮的深部（图 2c）。FXIIIa+ 细胞主要分布在黏蛋白沉积处的边缘（图 2d）。desmin（DAKO）和 S-100（迈新生物，中国）染色是阴性。

肾脏组织病理学检查：系膜轻度增生，肾小球局灶性硬化、粘连；个别肾小球中可见中型纤维性新月体；皮髓交界处肾小球球囊增厚、分层；肾小管约 10% 萎缩；肾间质在萎缩小管周和皮髓质交界处纤维组织增生（图 3a、b、c、d）。免疫荧光：IgA：小球系膜为主（++）；

IgG：小球少数节段性或灶性（++）；IgM、C3、C4、C1q、FN 阴性。阿辛蓝染色：阿辛蓝染色阳性黏蛋白除发现存在于肾间质外，动脉、小静脉和毛细血管周围也有沉积，甚至可见阿辛蓝染色阳性黏蛋白伸入肾小球球囊形成新月体（图 4a、b、c）。我们用 AB-PAS 染色（阿新蓝（AB）- 过碘酸雪夫（PAS）染色）来进一步验证了黏蛋白的沉积。为了更加清晰的显示出对应的关系，我们同时又做了苏木素 - 伊红（HE）染色切片。阿辛蓝染色阳性的黏蛋白沉积区与 HE 染色疏松、苍白区相对应。黏蛋白沉积区中 Vimentin 阳性梭形细胞增多，这些 vimentin+ 梭状细胞对 CD34 和 FXIIIa 染色阴性。

我们建议用二氧化碳激光汽化病变部位来治疗皮损，但患者无任何美容需求而拒绝了我们的治疗建议。

虽然 Rongioletti 对丘疹性黏蛋白病的诊断分类作出了重大贡献，但仍有许多不典型病例难以归类，如 Borradori 报告的肢端持续性丘疹性黏蛋白病（APPM）合并 IgA 单克隆丙种球蛋白病，挑战缺乏异型球蛋白血症是 APPM 特性的观点，以及 Chen 报告的先天性皮肤黏蛋白病自愈的病例。我们的案例也提供了这样一个特殊病例，因为病变局限于颈部，应该属于局限型，但不能再细分为局限型 5 种亚型中的任何一种，尤其是考虑到该患的肾脏受累。也不好归类为散发丘疹性黏蛋白病，因为其皮损的特征是散发、孤立的丘疹，以对称的方式呈现，主要在躯干和四肢，其临床表现与本病例明显不同。还需与黏蛋白痣和自愈性丘疹性黏蛋白病（SHPM）相鉴别。黏蛋白痣在出生时或出生后不久就出现，为非对称性、局部性丘疹。SHPM 会在几周内，至多不超过发病后 2 年自行消退。

丘疹性黏蛋白病的组织病理学表现是相似的，阿辛蓝染色阳性的黏蛋白通常会在真皮浅、中层沉积，并伴随一定程度的间质细胞增多。某些病例中，免疫组化可检测到 CD34+ 或 FXIIIa+ 真皮树突细胞（DDCs）在黏蛋白沉积的内部和周围，表明它们可能参与了黏蛋白的沉积。因为 Vimentin 是一种常用的间叶细胞标记，FXIIIa13 或 CD34 阳性被认为 DDCs 存在的免疫组化特征，我们也做了这三种免疫组化染色。本例组织病理学表现为 Vimentin+ 真皮间质细胞在黏蛋白物质中和周围有强阳性表达；CD34+DDCs 主要存在于黏蛋白中和真皮的较深部分；FXIIIa+DDCs 主要位于黏蛋白物质的外周。这些细胞对 desmin 和 S-100 染色都是阴性。因此，我们得出结论，位于黏蛋白中的 CD34+DDCs 与位于黏蛋白边缘区域的 FXIIIa+DDCs 可能参与了黏蛋白在真皮中的沉积。

在 Montgomery 和 Underwood 的分类中，散发丘疹型和局限型是两种不同的子类型，在 Rongioletti 的分类中，局限型意味着无系统累及。事实上，由于"局限"的字面理解是局部或限制在一个特定部位，Rongioletti 可能赋予了"局限型"太多的含义而引起误解。我们建议添加局限性苔藓样斑块型（如我们病例的皮损表现），其定义为局限在某一特定部位的苔藓样斑块，作为 Rongioletti 所描述的局限丘疹型的一种新亚型，如有系统受累（如本病例）可将其归类为非典形型。

虽然硬化性黏液水肿常与单克隆丙种球蛋白血症和系统累及相关，但也有局限性丘疹性黏蛋白病系统累及的病例，被归类为非典形型。然而，无论是泛发型（硬化性黏液水肿）还是局限型（非典形型）都少有肾脏受累的报道。2007 年，Peeters 等人报告一名患有慢性肾病（CKD）的硬化性黏液水肿患者，活检显示由于在动脉壁阿辛蓝染色阳性的黏蛋白堆积，导致肾小动脉狭窄和严重肾小球缺血，进而导致肾功能衰竭。

我们认为本患者局限性丘疹性黏蛋白病的病史与其 IgA 肾病可能相关。我们用阿辛蓝染该患肾脏组织切片，在肾间质中以及一些血管和毛细血管袢周围发现了阿辛蓝染色阳性的黏蛋白沉积，部分黏蛋白物质甚至突入到肾小球囊形成新月体。对肾脏组织切片也做了Vimentin、FXIIIa 和 CD34 免疫组化染色。黏蛋白沉积区发现 Vimentin+ 梭形细胞增多，但这些细胞对 CD34 和 FXIIIa 染色阴性，表明它们是成纤维细胞。成纤维细胞的增殖会导致黏蛋白沉积在皮肤中，也可能导致肾脏中的黏蛋白沉积。正如 Peeter 等人所报道的，血管周围的黏液沉积会导致肾血管变窄和肾小球缺血，也许是成纤维细胞的增殖与黏蛋白在肾间质、小动脉、小静脉和毛细血管袢中的沉积，导致了该患肾脏组织系膜增生、肾小球硬化、新月体形成和间质纤维化；也可能导致纤维母细胞产生黏蛋白的病理机制同样导致了肾小球系膜内的 IgA 沉积。IgA 肾病，一种系膜增生性肾小球肾炎，其特点是在肾小球系膜内 IgA 沉积，是世界范围内最常见的肾小球肾炎。具体的发病机理尚不清楚，许多系统性疾病与 IgA 肾病发病有关，如肝功能衰竭、风湿性关节炎和 Reiter 病。IgA 在 IgA 肾病中所起的作用不明。Waldo 认为，IgA 沉积本身不足以解释 IgA 肾病的发病机理，IgG 沉积是补体激活和固定的部位，IgA 实际上抑制了补体激活，并阻碍了有效的免疫复合物清除。Oortwijn 等人持有相反的观点，即 IgA 沉积可能是肾脏局部补体激活的初始因子之一。我们认为本例患者肾脏病变的主要原因是由于纤维母细胞的增殖以及黏蛋白在肾间质和毛细血管袢中的沉积，系膜内 IgA 的沉积可能会起到加重病变的作用。由于患者的肾功能正常，可以很容易地排除硬化性黏液水肿样疾病如肾源性纤维性皮病或肾源性系统性纤维化病，这两种疾病见于 4-5 级慢性肾病（CKD）的患者。

局限性丘疹性黏蛋白病治疗目前是经验性的，通常无令人满意的治疗方案，可局部使用他克莫司软膏，二氧化碳激光也可用于清除轻度病变。患者在肾脏内科接受强的松治疗控制肾脏病变，但似乎强的松在控制肾脏病变和皮损方面均无明显效果。我们建议用二氧化碳激光来汽化病变，但因患者没有美容方面的考虑而放弃治疗。独特的皮损发病模式和肾脏受累是本篇报道的主要关注点。

注：图像及参考文献（略）

六、英文全文链接：https://pubmed.ncbi.nlm.nih.gov/21576580/

Wang P, Yang H, Ran Y. Localized papular mucinosis with IgA nephropathy: a case report. Arch Dermatol. 2011 May;147(5):599-602.

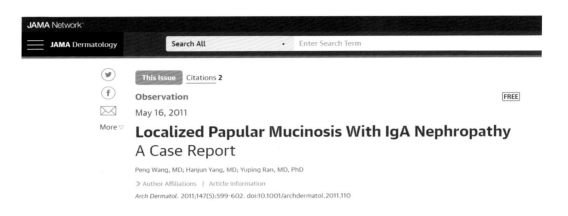

This Issue   Citations 2

Observation   FREE

May 16, 2011

Localized Papular Mucinosis With IgA Nephropathy
A Case Report

Peng Wang, MD; Hanjun Yang, MD; Yuping Ran, MD, PhD

≫ Author Affiliations | Article Information

Arch Dermatol. 2011;147(5):599-602. doi:10.1001/archdermatol.2011.110

病例十三
母子三人同患犬小孢子菌所致皮肤癣病

一、临床故事

从临床病例初入博士研究之门

2010 至 2013 年，我进入博士研究生阶段学习，师从冉玉平教授，从事皮肤真菌基础与临床的相关研究。从皮肤美容专业转为真菌感染研究，对于我来讲，无论基础理论还是临床科研都有较大的跨度，因此每周一半时间"泡实验室"一半时间跟着冉老师出门诊，遇到疑难特殊或"有意思"病例，导师会指派一名研究生跟进，从问诊查体到辅助检查，从诊断治疗到随访预后，从提出疑问到复习文献，从临床到实验室再回馈临床，从整理总结再到精炼成文。在这一过程中，我们逐渐熟悉和掌握真菌学基础知识和相关实验技术，真菌感染性疾病的诊治与临床研究思维也得以不断地培养与积累。这"一家三口"的病例就是我入门不久跟进的……

母子感染皮肤癣菌，是狗狗惹的祸？

2010 年深秋，一名 30 岁的年轻女性带着 5 岁的儿子走进诊室，母亲看起来衣着时尚妆容精致，男孩子也活泼好动，仔细查看，男孩头部可见圆环状和斑片状脱发伴弥漫性细小鳞屑（图 1a）。母亲叙述男孩出现脱发症状已有三个月，脱发前男孩经常在自家农场的房子里与宠物狗玩耍。据母亲回忆，宠物狗出现明显脱毛的症状（图 1c）也有好几个月了。根据男孩皮损表现和宠物狗接触史，冉老师安排我刮取男孩头皮鳞屑及病发做直接显微镜检及真菌培养。镜检显示病变区域头发周围大量的

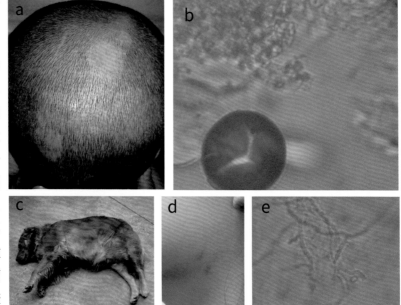

图 1 儿子皮损（a）直接镜检（b）宠物狗（c）母亲皮损（d）真菌镜检（e）

发外孢子（图 1b）。我们将此结果向男孩母亲讲解，告诉她男孩考虑皮肤癣菌感染导致的头癣，而宠物狗常携带亲动物性癣菌，有可能是感染来源。母亲这时有些紧张了，说她也与狗有亲密接触，左侧面部最近也出现小块片状红斑伴轻度脱屑（图 1d），她一直未重视，只是通过化妆进行了遮盖。于是等她卸妆后，我们刮取了面部皮损处皮屑行直接镜检及真菌培养，镜检果然查见透明菌丝（图 1e）。根据真菌直接镜检的阳性结果，母子二人皮肤癣菌感染诊断成立，给予口服药物（特比萘芬）联合外用萘替芬酮康唑乳膏的抗真菌治疗方案。

一周后，母子二人的真菌培养均可见柠檬黄色绒毛状菌落生长（图 2a、图 2c），继续做小培养鉴定真菌形态。此时母亲面部红斑消退，复查真菌镜检阴性，临床治愈；男孩头皮鳞屑略减少，镜检仍可见大量发外孢子。男孩继续前述治疗方案。此后连续三周复诊，男孩的皮损改善不明显，且镜检及培养始终阳性。此时，两人皮损处分离培养菌株的小培养结果已出，显示大量的纺锤状的厚壁大分生孢子，表面棘状突起，6~12 个分隔（图 2b、图 2d）；临床分离株的核糖体 DNA 内转录间隔区（ITS）测序结果均为犬小孢子菌。根据形态学与分子生物学鉴定结果，母子二人均为亲动物性犬小孢子菌感染。我们针对致病菌调整了男孩口服药物，按照患儿体重给予每天 100mg 的伊曲康唑胶囊，并于就餐时或餐后立即服用以发挥最佳药效，同时继续之前的局部外用药。

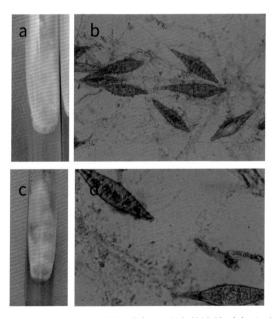

图 2 儿子真菌培养（a）与小培养（b）母亲真菌培养（c）与小培养（d）

发现女儿头皮脱屑，也被同一癣菌感染?

2 周后，陪同男孩一起来复诊的除了患儿母亲，还有他 4 岁的妹妹，因为家长发现女孩的头皮中央部位有鳞屑性斑片（图 3a），尽管不明显，但有了真菌感染意识的家长还是很警惕，因为小女孩之前也喜欢同哥哥一起与宠物狗玩耍。于是我们为女孩也做了皮屑直接镜检与真菌培养，结果均为阳性（图 3b，3c），临床分离株经小培养（图 3d）及分子生物学鉴定与母亲、男孩一致，为犬小孢子菌生长。由此女孩也诊断犬小孢子菌所致头癣，治疗方案和男孩基本相同，只是伊曲康唑剂量根据她体重调节为平均 70mg/d（每日 100mg，每服用两天停用一天）。两名患儿每两周进行一次临床和真菌学检查（直接镜检和培养）。男孩伊曲康唑治疗 5 周后，女孩治疗 4 周后，复查真菌培养结果阴性。伊曲康唑口服继续维持 2 周，当头皮鳞屑消退且头发已重新生长明显时，停止局部用药。在整个治疗过程中，肝肾功能异常这类的不良反应没有出现。此后随访数月，母子三人病情均未复发。

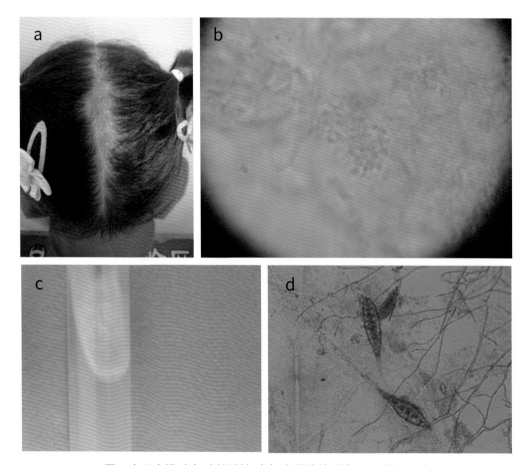

图 3 女儿皮损（a）直接镜检（b）真菌培养（c）与小培养（d）

从癣菌基因 DNA 指纹着手，寻求证据

虽然，三人发病前均与宠物狗有密切接触，亲动物性犬小孢子菌感染诊断明确，治疗也有了圆满的结果，但这一家三口的感染的来源是否就是来自于同一株犬小孢子菌呢？从问诊查体开始到菌种鉴定结果出来，这个疑问在我脑海一直挥之不去。通过前期学习，已经了解到基础研究所采用的分子生物学技术克服了形态学鉴定分型的不足，能从遗传分子水平反映生物种间的差异，重复性好、特异性强、分辨率高，在真菌的鉴定分型方面显示出较大的优势和潜力。进一步查读文献，发现限制性片段长度多态性分析（RFLP）等各种真菌基因分型方法已被广泛应用于皮肤癣菌的鉴定、分型和亲缘关系研究，然而均无法分辨犬小孢子菌种内遗传多态性，致使犬小孢子菌感染的分子流行病学研究因结果不理想而停滞不前。如何才能够解答我的疑惑呢？

这时，关于 rep-PCR 指纹分析技术（repetitive sequence-based PCR，rep-PCR）的报告吸引了我的注意。该技术利用一类高度保守的短重复序列为靶序列，设计寡核苷酸引物，扩增基因组中位于重复序列之间大小不同的 DNA 片段，并经琼脂糖凝胶电泳分离，产生重复性较好具有种或菌株特异性的 DNA 指纹图谱。基于 rep-PCR 原理的全自动微生物分型系统 DiversiLab system，具有高分辨力、快速、简便的优点，不需要专一性的探针和 Southern 杂交等，重复性更高、检测速度更快，不仅结果判读客观简便，还可自动收集数据和实时监测，使得建立数据库、实验室间数据比对均能实现。国外已将 rep-PCR 技术及自动化 DiversiLab System 应用于临床曲霉菌属、镰刀菌属、双相性真菌、接合菌属和皮肤癣菌如毛癣菌的菌种鉴别和基因分型研究。

能否试试 rep-PCR 进行犬小孢子菌的鉴定分型？那时华西实验医学科微生物研究团队刚好在用 DiversiLab System 进行实验，但没有用于丝状真菌的经验；而我做为真菌研究的新人，也没有任何分子生物学菌种鉴定的实验经历。怀着忐忑的心情向冉老师提出自己的想法，想不到得到了他的肯定与鼓励，并获得实验医学科谢轶教授的大力支持。于是我与实验医学科的肖玉玲师妹进行了合作，从菌株培养、DNA 提取到 rep-PCR、DiversiLab 分析，最终经重复验证，取得了临床犬小孢子菌分离株的指纹图谱，来自本报告病例的三株临床分离株指纹图谱有着超过 98% 的相似度，可与其他犬小孢子菌对照株区分。

联合分泌酶和体外药敏，最终解惑

考虑到样本来源有限，只是 rep-PCR 指纹图谱不足以说明菌株的同源性，在冉老师与感染性疾病中心实验室老师的指导和帮助下，又纳入了菌体外分泌酶酶谱分析和体外药敏谱的检测。丝状真菌体外药敏检测由于很多参数指标尚无统一指标，华西未曾开展，诸多细节都需要自己摸索，实验一度陷入困难。正值每年三月冉老师全国真菌培训班的召开，专程过来授课的李若瑜教授就丝状真菌标准化体外药敏试验进行了详细讲解，并耐心解答了我提出的若干问题，这让想要放弃的我又重拾信心，完成所有实验。最终，rep-PCR 分子分型数据、分泌酶活性分析结果、药敏测试的相似结果，再结合接触史，均提示了分离自两名患儿和母亲皮损的三株犬小孢子菌都来自于同一菌株。

成文发表，收获满满

获得所有实验结果，并最终完成文章的书写投稿，已是 2 年后。还记得收到 *My copathologia* 第一次修回邮件是个除夕夜，编辑提出的意见不仅有实验数据的补充也有语言格式的完善，我本想等到年后再细看，冉老师的邮件紧跟着就发过来了，就编辑的每条意见都提出了细致的修改方案，这让我大为触动，立刻着手准备。最终经过两轮修回后，文章定稿发表已是大半年后。回顾从接诊病例到最终发表，让我收获的远不止一篇 SCI：真菌实验技术的掌握、相关疾病诊治经验的积累、临床科研思维的培养、提问求证的严谨与坚持、以及 SCI 文章的细节规范……所有这些都对我以后的临床与科研工作影响深远。转眼毕业已经 5 年，尽管临床非常繁忙，每天接诊近百名患者，但一直谨记冉老师对我们的要求：以病患为中心、严谨细致、刻苦努力，坚持不懈。

二、背景知识

头癣：是由皮肤癣菌感染头皮毛囊及其间皮肤所致，幼儿易患病。致病菌、侵袭毛发方式以及特异性的宿主 T 淋巴细胞炎症反应决定了头癣不同的临床表现。犬小孢子菌为亲动物性皮肤癣菌，是头癣的主要病原体之一。

rep-PCR 指纹分析技术：原核及真核生物体基因组中广泛分布着一类短重复序列，其在维护基因组 DNA 结构和遗传进化方面起着重要作用，且在不同的属、种和菌株间具有高度的保守性。基于上述重复序列的 PCR 技术称为 rep-PCR 指纹分析技术（repetitive sequence-based PCR，rep-PCR）。该技术利用一类高度保守的短重复序列为靶序列，设计寡核苷酸引物，按向外方向与特定序列退火结合，同时扩增基因组中位于重复序列之间大小不同的 DNA 片段，并经琼脂糖凝胶电泳分离，产生重复性较好具有种或菌株特异性的 DNA 指纹图谱。

三、作者介绍

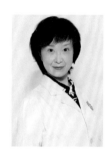

尹斌，医学博士，2013 年毕业于四川大学华西临床医学院，师从冉玉平教授，获医学博士学位，成都市第二人民医院皮肤科副主任医师。

四、导师点评

1. 养宠物不仅要接种狂犬疫苗，从犬、猫、兔等宠物感染皮肤癣菌引起头癣、体癣是近年来流行趋势，预防和治疗的知识普及欠缺，公众的健康教育任重道远。

2. 临床看似普通的头癣、经详询病史和实验室检查，最后发现从养宠物狗引起一家三口同患癣病，反映皮肤科医生的丰富经验、敏锐的思路和穷追到底的专研精神。

3. 围绕病例系列提出研究问题，通过多种新技术新方法证明假说，完成整个故事，最终在国际上发表 SCI 论文，"小题大做"大有可为，既接地气又高大上，是临床博士研究生的培训最佳途径。

五、论文中文翻译

母子三人同患犬小孢子菌所致皮肤癣病

尹斌[1]，肖玉玲[2]，冉玉平[1*]，康道现[1]，代亚玲[1]，Jebina Lama[1]

1 四川大学华西医院皮肤科；2 四川大学华西医院实验医学科；* 通讯作者

摘要：我们报告一个家庭由犬小孢子菌感染所致皮肤癣菌病例。首诊两位患者分别为 30 岁的女性和她的儿子，一位 5 岁的男孩。男孩在农场里与宠物狗接触，随后出现脱发症状 3 个月。患儿皮损表现为环状和斑片状脱发伴头皮弥漫性脱屑；与此同时，其母面部也出现了片状红斑和鳞屑。几周后，男孩的妹妹，一位 4 岁的女孩，被注意到头皮中央部位有不明显的鳞屑性斑片。根据（皮屑）KOH 镜检的阳性结果，诊断两位儿童为头癣，其母亲为面部体癣。基于临床分离株初代培养的形态学特征及其 DNA 内转录间隔区 1 和 2 扩增测序结果，明确了三例患者感染均由亲动物性犬小孢子菌所致。采用 DiversiLab 系统进行的重复序列分子分型、分泌酶活性分析及抗真菌药敏试验表明这些分离株可能有相同的来源。男孩与女孩经口服伊曲康唑联合 2% 酮康唑香波洗发后局部外用萘替芬 - 酮康唑乳膏治愈，他们的母亲予特比萘芬口服结合局部外用萘替芬 - 酮康唑乳膏治疗后痊愈。

关键词：犬小孢子菌；头癣；基于重复序列的 PCR；伊曲康唑；酮康唑；特比萘芬

引言

头癣是由皮肤癣菌感染头皮毛囊及其间皮肤所致，幼儿易患病。致病菌、侵袭毛发方式以及特异性的宿主 T 淋巴细胞炎症反应决定了头癣不同的临床表现。亲动物性的犬小孢子菌是头癣的主要病原体之一，世界各地均有分布，由动物到人类是头癣最常见的传播方式。犬小孢子菌所致头癣的典型临床表现是头皮的非炎性感染，差异很大，通常需要与其他疾病鉴别，如斑秃、拔毛癣和脂溢性皮炎。

中国过去 20 年间由犬小孢子菌所致儿童头皮感染显著增加，犬小孢子菌已成为包括四川在内的中国多数地区头癣首要致病菌，这可能是由于自八十年代开始中国多数地区宠物饲养日渐流行。

在本研究中，我们通过对来自患者皮损的临床分离株的核糖体 DNA 内转录间隔区（ITS）测序，报告了一个中国西南部家庭由犬小孢子菌感染所致皮肤癣菌病例。基于三株临床分离株 ITS 序列间的无差别性，我们推断三位患者与他们的宠物狗密切接触感染，为同一来源。然而，ITS 区域通常被认为具有种间多态性，而种内差异极小。尽管很多分子分型方法包括随机扩增多态性 DNA（RAPD），非转录间隔区（NTS）扩增和简单序列重复区间 PCR（ISSR-PCR）得以应用，但由于种内多态性很低导致犬小孢子菌感染的流行病学研究停滞不前。因此，我们尝试了一种自动化的分子分型方法重复序列 PCR(rep-PCR)，该方法采用 DiversiLab 系统，已应用于曲霉、接合菌和皮肤真菌的菌种鉴定和菌株鉴别。Rep-PCR 联合分泌酶活性分析及体外药敏试验表明，该家庭三位成员皮损处分离株可能来自于同一菌株。口服抗真菌药物联合 2% 酮康唑香波洗后局部外用萘替芬 - 酮康唑乳膏，3 例患者得以治愈。

病例报告

一位居住在四川省简阳县的 30 岁女性和她 5 岁的儿子一起来到我们诊室就诊。男孩（体重 20 公斤）脱发 3 个月，表现为环状和斑片状脱发伴头皮弥漫性脱屑；同时，他的母亲左侧面颊下部也出现小片鳞屑性红斑。在男孩和母亲首诊 6 周后，男孩的妹妹，一位 4 岁的女孩（体重 14 公斤），被注意到头皮中央部位有不明显的鳞屑性斑片。男孩皮损出现之前，经常与她妹妹在自家农场的房子里与宠物狗玩耍。狗也有脱毛的症状，但被送走了，因此我们无法确认真菌感染的来源。孩子们的母亲也与狗有接触。除皮损外，这三个患者身体健康，无免疫抑制性疾病，无既往病史。

实验室检查

三位患者血液常规检查，如血红蛋白水平、白细胞和血小板计数无明显异常。生化检查显示肾功、肝酶、血脂、血糖、血电解质各项指标均在正常范围内。

真菌学检查

10% KOH 直接镜检：男孩和女孩的病发经均显示大量的发外孢子，母亲面部皮损也查见透明菌丝。来自男孩与女孩头皮以及母亲面部的皮损样本分别以含放线菌酮（500mg/L）和氯霉素（50mg/L）的沙堡弱葡萄糖琼脂培养基（SDA, Oxoid Ltd, Hampshire, UK）斜面 28℃培养 7 天，均产生柠檬黄色绒毛状菌落，表面呈密集棉絮状。棉兰染色的小培养显示大量的纺锤状、棘状突起厚壁的大分生孢子，6~12 个分隔，顶端呈圆头样。

分子生物学鉴定

分别来自两位儿童的头皮和母亲面部的三株临床分离株，于沙堡弱培养基（SDA）28℃培养 7 天，用于 DNA 序列分析。根据 Makimura 等描述的方法提取三株临床分离株的 DNA，采用真菌通用引物 ITS1（5'-TCCGTAGGTGAACCTGCGG-3'）和 ITS4（5'-TCCTCCGCTTATTGATATGC-3'）（Shanghai Invitrogen Biotech Co.Ltd, China）扩增 ITS区。扩增产物测序（BIOEDIT, http://www.mbio.ncsu.edu/）并登录 GenBank，序列号分别为 KC311350（女孩，736bp），KC311349（男孩，715bp），KC311348（母亲，714bp）。经比对（http://www.ncbi.nlm.nih.gov/blast/bl2seq/wblast2.cgi），这些临床分离株核糖体 DNA 的 ITS 区域与犬小孢子菌 ATCC23828（DDBJ/EMBL/GenBank accession No.AY213657.1）的同源性分别达到 99% 和 100%。

因此，基于形态学特征和比对结果，来自三位家庭成员的临床分离株鉴定为犬小孢子菌，由测序结果分析，他们可能源于同一菌株。随后，我们将这些 DNA 采用 rep-PCR 进行分子分型，并进行了分泌酶活性检测和体外药敏实验。另外 5 株分离自四川不同地区头癣皮损的犬小孢子菌株作为对照，每株对照的 ITS 区 693-bp 部分序列均与参考标准株 ATCC23828（GenBank accession No.AY213657.1）一致。

Rep-PCR

将 DNA 溶液浓度标化至大约 25ng/μL，并采用琼脂糖凝胶电泳监测 DNA 提取物的完整性与一致性。然后，我们采用 DiversiLab Fungal Kit（BioMérieux, Inc., Durham, NC,

USA）扩增真菌 DNA，DiversiLab system（Bacterial Barcodes，Inc.，Athens，GA）检测和分析 rep-PCR 产物。DiversiLab System 检测分析是通过微流体芯片来分离扩增片段，用 Agilent 2100 生物分析仪对微流体芯片上分离的片段以及其迁移率和荧光强度进行检测。然后基于网络的 DiversiLab 分析软件（3.4.4 版）进行进一步分析，自动将待测菌株的 rep-PCR 生成 DNA 指纹图谱进行比较，结果包括系统树状图、菌株信息、每个样本的虚拟的凝胶视图。8 株犬小孢子菌株通过凝胶视图呈现出相似而有所差异的指纹图谱，树状图显示相似系数＞ 90%。来本报告病例的三株临床分离株与其他对照株相比较，rep-PCR 指纹图谱有≥ 98% 相似度而被聚类纳入一组（图 4）。重复上述实验显示相同结果。

分泌酶活性分析与体外药敏试验

使用半定量 API ZYM 试剂盒（BioMe'rieux，Inc.，Durham，NC，USA）测定分离菌株的酶活性，根据制造商提供的标准对颜色变化进行评分。该酶活性根据颜色改变的程度由两个独立实验者进行判断，并且还进行了重复测试。该结果表明三株来自家族成员的分离株具有相同的分泌酶类型和活性，而犬小孢子菌对照株略有不同：缬氨酸芳基酰胺酶和酸性磷酸酶的活性明显较低，并且未检测出胱氨酸芳基酰胺酶和 N- 乙酰氨基葡萄糖苷酶（表 1）。

体外药敏试验测试了三种抗真菌药物：酮康唑、伊曲康唑和特比萘芬（Sigma Chemical Company，St.Louis，MO，USA）。所有药物均溶解于 100% 二甲基亚砜后制备成储备溶液，并进行连续两倍稀释。最终浓度范围为酮康唑 $0.016 \sim 8\,\mu g/ml$、伊曲康唑和特比萘芬 $0.008 \sim 4\,\mu g/ml$。抗真菌药敏试验依据美国临床实验室标准化委员会标准（NCCLS）并进行了一些调整，采用基于 M38-A2 的肉汤微量稀释法。近平滑念珠菌（ATCC 22019）作为质控株。菌株于 28 C以马铃薯琼脂斜面培养基活化培养 7 天，制备菌悬液，以 0.9% 氯化钠溶液调整浊度为 0.5McFarland 单位。用含有 L- 谷氨酰胺但不含碳酸氢钠的 RPMI 1640 培养基（Sigma Chemical Company，St.Louis，MO，USA）将每种悬浮液 1:50 稀释，用含 0.165mol/13-[N-morpholino] 丙磺酸（MOPS，Sigma ChemicaCompany，St.Louis，MO，USA）缓冲至 pH 值 7.0，获得两倍测试所需的最终浓度。将菌悬液等分 $100\,\mu l$ 接种到每孔含有 $100\,\mu l$ 特定浓度的抗真菌药物 96 孔微量滴定板。根据 NCCLS 推荐，酮康唑，伊曲康唑和特比萘芬的最小抑制浓度（MIC）定义为阻止任何可辨别生长的浓度（100% 抑制）。所有分离株一式三份进行试验并至少重复两次。结果表明，来自家庭成员的三株分离株具有相同的 MIC，而来自于其他患者的犬小孢子菌对照株表现出差异（表 2）。

治疗和随访

基于直接真菌镜检结果，考虑这一家母子三人为皮肤癣菌所致感染。三名家庭成员中，分别诊断两位孩子为头癣，他们母亲为体癣。在得到真菌检查镜检阳性结果和收集皮损样本后，便对他们进行了药物治疗。母亲予口服特比萘芬（Lamisil，Beijing Novartis Pharmaceutical Ltd），配合每日局部外用含有 1% 盐酸萘替芬和 0.25% 酮康唑乳膏（Chongqing Huapont Pharmaceutical Co.，Ltd.），以及 2% 酮康唑香波（Triatop，Xian-Janssen Pharmaceutical Ltd.），每周三次。母亲面部红斑消退，治疗后一周复查 KOH（真菌镜检）结果阴性临床治愈。男孩初始治疗是每天口服 80mg 特比萘芬，联合局部使用萘替芬 - 酮康唑乳膏以及每周三次酮康唑香波，但皮损没有得到明显改善，头皮皮屑真菌培养在首次治疗四周后仍呈阳性。此时，我们通过研究病原菌形态特征及使用分子生物学方法确定为犬小孢子菌，男孩口服治疗即替换为每天 100mg 的伊曲康唑胶囊（Sporanox，XIAN-JANSSEN Pharmaceutical Ltd），于就餐时或餐后立即服用达到最佳生物利用度，同时继续之前的局部用药。女孩治疗方案和男孩基本相同，只是伊曲康唑剂量根据她体重调节 [5mg/(kg · d)] 为平均 70mg/d，脉冲式重复（每日 100mg，每服用 2 天停用 1 天）。两名患儿每两周进行一次临床和真菌学检查（直接镜检和培养）。男孩伊曲康唑治疗 5 周后，女孩治疗 4 周后，复查真菌培养结果阴性。伊曲康唑口服继续维持 2 周，当头皮鳞屑消退且头发已重新生长临床缓解明显时，停止局部用药。在整个治疗过程中，肝肾功能异常这类的不良反应没有出现。目前 3 位患者没有出现病情复发。

讨论

犬小孢子菌天然栖息于猫、狗以及马等动物的皮毛之中，且通常无症状地存在。人类所感染的犬小孢子菌常来自于动物，偶出现的人至人感染，几次传播后具有自限性。本报告病例中，经病原菌核糖体 ITS 区的 DNA 测序，确定两位儿童的头癣和其母亲的体癣都是由犬小孢子菌所致，且临床分离株之间并没有差别，但这些分离株是否来自于同一菌株还有疑问。然而，很多关于犬小孢子菌感染的流行病学研究受限于分子分型方法，因为目前已报道的犬小孢子菌分离株的种内多态性还处于较低水平。因此，我们尝试了自动化 rep-PCR，这种分子分型方法已被用于鉴别曲霉、接合菌、和皮肤癣菌到种及菌株水平。Pounder 等人使用 rep-PCR 测试了 16 株犬小孢子菌，系统树状图显示 2 个主要群组，提示犬小孢子菌之间有着进一步的差异。在本研究中，采用 rep-PCR 进行分型分析，结果显示来于母子的三株分离株有着超过 98% 的相似度，可与其他犬小孢子菌对照株区分。此结果证实了之前的假设，即来自犬小孢子菌的同一菌株引起了家庭成员感染。关于 rep-PCR 的进一步研究需要有来源于更具有地域代表性的更大样本量，才能够在菌种和菌株水平更广泛全面地鉴定犬小孢子菌。

通过 Api Zym 测试，犬小孢子菌分离株能够产生多种胞外酶且酶谱模式各不相同，这有助于区分那些临床分离株并具有重要的流行病学意义的。我们研究中涉及的主要分泌酶和与既往报告一致。三位病例的分离株显示了同样模式的酶种类和活性，且与对照株不同。因此，分泌酶活性分析结果、rep-PCR 分子分型数据、药敏测试的相似结果，再结合接触史，均提示了患儿和母亲皮损的 3 株犬小孢子菌都来自于同一菌株，狗很有可能是导致这次感染的首要原因。

特比萘芬和伊曲康唑一直是治疗头癣的选择药物，但对于不同的皮肤癣菌药效各不相同。总体来讲，由发外癣菌所致头癣需要更大剂量的药物和更长的治疗时间。在治疗断发毛癣菌所致头癣时，最好使用特比萘芬，但是在治疗儿童犬小孢子菌所致头癣时，特比萘芬的效果就不太理想了。据报道，对犬小孢子菌所致头癣，坚持 5mg/(kg·d) 伊曲康唑，持续治疗 6 周，治愈率可达到 88%。本例男孩初始治疗为 4mg/(kg·d) 特比萘芬，持续了 4 周，但效果并不好。

在我们确定致病菌是犬小孢子菌后,把口服的抗真菌药换为 5mg/(kg·d) 伊曲康唑,且坚持治疗。男孩和女孩分别在接受治疗 5 周和 4 周后,均疗效明显并且达到真菌学治愈。

注:图像、表格及参考文献（略）

六、英文全文链接：https://pubmed.ncbi.nlm.nih.gov/23918090/

Yin B, Xiao Y, Ran Y, Kang D, Dai Y, Lama J. *Microsporum canis* infection in three familial cases with tinea capitis and tinea corporis. Mycopathologia. 2013 Oct;176(3-4):259-65.

Published: 06 August 2013

Microsporum canis Infection in Three Familial Cases with Tinea Capitis and Tinea Corporis

Bin Yin, Yuling Xiao, Yuping Ran ✉, Daoxian Kang, Yaling Dai & Jebina Lama

Mycopathologia **176**, 259–265(2013) | Cite this article

病例十四
头癣皮肤镜检查所见螺旋状发和烟灰状发超微结构的研究

一、临床故事

科研灵感 临床源头

2012 年我有幸攻读四川大学华西临床医学院皮肤性病学专业冉玉平教授的在职博士研究生。一直听说冉老师对学术要求严格，治学严谨，不容得一点马虎，果然刚入学后冉老师就召集我们开会，对读博期间的临床及科研工作做了细致安排，要求必须跟他出门诊，培养临床和科研思维能力。刚开始跟冉老师出门诊，对各方面都很不习惯，由于自己基础知识不够系统和长期形成的思维惰性，往往对一些问题思考不够深入，研究不够细致，而冉老师尤其擅长临床与科研相结合，在临床中发现问题，从科研找到方法，用方法解决问题，通过长期的临床和科研积累寻找研究灵感。下面我就讲述其中一个典型故事。

临床故事

那是 2014 年 4 月天，跟冉老师出专家门诊下午快下班时，一位老奶奶从四川遂宁带着孙女来看病，孙女是个 2 岁的小孩，头顶部脱发伴瘙痒 3 月（图 1a），可以看见断发在头顶形成的黑点，临床诊断"黑点癣"难度并不大，冉老师让我使用皮肤镜观察脱发处，神奇的一幕出现了，在皮肤镜下没有看见想象中断发形成的黑点，而是一些末端为"螺旋状"的断发（图 1b），这跟教科书上描述的"病发刚出头皮即折断，毛囊口处断发呈黑点状"明显不同。而老奶奶说她自己头皮也痒，我一看这不就是典型的脂溢性皮炎伴脂溢性脱发吗（图 1e），冉老师让我也用皮肤镜看看，我随便选了个脱发的部位，没看见什么特殊的表现，冉老师又仔细看看患者的脱发处，让我把皮肤镜对准瘙痒并有"黑点"的部位，神奇的一幕又出现了，又看见了好多"螺旋状发"（图 1f）。

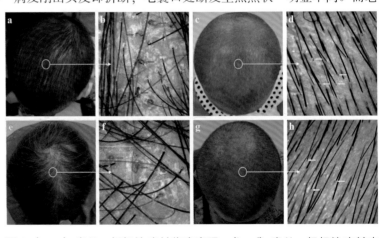

图 1（a，e）患儿、奶奶治疗前临床表现。（b，f）患儿、奶奶治疗前皮镜观察显示被鳞屑覆盖的螺旋状发（红色箭头）（×25）。（e，g）患儿、奶奶治疗后临床表现。（d，h）治疗 6 周后患儿、奶奶皮肤镜观察显示烟灰状发（黄色箭头）（×25）。

实验室检查和治疗后的新发现

接下来冉老师指导我在皮肤镜的指引下精准定位，直接取螺旋状病发标本做真菌直接镜检和培养检查，直接镜检可见弯曲的断发，发内有大量的孢子（图2a，b）。诊断黑点癣成立。处方：伊曲康唑（孙女：50mg/d，奶奶：0.2g bid），复方甘草酸苷片（孙女：25mg/d，奶奶：50mg tid），2% 酮康唑洗剂外用 /d，萘替芬酮康唑乳膏外用 bid。6 周后治愈，真菌镜检和培养均阴性，这个时候再用皮肤镜观察头发的形态，可见许多末端形状像烟灰的直发，我们形象的称之为"烟灰状发"（图1d，h）。后期真菌培养（图2c，d，e）和基因检测结果（图2f）进一步证实了两位患者是同一株紫色毛癣菌所致的黑点癣。

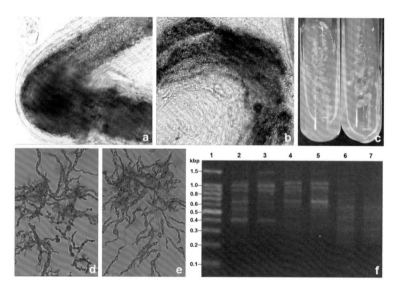

图 2 （a，b）患儿、奶奶螺旋状发真菌直接镜检显示含密集的发内孢子的弯曲毛发（10% 的 KOH，×400）。（c）患儿、奶奶真菌培养结果（左：患儿；右：奶奶）。（d，e）患儿、奶奶真菌小培养结果（美兰染色，×400）。（f）RAPD 检测结果：Lane 1，marker；2，OPAO-15（患儿）；3，OPAO-15（奶奶）；4，ATG（患儿）；5，ATG（奶奶）；6，ATGS（患儿）；7，ATGS（奶奶）。

精准的皮肤镜检查在头癣诊断中的意义

众所周知，儿童是头癣的好发人群，成人感染头癣相对较少。大多数成人头癣好发于绝经后的老年女性。成人头癣发病率低是由于头皮皮脂中的饱和长链脂肪酸具有抗真菌活性，而绝经后的老年女性皮脂分泌减少，皮脂中有抗真菌活性的甘油三酯含量降低，因此头癣发病率增加。成人头癣多表现为炎症较轻或无炎症模式，临床特点往往不典型，容易漏诊和误诊。本组病例中的奶奶如果没有冉老师提醒重新选择皮肤镜观察区域，极有可能取不到真正的病发，从而导致误诊为脂溢性脱发，表明精准的皮肤镜检查在头癣的实验室检查及诊断中具有重要的提示和指引作用。

螺旋状发形成机制的思考

病发为什么是"螺旋状"的？冉老师让我接下来做病发扫描电镜（SEM）和透射电镜

(TEM)，希望通过表面和内部超微结构的观察找到答案。螺旋状发的 SEM 检查显示弯曲的毛干和不对称破坏的角质层（图 3a）。毛干屈侧部分受损，部分角质层脱落。毛干伸侧损伤更严重，几乎整个角质层都缺失，暴露出角蛋白纤维束（图 3b），大量关节孢子取代了部分皮质纤维（图 3c）。螺旋状发横截面的 TEM 检查显示角蛋白纤维束广泛破坏或完全消失，在残余的纤维束中可见大量球形或椭圆形孢子，它们挤占了大量皮质原有的空间，残留的纤维束分布杂乱且不均匀，在孢子周围可见空晕（图 3d，e）。

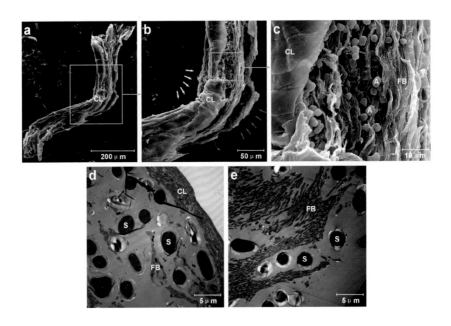

图 3（a，b，c）螺旋状发的 SEM 电镜观察结果。（d，e）螺旋状发的 TEM 电镜观察结果。

如何通过电镜图像来解释螺旋状发的形成机制？当时我只知道紫色毛癣菌是以发内癣菌模式感染毛发的，相关知识匮乏，无法将电镜图像与皮肤镜检查结果联系起来。冉老师让我查阅文献，先了解具体的感染机制和结构变化，再来整理思路。既往研究结果显示，紫色毛癣菌并不是在毛囊开口处进入发内的，而是通过毛囊向下迁移，在毛球部上方经不成熟的毛小皮进入皮质层；紫色毛癣菌侵入皮质层后开始增殖并经历形态转变，最初呈现为菌丝，然后转变为关节孢子，每个孢子被不含纤维和黑素的电子透亮晕环绕，提示紫色毛癣菌可以分泌酶将毛干内的角化组织降解。

我们的 SEM 和 TEM 图像都显示螺旋状发有广泛受损的角蛋白纤维束和大量的发内癣菌孢子，残留纤维束的体积明显减少，其结构也在一定程度上被孢子破坏，提示毛干的疏松和软弱可能是真菌对其降解作用所致，结合皮肤镜下见到螺旋状发被头皮鳞屑紧密覆盖，推测可能是头皮表面的鳞屑对病发延伸的阻碍作用，迫使疏松和软弱的毛发弯曲，随着病发的不断从毛根部向上生长和弯曲，它们逐渐卷曲成螺旋状。

烟灰状发的首次报道

患者复诊时临床症状明显改善，新头发开始生长，再用皮肤镜观察，发现头发远端呈灰白色末端（图 4），看似寺庙前燃烧的香柱（图 5），我们形象的称之为"烟灰状发"。取烟灰状发显微镜下观察发现远端的毛发密度降低，色素含量减少。进一步在 SEM 下观察发现新长成的近端毛发毛表皮结构清晰可见，而远端可见毛干显微结构破坏，参差不齐呈现不规则毛刷样，没有毛表皮，提示烟灰状发是原来受真菌破坏的毛干残端（图 6）。头癣的皮肤镜文献资料很少有治疗后的观察报告，更未见到类似烟灰状发的报道。

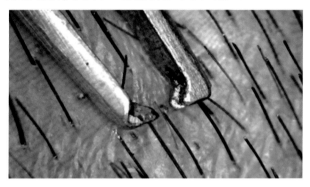

图 4 治疗后取头发在皮肤镜下观察发现每根头发的远端有灰白色末端。

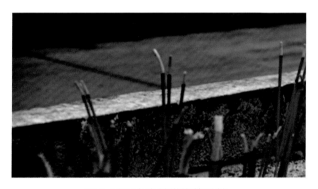

图 5 看似寺庙前燃烧的香柱。

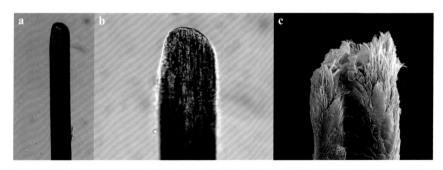

图 6 取烟灰状发显微镜下观察发现远端的毛发密度降低，色素含量减少（a，b）。进一步在 SEM 下观察发现新长成的近端毛发毛表皮结构清晰可见（c），而远端可见毛干显微结构破坏，参差不齐呈现不规则毛刷样，没有毛表皮（d）。

我们推测烟灰状发的形成机制如下：在抗真菌治疗过程中，随着发内真菌孢子的清除，螺旋状发毛干变得更加疏松并易断，未感染的正常毛发逐渐长出并将原被真菌感染的螺旋状发推出。烟灰状发的末端可能是螺旋状发折断后剩余的残端。该病例原创结果在欧洲皮肤性病学会（EADV）上作为最新进展介绍（图7、8）。

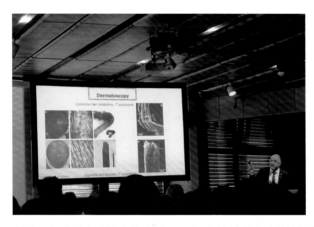

图 7 冉教授团队的原创结果在欧洲皮肤性病学会（EADV）上被希腊皮肤科教授作为最新进展介绍

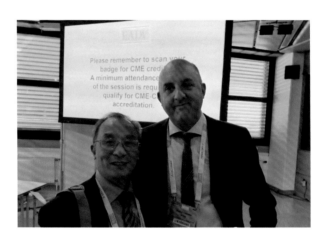

图 8 希腊教授与冉教授合影

经验与体会

本研究从患者就诊、完成资料收集到最后撰写发表论文，整整经历了1年多的时间，中间的挫折和教训现在还记忆犹新，其中四个重要的体会总结如下。

1. 正确选择写作重点，避免不必要的干扰

完善相关资料后，就思考如何撰写论文，到底是两个病例都写，把两者的病原学及基因检测结果都包含进去？还是只写一个患者，把重点放在螺旋状发和烟灰状发的形成机制上？我很纠结的向冉老师请教，冉老师问我"文章的 highlight 是什么？"，我说当然是螺旋状发和烟灰状发，冉老师就说 highlight 既然是这个，那就只写一个病例，突出重点，即通过螺旋状发和烟灰状发的超微结构来阐述其形成机制，而家庭内两个患者头癣互相感染的文章很多，没有新意，如果加上相关菌种鉴定结果，内容显得较为繁杂，处理不好就会淡化主题，SCI论文写作切忌简单的资料堆积，不要舍不得那些看似重要但易干扰重点的资料。

2. 细节决定成败，正确采集图像资料的重要意义

病发标本的处理和电镜图像的采集是论文成功发表的关键所在。患者的病发很小，很容易遗漏和出错，收集时要非常仔细，我在师兄师妹的帮助下完成了固定、脱水，第一次上机没有经验，采集的图像不够系统完整。冉老师指导我要先采集整个病发的大体图像，然后在不同分辨率下完成各个重点部位的采集，电镜图像的采集与普通病理阅片是相通的。当我把第二次采集的扫描电镜图像给冉老师看时，冉老师非常兴奋，觉得采集的图像很好，当时就说有了这些图像，发表SCI论文就有了很大把握，因为当时还没有文章有如此完整的头癣治疗前后的直接镜检、皮肤镜和电镜检查图像，我们不仅有直接镜检、皮肤镜检查结果，更关键的是能通过病发的超微结构变化解释其形成机制。

3. 认清我们现有的优势，正确利用并转化为 SCI 论文

冉老师经常说图像就是最好的数据，也是最直观最有说服力的证据，最能打动审稿人和杂志编辑的心，本文看起来只有简单几幅图片，却从宏观到微观系统的阐述了黑点癣病发的形态变化及形成机制，这应该是文章能成功发表的关键所在。我们可能没有高大上的实验方法和数据，英语写作也可能不太规范流畅，但有包括直接镜检、皮肤镜和电镜检查在内的一整套图像资料，如此系统而完整的资料是国外临床皮肤科医师所不具备的，这就是我们最大的优势，这些才是真正打动杂志编辑的关键。由此可见，在准确并完整收集临床病例和检查图像资料的基础上，围绕突出创新亮点进行取舍和整合，并通过翻阅文献资料，利用已有的研究发现将它们有逻辑性的串连在一起，就有可能将自己的研究结果成功的转化为一篇SCI论文。

4. 原始发现的命名要有国际化视野更易被接受

我们观察的"香灰样发"最为直观，但寺庙烧香主要是在亚洲国家流行，而欧美国家难以理解，所以最终发表论文是将此现象命名为"cigarette-ash-shaped hairs（烟灰状发）"，使之成为能让全球同行都能接受的原创性发现。

二、背景知识

黑点癣：主要由紫色毛癣菌（*T. violaceum*）和断发毛癣菌（*T. tonsurans*）感染引起。传播途径主要通过与癣病患者或无症状带菌者直接接触而传染，也可通过共用污染的理发工具、梳子、帽子、枕巾等物品间接传染。黑点癣儿童及成人均可发病。皮损初为散在的鳞屑性灰白色斑，以后逐渐扩大成片。特点是病发刚出头皮即折断，残根在毛囊口处呈现黑点状。皮损炎症轻或无炎症，稍痒。黑点癣属发内型感染。愈后常留有局灶性脱发和点状萎缩性瘢痕。黑点癣真菌直接镜检可见发内呈链状排列的圆形孢子。采取综合治疗方案，服药、剪发、洗头、搽药、消毒五项措施联合。

三、作者介绍

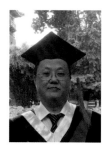

陆茂，医学博士，2016 年毕业于四川大学华西临床医学院，获博士学位，师从冉玉平教授。目前在成都医学院第一附属医院皮肤科工作。

四、导师点评

1. 头癣常见，是经典真菌感染累及头发和头皮、严重损害儿童身心健康的疾病，但临床研究难以有新的突破。

2. 皮肤镜为头癣的研究提供了新的突破口："螺旋状发"在国际上已有报告，却没有研究发生机理，"烟灰样发"是在治疗后新观察到的皮肤镜下表现。

3. 皮肤镜、显微镜、扫描电镜、透射电镜系列研究终于将紫色毛癣菌所致头癣的病发形成机理做了系统而完整的解释，更新了头癣的知识。

4. 仔细观察、大胆假设、多方求证、突出亮点、图像为王、精心写作是本 SCI 论文成果发表并在国际同行产生影响的关键。

五、论文中文翻译

头癣皮肤镜检查所见螺旋状发和雪茄烟灰状发超微结构的研究

陆茂[1]，冉玉平[1*]，代亚玲[2]，雷松[3]，张朝良[4]，庄凯文[1]，胡文英[1]

1 四川大学华西医院皮肤性病科；2 四川大学华西医院实验医学科；3 四川大学华西医院病理科；4 四川大学华西口腔医院口腔疾病国家重点实验室；* 通讯作者

📖 摘要：本研究旨在阐明皮肤镜检查头癣所见的螺旋状发和烟灰状发的形成机制。采用扫描电子显微镜（SEM）和透射电子显微镜（TEM）观察了一位紫色毛癣菌感染所致女童头癣患者毛发的超微结构。螺旋状发的 SEM 观察显示弯曲的毛干和不对称破坏的角质层，TEM 观察提示毛干变软弱。皮肤镜观察到被头皮鳞屑紧密覆盖的螺旋状发。我们推测，螺旋状发的形成是由紫色毛癣菌引起的发干内部损伤和覆盖头发鳞屑所致的外部阻力共同作用的结果。烟灰状发 SEM 观察显示病发末端不规则的破碎和疏松，这可能就是螺旋状发治疗后折断的残端。

关键词：超微结构；螺旋状发；头癣；扫描电镜；皮肤镜

前言

头癣是由皮肤真菌侵犯毛发所致，好发于儿童。近年来，由紫色毛癣菌等亲人性真菌所致头癣的发病率有所增加。这些真菌往往很少引起炎症反应，而且伍德灯检查阴性。此类症状较轻和非典型头癣病例的诊断需基于直接镜检和真菌培养的结果，缺乏快速可靠的确诊试验，而且临床表现不典型，可能导致诊断延误甚至误诊。皮肤镜可以作为一种快速、无创、可靠且廉价的头癣诊断工具。据报道，逗号状发和螺旋状发是头癣的两种特异性皮肤镜显示模式。逗号状发在外观上呈逗号状或"C"形。螺旋状发显示出比逗号状发更明显的螺旋形或卷曲状外观。在本研究中，我们采用皮肤镜观察了一位紫色毛癣菌感染所致的2岁女童头癣患者的临床表现和预后。在治疗前后分别发现了螺旋状发和烟灰状发。目前关于螺旋状发的形成机制和治疗后头癣患者皮肤镜观察的研究报道很少。为了理解它们的形成机制，我们采用 SEM 和 TEM 观察了在皮肤镜指引下收集的相关毛发。

材料和方法

病例报告和皮肤镜观察

一名体重 10 公斤的 2 岁女孩来我院就诊，临床表现为头皮瘙痒性斑片状脱发 3 个月（图 1a）。体检可见头皮多处炎症较轻的斑片状脱发，上覆大量鳞屑。在每个病变的中心区域，许多头发在头皮表面折断。在皮肤镜（JD801D；中国江苏捷达科技发展有限公司）下可见大量高度卷曲、盘绕和扭曲的螺旋状发。这些螺旋状发被头皮上的鳞屑紧密覆盖（图 1b）。在皮肤镜指引下利用微型眼科钳取下螺旋状发，经 10%KOH 直接镜检可见内含大量孢子的弯曲头发（图 1c）。基于真菌直接镜检、培养和基因序列分析结果，这个女孩被诊断为由紫色毛癣菌引起的头癣（黑点癣）。原代培养分离物提取的 DNA 用微卫星标记（T1）经 PCR 扩增测序并上传，序列号为 KP339818。经伊曲康唑(50mg/d)口服和 2% 酮康唑洗剂、1% 萘替芬 -0.25% 酮康唑乳膏外用治疗 6 周后痊愈（图 1d），随访 6 个月未见复发。治疗后的皮肤镜检查可见许多末端形状像烟灰的直发，我们称之为"烟灰状发"（图 1e）。10%KOH 直接镜检显示烟灰状发末端的透射率从近端到远端逐渐增加，其发干外观正常（图 1f）。

扫描和透射电子显微镜观察

在皮肤镜检的指引下，利用微型眼科钳从头皮上取下螺旋状发和烟灰状发，进行电子显微镜检查。SEM 检查过程：将螺旋状发和烟灰状发于 4℃下在 2% 戊二醛中固定 4 小时，通过梯度乙醇逐步脱水（50%，70%，95% 和 100%，每级 15 分钟），然后在乙酸异戊酯中浸泡 30 分钟，标本干燥后在真空室中镀金，置于 20kV 的 SEM（Inspect F50；美国赛默飞公司）下观察。TEM 检查过程：将螺旋状发于室温下在 2% 戊二醛和 2% 四氧化锇中分别固定 3 小时，通过氧化丙烯和乙醇梯度脱水，然后将其嵌入树脂中，在室温下用超微切片金刚石刀切割形成超薄横截面，置于 80kV 的 TEM（H-7650；日本日立公司）下观察。

结果

螺旋状发的 SEM 检查显示弯曲的毛干和不对称破坏的角质层（图 2a）。毛干屈侧部分受损，部分角质层脱落，毛发残留物失去正常的棘状外观。毛干伸侧损伤更严重，几乎整个角质层都缺失，暴露出角蛋白纤维束 (图 2b)。可以看到大量关节孢子已经取代了部分皮质纤维，残留的角蛋白纤维束失去了正常的原始结构 (图 2c)。螺旋状发横截面的 TEM 检查显示角蛋白纤维束广泛破坏甚至完全消失，在残余的纤维束中可见大量球形或椭圆形孢子，它们挤占了大量皮质原有的空间，残留的纤维束分布杂乱且不均匀，在孢子周围可见含或不含无定形物的空晕 (图 2d, e)。一侧的角质层缺失 (图 2d)，另一侧有部分残存 (图 2e)。烟灰状发的 SEM 观察显示不规则破裂和疏松的毛发末端，其中未见孢子，近端毛干具有正常的棘状外观 (图 3a，b)。

讨论

2011 年，Hughes 等报道了六名黑人头癣儿童的皮肤镜检查发现螺旋状发。无论什么病原体，螺旋状发似乎都是头癣特异的皮肤镜表现。这一发现可能对头癣有诊断价值，而且它可以作为一种便宜简便的疗效监测工具。根据以前的研究报道，引起螺旋状发的真菌包括苏丹毛癣菌、紫色毛癣菌、断发毛癣菌和疣状毛癣菌。螺旋状发是以往黑点癣的显微镜观察中报道的扭曲、盘绕、短而破碎的断发残端。然而，这种推测仅基于光学显微镜检查的结果，由于其放大能力有限，并且不能清楚地显示外部和内部的详细结构，因此不能完全阐明螺旋状发的形成机制。在本研究中，我们利用 SEM 观察了螺旋状发的外部三维超微结构变化，发现弯曲毛发有不对称破坏的角质层。此外，我们利用 TEM 观察了螺旋状发内部超微结构，并结合紫色毛癣菌侵入毛发的理论知识来解释螺旋状发的形成机制。

众所周知，紫色毛癣菌往往以发内癣菌模式侵入毛发。成熟的毛小皮由于缺乏角蛋白，不易受真菌角质分解酶的影响，进而形成真菌入侵的屏障。皮肤真菌通过毛囊向下迁移，在毛球部上方经不成熟的皮小皮进入角质层。在侵入皮质层后，真菌开始增殖并经历形态转变，最初为菌丝，然后转变为关节孢子，并占据了大量的皮质层。每个孢子被不含纤维和黑素的电子透亮晕环绕。这些观察结果表明，真菌可以分泌一些酶将角化组织降解成可被消化的化合物。在本研究中，螺旋状发的 TEM 观察显示广泛损坏的角蛋白纤维束和大量发内癣菌孢子，孢子周围的无纤维区域很明显。残留纤维束的体积减少，其原始结构被孢子破坏。因此，我们认为是由于紫色毛癣菌对角化皮质层组织的降解，导致毛干变得疏松和软弱。此外，皮肤镜观察显示螺旋状发被头皮鳞屑紧密覆盖。根据这些发现，我们推测鳞屑阻碍受感染毛发的进一步延伸，从而迫使含有分布不均纤维束的软弱毛发弯曲，导致在 SEM 和 TEM 下分别见到的角质层不对称破坏和不完整性。随着软弱毛发的不断生长和弯曲，它们卷成螺旋状。理论上，上述紫色毛癣菌入侵毛发引起的发内癣菌感染模式也有助于理解其他发内癣菌所致螺旋状发的形成机制。然而，螺旋状发不仅见于发内癣菌感染的头癣患者。已报道过一些由疣状毛癣菌（一种发外癣菌）引起的螺旋状发儿童头癣病例。疣状毛癣菌也可分泌酶来降解角化组织。此外，疣状毛癣菌可同时引起发内和发外入侵模式，可见到发内有隔膜的菌丝。因此，我们从理论上推测，发内或发外疣状毛癣菌分泌酶的降解作用可使毛干变软弱，导致其弯曲和卷曲。

抗真菌治疗后，在皮肤镜下可见"烟灰状发"。据我们所知，此皮肤镜检查发现在以往关于头癣的文献中未见报道。我们对"烟灰状发"形成机制的理解如下：在抗真菌治疗过程中，随着发内癣菌孢子的清除，螺旋状发毛干变得更加疏松并易断，新的、未感染的正常毛发逐渐长出，取代了折断的螺旋状发。烟灰状发的 SEM 观察显示毛发末端不规则破裂和疏松的外观，表明其末端可能是螺旋状发折断后剩余的残端。在皮肤镜下，疏松的残余物呈现烟灰状外观，进一步肯定了我们对烟灰状发形成机制的推测。

结论

在本研究中，我们分别在治疗前后对患有头癣的女孩进行皮肤镜检查，观察到了螺旋状发和烟灰状发。通过 SEM 和 TEM 检查揭示了其超微结构变化。我们推测，螺旋状发是由于紫色毛癣菌降解所致的毛发内部损伤以及覆盖在毛发上的鳞屑所致的外部阻力共同作用的结果，烟灰状发可能是螺旋状发折断后剩余的残端。从宏观到微观的研究体现了对真菌感染模式及所致毛发超微结构变化系统和深入的认识，这不仅可以解释它们的形成机制，而且还有助于理解螺旋状发的临床特异性。

注：图像及参考文献（略）

六、英文全文链接：https://pubmed.ncbi.nlm.nih.gov/26301780/

Lu M, Ran Y, Dai Y, Lei S, Zhang C, Zhuang K, Hu W. An ultrastructural study on corkscrew hairs and cigarette-ash-shaped hairs observed by dermoscopy of tinea capitis. Scanning. 2016 Mar-Apr;38(2):128-32.

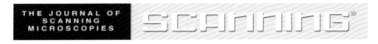

Original Article | 🔓 Open Access |

An ultrastructural study on corkscrew hairs and cigarette-ash-shaped hairs observed by dermoscopy of tinea capitis

Mao Lu, Yuping Ran ✉, Yaling Dai, Song Lei, Chaoliang Zhang, Kaiwen Zhuang, Wenying Hu

First published: 24 August 2015 | https://doi.org/10.1002/sca.21248 | Citations: 12

病例十五
获得性斑片型蓝痣合并白癜风

一、临床故事

从"蓝色白癜风"到"斑片型蓝痣合并白癜风"

2009—2012 年我在四川大学华西临床医学院攻读皮肤性病学专业博士学位期间发表了数篇临床 SCI 论文，其中一篇文章的发表经历较为传奇，投稿的过程可谓是拨开云雾见天日，不仅谜底揭开，文章破茧成蝶般地被接受，而且还开阔了视野，拓宽了临床思路，使我们受益匪浅。

奇怪的蓝斑

2010 年 1 月 27 日，一名 77 岁的老年男性因头、面部白斑 15 年来冉老师门诊就诊。查体：头皮、面部、手足背多发性、对称性白斑（图 1A）。根据典型皮损表现，患者"白癜风"诊断明确，但令我们好奇的是患者左侧头皮白癜风皮损处的大片蓝色斑片，这是什么情况？仔细查看，该蓝色斑片约 6cm×8cm 大小，其上可见蓝灰色至棕色的网状及分散的斑点（图 1B）。询问病史，该患有肺气肿病史 10 年，控制良好，无其他系统性病变。追问患者蓝色斑片的发生时间及与白癜风皮损的关系，患者则记不清楚了。为了帮患者弄清楚这片蓝色斑片的性质，冉老师决定行病理检查。10 余天后病理报告为"表皮大致正常，真皮浅层较多嗜色素细胞浸润"（图 2）。根据病理回报，该蓝色斑片考虑为炎症后色素沉着。但为什么会出现在头皮上呢？与白癜风有关吗？

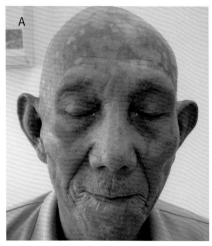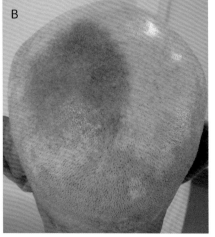

图 1 A 头、面部多发性、对称性白斑；B 左侧头皮白斑基础上见一约 6cm×8cm 大小蓝色斑片

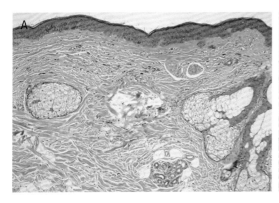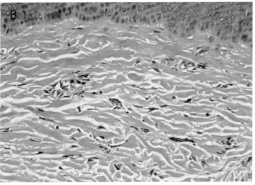

图 2 A 表皮大致正常，真皮浅层较多色素颗粒及"嗜色素细胞浸润"（A×100：B×100）

查找文献寻求答案——蓝色白癜风？

为了弄清蓝斑的真相，我们查阅了国内外文献，发现"白癜风"可出现多种颜色，如"三色白癜风""四色白癜风""五色白癜风"等，其中有关"蓝色白癜风"的报道引起了我们的兴趣。1994 年 Ivker 等人首次报道了一例感染人类免疫缺陷病毒（HIV）的进展期白癜风患者，在接受药物（博来霉素、叠氮胸苷等）及 PUVA 治疗的过程中，大部分白斑转变为蓝色。他们将此称为"蓝色白癜风"，并认为蓝色斑的发生可能与炎症后色素沉着及药物所致光敏有关。此后便陆续有"蓝色白癜风"的报道。多数学者认为蓝斑的产生与光毒性有关。但也有未接受光敏药物及 PUVA、窄波 UVB 等治疗的"蓝色白癜风"报道，如 Chandrashekar 报道了一例无系统性疾病亦无接受任何治疗的"蓝色白癜风"：患者为 23 岁印度妇女，右前臂、手背及右乳晕色素脱失斑 1 月，右前臂斑可见四种颜色区域，分别为棕色、蓝色、色素脱失及色素减退区。这似乎是我们要找的答案，与 Chandrashekar 的病例类似，为无系统疾病亦未接受任何治疗的原发性"蓝色白癜风"。

特殊病例尽快整理成文踊跃投稿

"蓝色白癜风"自 Ivker 于 1994 年提出后国内外虽有报道，但均较少，且多为药物及光线所致的炎症后色素沉着及延德耳效应（Tyndall effect）。我们的病例未接受光敏药物及 PUVA、窄波 UVB 等治疗，较为特殊，值得报道与同行分享。整理成文后本着依据影响因子从高往低试的原则首投到了 *Journal of the American Academy of Dermatology*（JAAD）杂志。

不畏拒稿，虚心接受合理建议，不断完善文章内容

可能因为病例较为特殊，投稿到 JAAD 后并没有被"秒拒"，而是进入了外审阶段，可惜经过约 2 个月后还是被拒了。外审专家 1 认为此种情况考虑为两种疾病的重叠，"白癜风"和"炎症后色素沉着"，两种疾病均较常见，没有必要命名为"蓝色白癜风"。外审专家 2 建议行皮肤镜检查以更加清晰的显示出蓝斑区域的皮损特点。因当时皮肤镜在国内还没有广泛使用，我们也没有条件行该项检查。然而我们还是感觉此病例颇为特殊，也不禁对诊断有了些许疑惑。本着与国际同行请教与交流的心态，我们将题目改为了 Is it blue vitiligo?（这

是蓝色白癜风吗？），并对内容进行了部分修改后投稿到了 *European Journal of Dermatology*（EJD）。同样也进入了外审阶段，但同样也被拒稿了。EJD 外审专家 1 认为病例很有趣，但已有报道，此病例并无新意。外审专家 2 对"蓝色白癜风"的诊断提出了疑问，认为病理图片中的纺锤状和细长的色素细胞可能为树突状黑素细胞，应行免疫组化染色证实，并提出如果是这样的话，蓝斑就可能为"蓝痣"。这可谓一言点醒梦中人，我们本也对"蓝色白癜风"诊断有些不确定，但又想不出更合理的解释。该专家的提示让我们豁然开朗，于是我们立刻按照专家指明的方向，查找文献，补做免疫组化检查。结果证实了真皮中细长的细胞确为树突状黑素细胞（图 3），重新详细询问病史及查阅相关资料后将题目改为《获得性斑片型蓝痣合并白癜风》投稿到 *International Journal of Dermatology*（IJD）。

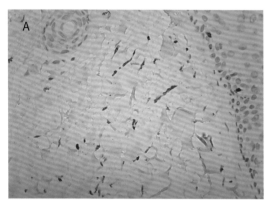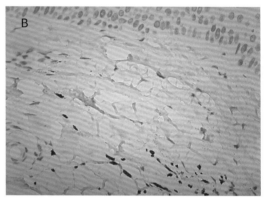

图 3 真皮中纺锤形、细长细胞对 S-100 染色阳性（箭头所示）（A）；
真皮中纺锤形、细长细胞对 HMB-45 染色阳性（B）

拨开迷雾见天日，守得云开现月明

文章以《获得性斑片型蓝痣合并白癜风》投稿到 IJD 后很快就通过了初审，进入外审环节，大约 1 月后收到了 3 名外审专家与副主编的意见，均充分肯定了文章的价值，认为值得发表。但因篇幅所限，要求我们删减部分照片并精简讨论部分内容，同时建议在讨论部分着重探讨蓝痣与其后白癜风发生的可能免疫相关机制。我们按杂志社要求修回后很快就被接收了。

从最初投稿时的题目《蓝色白癜风》被拒到最后以《获得性斑片型蓝痣合并白癜风》被接收，这不仅是不断纠正错误、揭开谜底的过程，也让我们领略到了对未知事物认识的艰难。因文献有关"蓝色白癜风"的描述简单、直观、形象，基本符合患者的皮损特点，便没有深究其不合理性，且忽略了病理上真皮色素细胞的细长特征。蓝痣是一组先天性和后天获得性真皮黑素细胞异常增生性疾病。普通蓝痣和细胞性蓝痣最为常见的。普通蓝痣通常是灰蓝色斑疹、丘疹、结节或斑块。细胞性蓝痣通常是一个孤立的蓝色或蓝黑色丘疹，结节或斑块，通常发病更晚，皮损更大。但在头皮表现为斑片样的蓝痣确实罕见，这也是被我们忽视的原因。还有因门诊接诊时间有限，病程较久、老人家岁数大，未能清晰表述蓝斑与白癜风发生的时间先后顺序，也对诊断造成了误导。为了获取全面而详细的信息，需联系患者复诊，但其就诊资料中地址一栏只写了"仁寿"两字，没有具体地址，所留的电话也打不通，我们多种途径、颇费周折查找到患者住址，并亲自去患者家中拜访，最后从他老伴证实了蓝痣确实早于白癜风发生。

论文能最终成功发表的心得是不随意放过"未知事件"，要有求知欲和探索精神，虚心接受审稿人意见，努力克服困难，严谨求证；教训是要善于透过现象看本质，不被表面现象所迷惑而轻易下结论，才能发现隐藏在未知背后的新知。

二、背景知识

白癜风（*Vitiligo*）：是一种原发性、局限性或泛发性的皮肤黏膜色素脱失症。发病原因尚不清楚，可能与遗传因素、神经精神因素、黑素细胞自毁、自身免疫、细胞因子、自由基、微量元素相对缺乏等因素有关。全身各部位可发生，常见于指背、腕、前臂、颜面、颈项及生殖器周围。

蓝痣（*Blue Nervus*）：是真皮黑素细胞局限性增生所形成的良性肿瘤。普通蓝痣和细胞性蓝痣是常见类型。普通蓝痣通常是蓝色、灰蓝色、铁青色结节，圆顶、表面光滑。孤立分布，通常为单个，偶多发。出生即有，或儿童期发病，最常见于四肢。细胞性蓝痣通常是一个孤立的蓝色或蓝黑色丘疹，结节或斑块，好发于臀部、骶尾部。斑片型蓝痣临床表现类似先天性真皮黑素细胞病（蒙古斑、伊藤痣、太田痣）的蓝色斑片或斑点的融合，组织学上具有普通蓝痣、细胞性蓝色痣的特点或两者兼有。

三、作者介绍

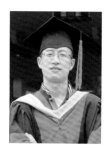

王鹏，医学博士，2012年毕业于四川大学华西临床医学院，获博士学位，师从冉玉平教授。目前在华中科技大学协和深圳医院（深圳市南山区人民医院）皮肤科工作。

四、导师点评

1. 白癜风临床诊断相对容易,但当白斑基础上出现"蓝斑"如何解释？门诊接诊时间有限，病程较久、患者表述不清的情况下很难准确做出诊断；

2. 文献阅读是获取知识的重要来源，但对具体病例，写出文章投到专业杂志，由编辑部推荐同行的审稿意见更具针对性、建设性且高效；

3. 关键点在于意识到蓝斑不是白癜风的一种，而是先于白癜风出现的蓝痣，通过特殊染色予以证实，为随后出现的白癜风提供了可能的解释；

4.从现象到本质的分析推测、从临床病例到 SCI 论文发表，正是培养具有不断探索精神的医学博士的最佳途径。

五、论文中文翻译

获得性斑片型蓝痣合并白癜风

王鹏[1]，程燕[1]，杨翰君 1，冉玉平[1*]

1 四川大学华西医院皮肤性病科；* 通讯作者

📖 摘要：蓝痣是一组先天性及后天获得性真皮黑素细胞增生症，其特征是皮肤呈蓝灰色。普通蓝痣和细胞性蓝色痣是最常见的亚型。斑片型蓝痣罕见。

病例报告

我们报道了一位 77 岁的中国男性患者，其在左侧头皮大片色素减退斑基础上见一约 6cm×8cm 大小非可触及性蓝色斑片。组织病理学检查显示在网状真皮上方有许多纺锤状、细长、双极树突状黑素细胞，表皮基底层黑素细胞缺失。免疫组化显示树突状黑素细胞 S-100 和 HMB-45 染色阳性。根据组织病理学检查结果，患者"斑片型蓝痣合并白癜风"诊断明确。

结论

本例患者临床表现为少有的斑片型蓝痣与白癜风两种疾病在同一部位重叠发生。据我们所知，这些特性以前没有被报道过。

引言

蓝痣是一类真皮黑素细胞异常增生性疾病，其在临床、组织病理学和免疫组化上具有共同特征。最主要和最常见的亚型是普通蓝痣和细胞性蓝痣。斑片型蓝痣相当罕见，该病最初由 Pariser 等人于 1949 年描述于一名白人女性，为一种斑片样的蓝色病变，组织病理学上具有普通蓝痣、细胞性蓝色痣特点或同时存在两者特点。据我们所知，发生在头皮上的斑片型蓝痣以前未见报道过。

病例报告

患者男，77 岁，因左侧头顶蓝色斑片 20 年，头皮、面部、手足背脱色斑 15 年就诊。患者肺气肿病史 10 年，病情控制良好，无其他系统性病变。患者没有接受过任何补骨脂素、长波紫外线（PUVA）或窄波 UVB 治疗，也没有服用过任何光敏药物。皮肤检查发现头皮、面部、手足背多发性、对称性色素脱色斑。左侧头皮大片色素脱失斑基础上见一约 6cm×8cm 大小蓝灰色斑片，其上可见蓝灰色至棕色的网状及分散的斑点（图 1）。蓝灰色斑片组织病理学检查显示许多纺锤形、细长，双极树突状黑素细胞和散在分布的嗜黑素细胞、黑色素颗粒散布于网状真皮上部的粗大胶原束（基质硬化）中，表皮黑色素细胞缺失（图 2a,b）。免疫组化示这些树突状黑素细胞对 S-100（中国迈新生物）和 HMB-45（中国迈新生物）染色呈阳性，表皮中 S-100+ 黑色素细胞缺失。因蓝灰色斑片皮损的临床病理表现具有典型的蓝痣和白癜风双重特点，患者被确诊为"获得性斑片型蓝痣合并白癜风"。

讨论

蓝痣是一组先天性和后天获得性真皮黑素细胞异常增生性疾病，包括普通蓝痣和细胞性蓝痣及其众多的临床和病理变异。他们有共同的临床和组织学特征，包括蓝色的皮损外观，真皮内纺锤形、梭形或卵圆形细胞增生，间质硬化和至少局灶性 HMB-45 阳性。临床观察到的蓝色是由于真皮内黑色素的存在和廷德尔效应。普通蓝痣通常是灰蓝色斑、丘疹、结节或斑块，幼年发生，它的直径很少超过 1cm，最常见于四肢。组织学上，普通蓝痣表现为真皮梭形、细长、双极、树突状黑素细胞增生，胞质中含有不等数量的黑色素，基质硬化，噬黑素细胞散在分布。细胞性蓝痣通常是一个孤立的蓝色或蓝黑色丘疹，结节或斑块，通常 40 岁发病。它往往更大，通常直径 1~3cm，最常发生在臀部。组织学上，细胞性蓝痣表现更加多样性。普通蓝痣和细胞性蓝痣均有许多变异型。斑块型蓝痣（plaque-type variant of blue nevus，PTBN）通常被认为是细胞性蓝痣的变异型。病灶通常是一个蓝灰色斑块或几个直径 1cm 或以上的斑点及丘疹的融合，从出生或幼年开始，可在青春期增大。斑片型蓝痣临床表现类似先天性真皮黑素细胞病（蒙古斑、伊藤痣、太田痣）的蓝色斑片或斑点的融合，组织学上具有普通蓝痣、细胞性蓝色痣的特点或两者兼有。非可触及性的斑片样病变及典型的组织病理学表现，使我们认为本例患者为"斑片型蓝痣"。虽然持续性蒙古斑（也被 Hori 称为斑点蓝痣），可位于骶外部，但其先天性发病特征使我们没有考虑到这种可能性。

该患白癜风的发生可能与蓝痣有关。白癜风被认为是一种自身免疫性疾病，其特征是 I 型促炎细胞因子分泌细胞与针对表皮黑素细胞的黑素细胞特异性抗原的反应。这些黑素抗原可由黑素瘤表达，也可以由我们病例中的树突状黑素细胞表达。这些抗原可引发自身抗体，引起表皮黑素细胞免疫损伤，导致白癜风。

患者头皮上的斑片型蓝痣的特殊临床表现及其随后发生的白癜风是我们这篇病案报道关注的重点。

注：图像及参考文献（略）

六、英文全文链接：https://pubmed.ncbi.nlm.nih.gov/22515581/

Wang P, Cheng Y, Yang H, Ran Y. Acquired patch-type blue nevus with overlying vitiligo: a case report. Int J Dermatol. 2012 May;51(5):568-70.

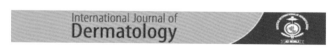

International Journal of
Dermatology

Report

Acquired patch-type blue nevus with overlying vitiligo: a case report

Peng Wang MD, Yan Cheng MM, Hanjun Yang MD, Yuping Ran MD, PhD

First published: 19 April 2012 | https://doi.org/10.1111/j.1365-4632.2011.05089.x | Citations: 2

病例十六
中国北方首例 *Fonsecaea nubica* 所致着色芽生菌病及文献回顾

一、临床故事

少见的"瘢痕"

2016 年 5 月初夏的某一天，和往常一样，门诊诊室挤满了前来看病的患者和家属。诊室里走进来一对农村老夫妇，来看病的是老爷子，虽然已经 75 岁高龄，但身体十分硬朗。让老人苦恼的是一块"瘢痕"，那是右肩上一块形状不规则的红色斑块，约 40mm×10mm 大小，边缘清晰，无肿胀、化脓，触之无波动感（图 1），局部淋巴结未触及肿大。老人说发现这块红斑已经 1 年多了，红斑出现之前局部曾被树枝划伤，只是"脱皮"，并未出血。划伤 3 月后出现小的红斑，红斑逐渐长大，因为不疼不痒，患者并未在意。恩爱的老伴对此有些担心，坚持要求患者来医院把病看明白。

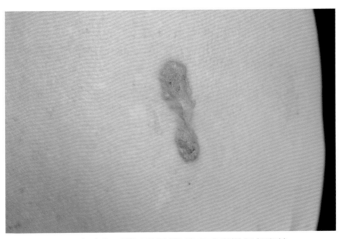

图 1 右肩部形状不规则的瘢痕疙瘩样红色斑块

抽丝剥茧，探寻真相

那这到底是哪种疾病呢？皮损的外观看起来确实与瘢痕疙瘩十分相似，但右侧肩膀下方并不是瘢痕疙瘩最好发的部位，胸前和其他部位亦无类似皮疹。而且如果仔细观察，皮疹边缘有小脓疱，局部可见点状黑痂。是不是瘢痕，是不是瘢痕疙瘩，有无可能是 Sweet 综合征，能否除外隆突性皮肤纤维肉瘤，还是少见的感染呢？我们接着做了两件事，一是组织病理，二是皮损的真菌镜检和培养。

组织病理显示，表皮增厚，真皮内可见混合性炎性肉芽肿，肉芽肿主要由淋巴细胞、上皮样细胞、中性粒细胞、浆细胞、多核巨细胞组成。这些改变除外了瘢痕、瘢痕疙瘩、Sweet综合征和隆突性皮肤纤维肉瘤的可能，提示真菌感染的可能。此外，镜下还见到了一种特殊的结构，即簇状或散在的、褐色、圆形、厚壁、有分隔的结构—硬壳小体（Sclerotic body），六胺银和PAS染色也呈阳性（图2）。真菌镜检阴性，但之后的真菌培养长出了黑色菌落。至此，该病例被确诊为着色芽生菌病。

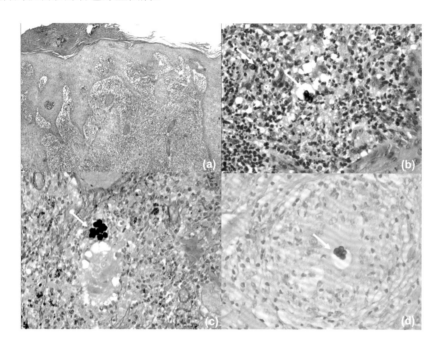

图 2 组织病理发现硬壳细胞位于慢性肉芽肿组织中心（箭头所示）

典型的着色芽生菌病皮疹为疣状或乳头瘤样斑块，我们的病例与典型的病例不同。着色芽生菌病可否像瘢痕一样呢？通过检索文献得知，中山大学附属第二医院的席丽艳教授依据皮疹特点将着色芽生菌病分为 7 个亚型，分别为斑块型、肿瘤型、湿疹型、假水疱型、疣状型、混合型和瘢痕型。瘢痕型是一种少见的特殊类型着色芽生菌病。该型的特殊性不仅在形态上，也表现在治疗上，瘢痕型因为组织结构特点较典型的斑块型治疗还要困难。

文献检索，确立治疗方案

着色芽生菌病的治疗是困难的，主要的原因是硬壳小体的存在，硬壳小体壁厚质硬，抗真菌药物难以进入，因此，着色芽生菌病的疗程常需数月至一年之久。着色芽生菌病的治疗策略包括非药物（如冷冻、温热、电灼、激光、光动力和手术等）、药物（伊曲康唑、特比萘芬、5-氟胞嘧啶等）、以及联合治疗（非药物联合药物、药物联合药物）。我们选择了伊曲康唑口服，治疗 24 天后皮损变平、缩小，但治疗 6 周后皮损未能进一步改善，尽管患者口服伊曲康唑的疗程达 16 周（图3）。此时，该患者治愈的可能性小，因疗程较短，是进一步延长疗程，还是改为特比萘芬或其他抗真菌药，还是选择非药物的策略？

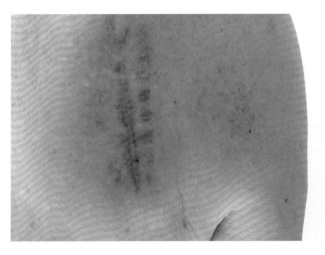

图 3 口服伊曲康唑 16 周后瘢痕疙瘩样红色斑块显著变小变平

经仔细讨论，同时请整形外科会诊后，并经患者及家属同意，行皮损切除术，术后 8 个月随访时，仅见局部术后轻度萎缩性瘢痕。可能会有人觉得我们的方法太复杂了，不如直接手术切除更为简单省事，但这种方法存在潜在的风险，即真菌感染播散，所以更为稳妥的方法是先口服抗真菌药，再行手术。

患者得以确诊，经过口服抗真菌药物，序贯以手术，获得了痊愈（图 4），似乎画了一个圆满的句号！但故事仍在继续！因为还有问题没能解决，到底是哪一种真菌引发该患者的发病呢？

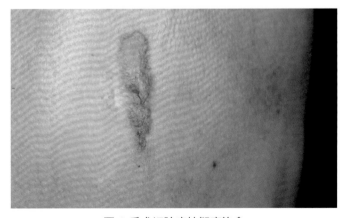

图 4 手术切除病灶彻底治愈

2017 年 6 月中南六省皮肤性病学术年会在广州盛大召开。在此次会议上，我们有幸碰到了国内著名的皮肤真菌病大咖冉玉平教授，向他请教该病例后，冉老师对该病例很感兴趣，并表示愿意帮助我们鉴定菌种。

（杨潇潇、张江安、于建斌）

逐步深入——菌种鉴定

按照冉老师的指示，当菌种到达我的手上时，我首先将其在马铃薯葡萄糖琼脂（PDA）上进行小培养，为后续形态学观察做准备。培养 7 天后我在荧光显微镜下可以看到喙枝孢型的分生孢子，而在扫描电镜下的图像更清晰展示其分生孢子的结构（图 5）。

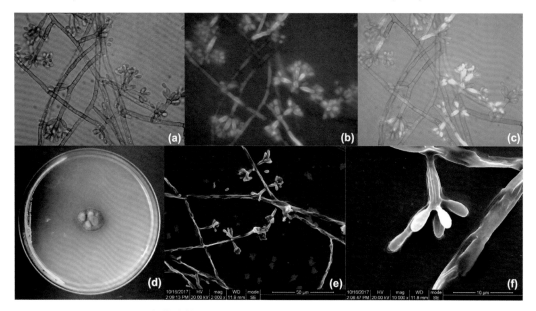

图 5 真菌培养、小培养、荧光染色、扫描电镜观察形态学

看到了这株菌株在显微镜下的形态结构，我初步确定了其为着色霉属中的一种。但其究竟是哪一种着色霉呢？于是我通过提取 DNA 并对转录间隔区(ITS)进行测序进一步进行鉴定，而初步比对的结果显示这株菌为 *Fonsecaea nubica*。当时对这个陌生的菌名我有些疑惑，教科书中认为着色芽生菌病致病菌主要为裴氏着色霉、卡氏枝孢霉等。而这个 *Fonsecaea nubica* 是否能够导致着色芽生菌病呢？

带着疑惑我查阅了相关的文献，发现 *Fonsecaea nubica* 是在 2010 年第一次发现。其后在多个国家发现了这个菌种，而我国席丽艳老师则对其进行了较多的研究。

着色霉属的菌种在形态学上均十分相似，其区分主要依靠分子生物学技术。仅仅进行 ITS 的测序对于着色霉属的鉴定是不够的，需要联合 ACT1、BT2 和 CDC42 进行鉴定。席丽艳老师团队经过对保存的既往认为是裴氏着色霉的菌株进行 ITS 联合 ACT1、BT2 和 CDC42 进行鉴定，发现其主要是 *Fonsecaea monophor*a，其中也发现了几株 *Fonsecaea nubica*。查阅到这里，我恍然大悟，同时也有一丝兴奋，席丽艳老师收集的菌株均分离自中国南方地区，而现在我手中的这株菌可是来自于地处中国北方的河南！

事不宜迟，在跟冉教授汇报了初步的结果后，他鼓励我继续做下去。于是我又查阅文献、找生物公司合成引物、调整 PCR 程序补充进行了 ACT1 的测序。而结果令人兴奋的是也证实其为 *Fonsecaea nubica*。最终制成了基因进化树如图 6。

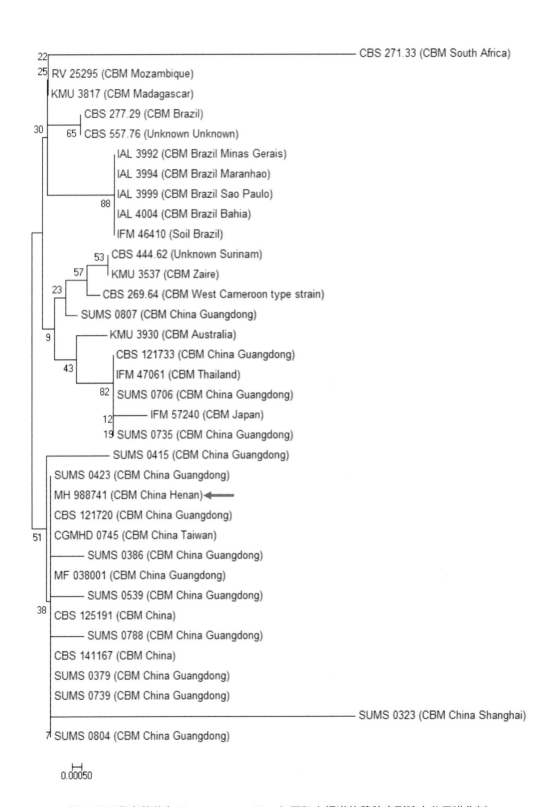

图 6 分子鉴定菌种为 *Fonsecaea nubica* 与国际上报道的菌种序列建立分子进化树

收集资料，书写成文

到了这一步，这株菌到底是什么菌也水落石出了。这是一株 *Fonsecaea nubica*，其在我国北方地区是首次分离。既然菌种也明确了，而患者也基本治愈了，那么下一步就是如何书写成文投稿了。

在前期查阅文献的过程中我发现已有几篇 *Fonsecaea nubica* 致着色芽生菌病的病例报道。似乎仅仅从这个角度来书写欠缺一些新意，而尽管其已经被认为是一个单独的菌种 7 年了，却缺乏对其的总结。于是我决定不仅仅着眼于病例报道，而是对 *Fonsecaea nubica* 的病例、目前报道的菌株、鉴定方法进行一篇全面的总结。这不仅有助于自己对这一疾病、这一真菌的认识，也有助于其他研究者对其的认识。经过查找文献、书写文章并请冉教授反复修改后终于完成了初稿，而这时另一个问题出现了，应该投什么杂志呢？首先我把目标锁定在了 *Mycoses* 杂志上，并很快根据杂志要求投出。

完善内容，再次投稿

投出后，没有被"秒拒"，而是送出外审，然而，一个月后却收到了杂志的拒稿信。我不禁有些沮丧，但杂志社返回了详细的修改意见。根据杂志的意见，我再次对文章进行了大幅度的修改并且对文章的结构、内容都进行了精简，增加了药敏、临床和流行病学资料后，改投 *Mycopathologia*，这次收到了编辑的修改意见。逐一按照修改意见修改后终于收到了接受信。

整个菌种鉴定到最后成文的过程充满了曲折，但从文献中寻找线索、在实践中摸索条件，不畏艰难，终将得到满意的结果。

二、背景知识

着色芽生菌病（*Chromonblastomycosis*）：是累及皮肤和皮下组织的慢性感染性疾病，其致病菌主要为裴氏着色霉属、卡氏枝孢霉、皮炎外瓶霉等。着色芽生菌病的特征性表现包括缓慢扩大的皮损和硬壳小体。其治疗较为困难，包括系统性抗真菌药物、物理治疗、手术切除等，且尚无统一的治疗指南。

Fonsecaea nubica：于 2010 年通过分子生物学方法从着色霉属中分离出的新菌种，其从形态学上难以与着色霉属的其他菌种分离开来，需要利用分子生物学的方法进行鉴定。*Fonsecaea nubica* 导致的着色芽生菌病在临床表现、治疗、预后等方面的特别需要更多的病例资料来阐述。

三、作者介绍

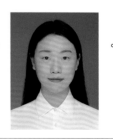

杨潇潇，医学硕士，2019 年毕业于郑州大学临床医学院，获得硕士学位，师从张江安教授。目前在河南科技大学第二附属医院皮肤科工作。

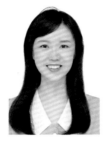

游紫梦，皮肤病学博士，2016 年毕业于浙江大学医学院，获临床医学学士学位。现就读于四川大学华西医院皮肤病与性病学专业，师从冉玉平教授。

四、导师点评

（一）张江安教授点评杨潇潇

1. 瘢痕样损害不易使人想到真菌性疾病，但皮损的一些细节又提示真菌感染，如皮损上有小脓疱和点状黑痂。

2. 瘢痕型的着色芽生菌病治疗难度大，且不易判定治疗终点。先口服抗真菌药物，再序贯以手术切除解决了这一难点。

3. 临床面临自己不擅长的领域和困难时，向该领域的大咖学习、请教和求助有助于将问题和困难解决得更加美。

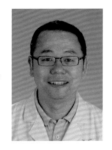

张江安，博士，主任医师，教授，郑州大学第一附属医院皮肤性病科教授，博士生导师。2005 年西安交通大学皮肤病与性病学博士毕业；中国医师协会皮肤罕见病遗传病委员、河南省医学会性与性病学分会副主委、河南省医学会变态反应分会副主委、河南省中医药学会皮肤科分会副主委、河南省抗癌协会皮肤肿瘤专委会副主委、河南省康复医学会皮肤病康复分会副主委、河南省医学会皮肤病分会常委、河南省医师协会皮肤与性病医师分会常委、河南省医学会皮肤病分会银屑病学组副组长、《中国皮肤性病学杂志》编委、《中华皮肤科杂志》审稿人；参编《实用皮肤科学》第三版等多部专著；迄今以第一作者或通讯作者发表论文 50 余篇；2018 年获得国家自然科学基金项目 1 项；主持河南省科技厅、卫生厅和教育厅科研项目各 1 项。

（二）冉玉平教授点评游紫梦

1. 看似普通的瘢痕疙瘩，通过病理检查发现硬壳细胞，提示着色芽生菌病，完全出乎意料，病理检查的意义重大。

2. 抗真菌治疗有效，但到后期难以完全消除病灶，在抗真菌基础上手术全切，使病变得以"根治"，彻底解除患者疾苦。

3. 将患者治愈临床已大功告成，问题是什么着色真菌菌种所致？需刨根问底，真菌学专业知识和实验室平台是回答问题的关键。

4. 从形态学到分子生物学、从药敏到流行病学"小题大做"，将一个病例（case report）扩展的一篇论著（original paper），成为迄今国际上有关 *Fonsecaea nubica* 的最系统文献资料。

5. 临床医生、研究生都从中得到学习、进步和提升，也让世界医学真菌学同行知道了原创于中国的临床实验研究水平。

6. 强强合作、资源共享、取长补短、合作共赢，此例是跨地区不同团队协同攻关，解决临床和科学问题的典范。

五、论文中文翻译

中国北方首例 *Fonsecaea nubica* 所致着色芽生菌病及文献回顾

游紫梦[1]，杨潇潇[2]，于建斌[2]，张江安[2]，冉玉平[1*]

1 四川大学华西医院皮肤性病科；2 郑州大学第一附属医院皮肤性病科；* 通讯作者

游紫梦和杨潇潇为并列第一作者

📖 摘要：着色芽生菌病呈世界性分布，尤其在热带和亚热带流行，着色霉属是该病的主要致病菌之一。本文报道中国北方首例 75 岁男性 *Fonsecaea nubica* 所致着色芽生菌病。我们首次总结了着色霉属的分子鉴定方法以及文献中已报道的所有 *F.nubica* 的菌株。最常用的菌种鉴定方法有单独转录间隔区测序和 / 或联合肌动蛋白（ACT1）、部分细胞分裂周期（CDC42）和部分 β - 微管蛋白（BT2）测序，也有一些病例使用乳糖酶（Lac）、尿黑酸（HmgA）和聚酮合酶（PKS1）测序来鉴定菌种。分离的菌株大多来自南美和中国南部，其中 5 例来自与亚洲和欧洲的 *F.nubica* 所致的着色芽生菌病病例也进行了总结。这 5 例特别有均为 30 岁以上男性患者，且在出现皮疹之前均有外伤史。

关键词：着色芽生菌病；*Fonsecaea nubica*；菌种鉴定；分子生物学方法

前言

着色芽生菌病（CBM）是一种累及皮肤和皮下组织的慢性感染性疾病，主要的致病菌包括着色霉属、疣状瓶霉（*Phialophora verrucosa*）、卡氏枝孢霉（*Cladophialophora carrionii*）、皮炎外瓶霉（*Exophiala dermatitidis*）和播水喙枝孢霉（*Rhinocladiella aquaspersa*）。在着色霉属中，裴氏着色霉、*Fonsecaea monophora*、*Fonsecaea nubica* 和 *Fonsecaea pugnacius* 均可致着色芽生菌病。由于着色霉属中各个菌种的致病力并不相同，所以菌种鉴定就显得尤为重要。

F.nubica 和裴氏着色霉仅与 CBM 有关，而 *F.monophora* 可以侵犯脑部、胆囊和淋巴结。在 *F.pugnacious* 感染的患者皮肤中可发现硬壳小体，而在其脑部可发现菌丝。着色芽生菌病通常不会致死，但脑部感染时可能会致死。

虽然在形态学上很难对着色霉进行菌种鉴定，但可以通过分子生物学来鉴定到种。2010 年 *Najafzadeh* 等首次报道新的菌种 *F.nubica*。它在形态学上与 *F.pedrosoi* 和 *F.monophora* 十分相似，只有通过 DNA 测序才能将它们区分开来。虽然 F.nubica 已经在全球各地分离出来，如中国南方（主要是广东省）、巴西、法国和非洲等地区，但是包括临床表现、组织病理、治疗和预后在内的详细的临床资料则少见报道。据我们所知，我们报道了中国北方（半干旱地区）首例 *F.nubica* 所致着色芽生菌病。

病例报道

患者为 75 岁男性，河南人，久居河南（地处中国北方，气候干燥），因发现右背部红色斑块 1 年余至郑州大学第一附属医院（中国郑州）就诊。15 个月前（春天），患者在自家田地被树枝划伤，当时受伤部位无皮损、伤口、出血或感染。3 月后，患者右背部出现红斑，并逐渐扩大，无任何症状。整个病程中无疼痛、瘙痒，未诊治。患者既往体健，无相关基础疾病。查体：右背部可见一界限清楚、形状不规则红色斑块，约 44mm×10mm 大小，无鳞屑、肿胀、化脓及局部淋巴结肿大。生命体征（体温，脉搏，呼吸频率和血压）正常，血常规和肝肾功检查未见异常。

取皮疹部位组织行组织病理检查，并即刻真菌培养。标本在沙堡弱葡萄糖琼脂培养基（Difco，美国底特律）28℃下培养 14 天，可见黑色的、绒毛状的、缓慢生长的菌落（图 2d）。在马铃薯葡萄糖脂琼脂培养基（Difco，美国底特律）28℃下进行小培养 7 天后进行形态学研究。小培养的标本用伊文思蓝 + 钙荧光白染色后放置荧光显微镜（Olympus CX23，中国广州）下观察，且分别在白光、紫外线及混合光下观察，可见无数淡棕色、有隔膜的分生孢子和喙枝孢型的分生孢子（图 2a,b,c），且在扫描电子显微镜（FEI Inspect F，美国希尔斯堡）下可更清晰可见（图 2e,f）。根据菌落及显微镜下形态分析，初步确定该菌株为着色霉属。

同时，提取菌落 DNA，用聚合酶链反应（PCR）扩增，并对其转录间隔区（ITS）和肌动蛋白（ACT1）进行测序。分别利用引物 ITS1/ITS4、ITS4/ITS5 和 Esp ACTfw/Esp ACTbw 对 ITS 和 ACT1 进行测序。在包括含有 dNTPs 的 T5 Super PCR Mix（擎科，中国成都）、T5 super DNA 聚合酶、反应缓冲区、6.5 μl ddH2O、每个引物 2 μl（20 pmol）和 2 μl rDNA 的 25 μl 反应混合物中进行 PCR。PCR 程序如下：94℃ 2 min，35 个循环的 94℃ 30 s，49℃ 15 s，72℃ 1 min，最后维持 72℃ 10 min。1% 琼脂糖凝胶中进行电泳。PCR 产物送往擎科生物（中国成都）进行 Sanger 测序。利用 BLAST 将菌株核苷酸序列在 GenBank 数据库进行比较。PCR 产物经鉴定 100% 与 F.nubica 菌株 CBS 269.64 同源（GenBank 号：MH988741）。

组织病理在 HE 染色下显示慢性肉芽肿改变，肉芽肿由组织细胞、浆细胞和多核巨细胞组成，多核巨细胞中可见厚壁、有分隔的棕色圆形细胞，即硬壳小体（Sclerotic body）（图 3a,b）。六胺银染色（GMS）（图 3c）和 PAS 染色（图 3d）进一步证实了这些细胞为硬壳小体。

根据临床和实验室标准学会（CLSI）指南（M38-A2），采用肉汤微量液基稀释法进行体外抗真菌药敏试验。测试药物购买自美国 Sigma 公司。以近平滑念珠菌（ATCC 22019）为质控菌株。常用抗真菌药物 MIC 值见表1。伊曲康唑和特比萘芬的 MIC 低于两性霉素 B 和氟康唑。

通过临床表现、组织病理、真菌学检查和 DNA 测序，该病例确诊为 F.nubica 导致的着色芽生菌病。

给予伊曲康唑胶囊（斯皮仁诺，西安杨森，中国）200mg/d 的方案治疗，8 周后皮损变平（图1b）。口服药物继续 8 周，伊曲康唑总剂量为 22400mg。药物治疗 16 周后，行局部皮损切除术，随访 8 个月无复发（图1c）。定期复查肝功能无异常。

讨论

着色芽生菌病呈世界性分布，在热带和亚热带尤其流行。CBM 的特征性表现包括皮疹缓慢扩大及组织学可见硬壳小体（有一个或多个横隔的细胞）。中国也是着色芽生菌病的好发地区之一，自 1952 年中国首例 CBM 报道以来，已有来自 20 多个省市和地区的 500 余例 CBM 被报道。发生在被环境中植物损伤后。通过分析包括中国、印度、巴西、墨西哥在内的全球多个国家和地区的病例，发现 CBM 多累及男性，且多发生在下肢部位。

着色霉属是 CBM 最常见的致病菌。传统观点认为着色霉属包括 2 个种—裴氏着色霉和紧密着色霉。然而，后者被证实是裴氏着色霉突变体，且利用 *ITS rDNA* 测序可将 *F.monophora* 从中分离出来。然后，分别在 2010 年和 2015 年发现了 *F.nubica* 和 *F.pugnacious* 两个新菌种。越来越多着色霉菌属的新种被人们发现，如 *Fonsecaea multimorphosa*、*Fonsecaea brasiliensis*、*Fonsecaea erecta* 和 *Fonsecaea minima*。裴氏着色霉几乎只出现在美国中部和南部，而 *F.nubica* 和 *F.monophora* 可出现在世界各地。

由于不同菌种间形态特征十分相似，所以着色霉属的菌种鉴别主要依赖分子学方法。在 2010 年，Najafzadeh 等研究者基于扩增片段长度多态性（AFLP）、部分细胞分裂周期（CDC42）、部分微管蛋白（BT2）和 ACT1 的测序，将 *F.nubica* 从 *F.pedrosoi* 中分离出来。

迄今为止，文献中已报道了 40 余株 *F.nubica*（表2）。这些菌株主要来自巴西和中国，其余还有来自非洲、法国、澳大利亚、泰国、日本、韩国和孟加拉国的菌株。所有的菌种均是从 CBM 患者体内分离出来的，菌株总结见表2。此外，我们利用 MEGA 6.0 软件使用邻位连接法进行了系统进化分析（图4）。

ITS 区域测定主要用于真菌菌种的鉴定，也可用于将 *F.nubica* 与其他三种着色霉区分开。虽然这一方法有一定的局限性，但大多情况下都可确定真菌的种属。而且这些局限性可通过其他基因位点测序和 / 或其他分子学方法来克服。CDC42、ACT1、BT2、乳糖酶（Lac）、尿黑酸（HmgA）和聚酮合酶（PKS1）基因（前三个基因最常见）联合 ITS 测序可以提高测序的准确性。举例来说，一些通过 ITS 测序证实为裴氏着色霉的菌株，如 CBS 269.64、CBS 444.62、CBS 557.76、CBS 271.33 和 IFM 46410，在后来的文献中，通过联合 ACT1、BT2、CDC42 测序证实其实是 *F.nubica* 菌株。除了上面的方法，还有报道利用高分辨率熔解（HRM）

分析鉴别着色霉，它具有性价比高、高通量和易操作的优点。因此，还需要后续进一步的研究来验证这些方法。所有引物序列及其来源见表 3。

目前为止，已报道了 5 例由 F.nubica 所致的 CBM（表 4）。Slesak 等人报道了 1 例与着色霉相关的 CBM。Chen 等对其进行了深一步的研究，最终确定该菌株为 F.monophora，而不是 F.nubica 或裴氏着色霉。Yang 等也报道了 1 例由 F.nubica 所致的 CBM，但未提供详细的信息。所以以上这 2 例未计算在内。He 等总结了这 5 例临床病例的特点，包括：①男性；②年龄在 28 岁以上；③皮疹均出现于外伤之后。5 个患者中，一个是农民，一个是从事摄影工作，其他患者的职业未提及。仅 2 例进行了真菌药敏检查：法国病例中棘白菌素类（卡泊芬净、米卡芬净、阿尼芬净）的 MICs 较高，两性霉素 B 和唑类（伊曲康唑、泊沙康唑、伏立康唑）的 MICs 较低；中国病例中特比萘芬和伊曲康唑的 MICs 较低，两性霉素 B 和氟康唑的 MICs 较高。5 例患者中 4 例病情好转或痊愈。

由于病原学的多样性、抗真菌药物的生物有效性和临床表现的多样性，目前尚无统一的治疗方案。伊曲康唑和特比萘芬是最常用的抗真菌药物。也可选择物理治疗，如冷冻和 CO_2 激光，或手术治疗。光动力疗法作为一种新兴的治疗手段，由于其创伤小、不良反应小，并可缩短治疗时间，也成为目前十分有发展前景的治疗方法。本例选用伊曲康唑联合手术治疗的方法，治疗效果良好。

综上，我们报道了中国北方首例由 F.nubica 所致的 CBM。总结了已报道的着色霉属的分子学鉴别方法以及 40 余株从 CBM 患者或土壤中分离出来的 F.nubica 菌株。单独 ITS 测序或联合 ACT1、BT2、CDC42、Lac、Hmg、PKS1 测定均可准确鉴定着色霉属。由于文献中报道的由 F.nubica 导致的 CBM 病例过少，还不能总结出其临床特点。由于不同种的着色霉的致病力不同，所以菌种鉴别就显得十分重要。

注：图像、表格及参考文献（略）

六、英文全文链接：https://pubmed.ncbi.nlm.nih.gov/30547378

You Z, Yang X, Yu J, Zhang J, Ran Y. Chromoblastomycosis Caused by *Fonsecaea nubica*: First Report in Northern China and Literature Review. Mycopathologia. 2019 Feb;184(1):97-105.

Original Paper | Published: 13 December 2018

Chromoblastomycosis Caused by *Fonsecaea nubica:* First Report in Northern China and Literature Review

Zimeng You, Xiaoxiao Yang, Jianbin Yu, Jiangan Zhang ✉ & Yuping Ran ✉

Mycopathologia **184**, 97–105(2019) | Cite this article

病例十七
着色芽生菌病致肘关节畸形伴骨关节炎和骨损害

一、临床故事

久病缠身，千里寻医

在跟随冉老师学习的三年，见过各种各样的皮肤病患者，但最令我印象深刻地是在门诊遇到的那个老爷爷。那是 2012 年的夏天，一位 70 岁左右的爷爷在家属陪伴下走进了我们的诊室。刚坐下，家属就很着急地说"冉教授，麻烦您好好瞧瞧我爸爸的病，我们是从山东专程过来的！"。我看了看家属的急切的表情，不自主地望向了患者，他表情平和，眼中却充满了期望。详细询问，他在 18 年前右手腕部烫伤，形成一鸽蛋大小的伤口，当地诊所处理后，伤口慢慢愈合形成瘢痕。目前右手肘关节活动困难。8 年前曾在"瘢痕"处自行刮痧，又形成溃疡，逐渐扩展到右手和右肘关节，形成结痂脱落后仍留有瘢痕。我对患者进行皮损检查，发现他右手指至肘关节处有大片瘢痕样损害，表面有较易剥脱的白色的痂壳，局部有黑色的结痂，脱落后可见光滑的瘢痕样改变（图 1）。

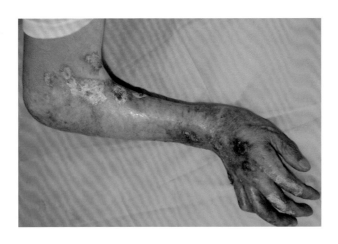

图 1 患者右上肢红斑、瘢痕、白色痂皮及黑色痂壳

当检查他的肘关节时，发现关节处无肿胀、压痛及叩痛，曲肘、伸肘、旋后运动无法完成。正侧位 X 光示右侧桡骨远端见骨质增生及骨质破坏。右手骨质疏松，右手第 5 掌骨可见骨质破坏，呈丝瓜瓤状（图 2）。

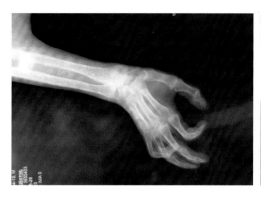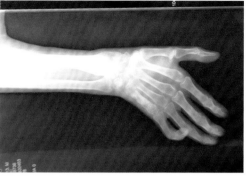

图 2 患者右手正侧位 X 光示右侧桡骨远端见骨质增生及骨质破坏

寻踪觅源，发现"真凶"

从患者的病史，我们了解到他多年前仅手腕曾有烫伤史，但后来出现手指及肘关节皮肤瘢痕样损害及关节畸形，是何原因？冉老师凭借丰富的临床经验，怀疑很有可能是特殊感染导致。因此，我们取患者右手背皮损行组织病理检查，同时取白色痂壳及痂壳下组织做真菌镜检。与预想的一样，在显微镜下，我们很容易地发现了厚壁孢子及粗大分支的棕色菌丝（图 3）。

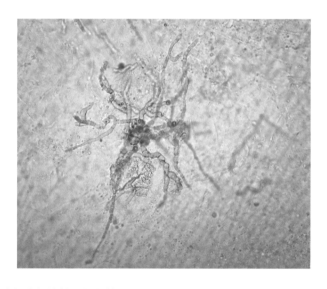

图 3 皮损直接镜检见棕色的厚壁孢子及粗大分支的棕色菌丝（KOH×400）

有了这一结果，我们很兴奋地对这个病原菌进行了相关研究。将皮损痂壳及痂壳下组织接种于沙堡弱培养基，在 28℃下培养 7 天均见黑色丝状菌落生长（图 4-5）。

接下来，我们对黑色菌落进行玻片培养，发现分生孢子呈椭圆形，排列成向顶生长的孢子链（图 6）。

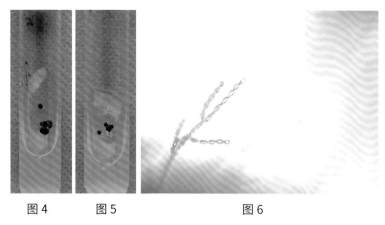

图 4   图 5   图 6

图 4-5 皮损标本培养示黑色菌落生长（SDA，28℃，7d）
图 6 皮损标本玻片培养示向顶生长孢子链（PDA，28℃，3d）

根据这些菌学的结果，我们大致判断，这个病原菌可能是卡氏枝孢霉。为了进一步印证，我们对菌落基因扩增序列经 NCBI 基因数据库 BLAST 比对后，与卡氏枝孢霉的同源性最高，为 99%。这时，病理结果回示真皮内上皮样肉芽肿，中央可见中性粒细胞聚集，大量淋巴细胞和浆细胞浸润（图 7）。

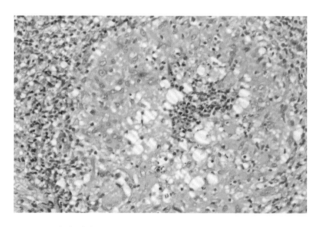

图 7 患者皮损组织病理示真皮内肉芽肿（HE×200）

基于以上的工作，我们发现了这个隐藏多年的"真凶"——卡氏枝孢霉。

欣喜与遗憾

在查到病原菌的同时，我们就为这个患者制订治疗方案，采用特比萘芬口服及萘替芬酮康唑乳膏外用，同时使用热疗。治疗后 8 个月皮损明显好转，我们将特比萘芬减量。继续治疗 4 个月后，患者皮损痊愈。患病十余载，一朝终得愈，能将患者多年的顽疾去除，令我们欣喜不已，但遗憾的是，患者右手关节依然活动受限。再次查体，仍旧无法曲肘、伸肘、旋后运动。

收获与感悟

本科毕业后我选择了皮肤科深入学习，未入门前感觉皮肤专业相较于其他科更简单，但是进门后发现并非如此。皮肤病不仅影响外观，还会累及内脏，有的会致残，甚至会危及生命。经过诊治此病例使我认识到着色芽生菌病患者如果在早期得到及时救治，是不会导致病情进展，更不会导致终生残疾的悲惨结局，让我深有感触到皮肤科医生的责任并不止恢复患者容貌，更能改变一个人的命运，还一个家庭以幸福。

后面，我整理、总结这个病例资料，几番波折，终于发表。这是自己作为第一作者发表的第一篇 SCI 论文，对我意义非常大。回想以前读研的时候跟随冉老师门诊，只要给我分配了患者进行管理，都有一堆的任务要完成：照大体照片、做真菌涂片、培养、小培养、组织病理检查、电镜检查，病史资料、图片资料收集，做 PPT 等。我只知道要去完成导师布置的作业，却很少要去思考为什么要做，怎么做得更好。直到自己写论文投稿被拒时，才方知自己做得还不够。就如冉老师曾经说过的，做减法容易，但做加法很难。在临床和科研工作中，如果不处处留心，多做准备，错过时机，很有可能导致失败结局。发 SCI 论文没有捷径，细心、严谨、踏实才能获得成功，这是导师给我的教诲，也是我经历后的切身体会。

二、背景介绍

着色芽生菌病（*Chromoblastomycosis*）：是一组暗色真菌引起的一种慢性肉芽肿性真菌病。患者常有外伤史，病原菌经外伤后的皮肤进入体内，皮损多表现为疣状斑块、结节、瘢痕、痂壳等。该病病程较长，多迁延不愈，最后形成瘢痕挛缩导致关节畸形、骨关节炎、骨质破坏等继发损害。着色芽生菌病的致病菌多为裴氏着色霉、卡氏枝孢霉、紧密着色霉、疣状瓶霉以及近年来报道的 *Fonsecaea monophora* 和 *Fonsecaea nubica*。在我国，以卡氏枝孢霉、裴氏着色霉及 *Fonsecaea monophora* 最为常见，其中卡氏枝孢霉多分布于北方地区，而南方地区多见裴氏着色霉和 *Fonsecaea monophora*。本例患者长期居住山东东营，而山东地区多发卡氏枝孢霉，考虑其致病菌可能多源自山东。着色芽生菌病的治疗主要包括手术、物理及系统治疗。其中手术治疗只适用于早期单发、皮损局限的患者。而对于已经造成骨关节损害、关节畸形的患者，抗真菌治疗仅控制病情进展，很难纠正畸形。因此，早期确诊和及时治疗着色芽生菌病，对其预后尤为重要。

三、作者介绍

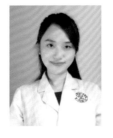

郑璐，皮肤病学硕士，2013 年毕业于四川大学华西临床医学院，获硕士学位，师从冉玉平教授。目前在成都市第二人民医院皮肤科工作。

四、导师点评

1. 着色芽生菌病侵犯皮肤和皮下组织，常表现为慢性肉芽肿改变，局部外伤后，环境中的致病菌植入是最常见的原因。

2. 本例高龄患者病程近 20 年，没有经过正规诊断和治疗，致使病情持续加重，累及骨骼和关节，活动受限，严重影响生活质量。

3. 形态学和分子生物学均鉴定病原真菌为卡氏枝孢霉，与所在山东感染的地理病原体分布一致。

4. 临床诊断和菌种鉴定已成规范诊疗方案，大剂量长疗程加局部热疗使患者最终治愈，残留肘关节活动受限乃长期瘢痕形成及关节韧带受累相关，突显早期就诊和治疗的重要性。

5. 郑璐硕士通过此例患者的诊疗、积累了如何开展以临床为基础的研究，对真菌菌种的分离鉴定和疗效评价及后期 SIC 论文的书写和发表积累了经验。

五、论文中文翻译

着色芽生菌病致肘关节畸形伴骨关节炎和骨损害

郑璐[1,2]，冉昕[1]，代亚玲[3]，冉玉平[1*]

1 四川大学华西医院皮肤性病科；2 成都市第二人民医院皮肤科；3 四川大学华西医院实验医学科；* 通讯作者

患者男，70 岁，山东人，因右上肢瘢痕就诊。18 年前，患者右手腕部烫伤后伤口愈合不良，形成溃疡及瘢痕。5 年前，皮损扩展至手指和肘关节发展，并出现右肘关节畸形。病程中，患者否认有外伤史。查体：右手指、手腕及肘关节处，可见红斑、瘢痕、白色痂皮及黑色痂壳（图 1a）。右肘关节活动受限。组织病理检查：真皮内肉芽肿，中央可见中性粒细胞聚集，大量淋巴细胞和浆细胞浸润（图 2a）。影像学检查：右手正侧位 X 光示右侧桡骨远端见骨质增生及骨质破坏(图 2b)。痂壳 20%KOH 直接镜检见棕色的厚壁孢子及粗大分支的棕色菌丝(图 2c)。右手、右肘关节皮损取痂壳及痂壳下组织于沙堡弱培养基，在 28℃下培养 7 天均见黑色菌落生长(图 2d-e)。菌落转种于玻片培养后可见分生孢子为单细胞，其表面光滑，呈椭圆形，排列成向顶生长的孢子链，这是卡氏枝孢霉的典型特征(图 2f)。菌落经核糖体蛋白基因(rDNA)及其转录间隔区（ITS）分析，鉴定为卡氏枝孢霉（序列号 MH25981）。该患者最终诊断为着色芽生菌病。治疗给予盐酸特比萘芬片 250mg，1 天 2 次口服，外用 1% 萘替芬酮康唑乳膏封及加热治疗（45℃，每日 30 分钟）。连续治疗 8 个月后，改特比萘芬为 250mg，1 天 1 次。治疗 4 个月后，患者皮损处痂壳脱落（图 1b），但右肘关节仍受限。随访 6 个月，患者病情未复发。

注：图像及参考文献（略）

六、英文全文链接：https://pubmed.ncbi.nlm.nih.gov/30955128/

Zheng L, Ran X, Dai Y, Ran Y. Elbow Malformation with Osteoarthritis and Bone Destruction

Caused by Chromoblastomycosis. Mycopathologia. 2019 Jun;184(3):459-460.

Mycopathologia IMAGES | Published: 06 April 2019

Elbow Malformation with Osteoarthritis and Bone Destruction Caused by Chromoblastomycosis

Lu Zheng, Xin Ran, Yaling Dai & Yuping Ran ✉

Mycopathologia **184**, 459–460 (2019) | Cite this article

病例十八
一例裴氏着色霉引起的着色芽生菌病及病原真菌研究

一、临床故事

砖块刺破皮，左膝生顽疾

这次的故事发生在一位普通的农民工患者身上，漫长的过程和医学力不能及的遗憾给我留下了深刻的印象。2008年6月的一天，一位青壮年男子来到了冉玉平教授的皮肤科专家门诊诊室，这位34岁的患者左膝部有一块逐渐增大的红斑块，已经陪伴了他12年（图1）。

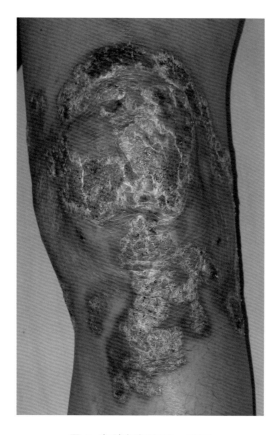

图1 左膝部红斑块、结痂

患者22岁时在广东南部某地砖厂打工时不慎被碎砖刺破左膝部皮肤，当时未在意，没有治疗。刺破处小伤口愈合后局部逐渐出现红斑、斑块、皮肤肥厚且逐渐长大，并有少许鳞屑。患者曾自己涂过"皮康王乳膏""肤轻松乳膏""红霉素软膏"等，均无效，红斑块继续长大。

他也去过多家医院求治，曾被诊断为"银屑病"，打针及服中西药治疗 3 月余无效；还曾被诊断为"皮肤结核"，服了 7 个多月的三联抗结核药，也无效，红斑块依然逐渐在向外扩展。无奈之下四处打听之后，专程来到四川大学华西医院皮肤科找冉玉平教授求治。

镜检培养加病理，找到真菌是"真凶"

接诊后，在冉老师指导下，我为患者做了真菌镜检及培养。很快，镜检结果出来了：镜下发现了棕黄色厚壁分隔的孢子（图2），提示这是一例暗色真菌感染。为了和皮肤表面污染菌鉴别，接下来还做了活检手术取皮损组织做病理检查，术中另取皮损组织少许再次做真菌培养。初步诊断患者为暗色真菌感染。患者血尿常规及肝肾功检查均正常，给予口服特比萘芬、外用萘替芬酮康唑乳膏结合局部加热治疗。局部加热治疗是冉老师很推崇的一种治疗方法，可以从以下几个方面提高疗效：①局部温度升高不利于致病真菌生长；②热扩散效应促进涂在皮损表面的药物向深部组织渗透；③局部血液循环加快使口服吸收的抗真菌药物更多到达病灶部位；④热疗促进血液循环，利于炎症消散。之前有文献报道用热水袋加热局部，有的患者会不慎烫伤，且热水很快降温失去治疗作用。所以冉老师建议患者使用一种小电热毯，大小就像一块坐垫，最高温度可持续稳定达 40 多度，不会引起烫伤，安全方便。

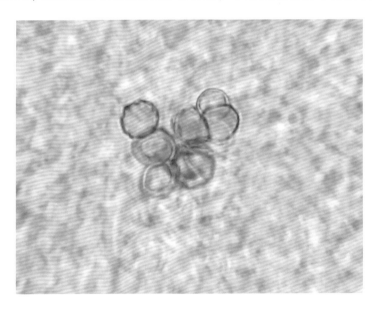

图 2 刮取鳞屑做真菌直接镜检发现棕黄褐厚壁分隔孢子（硬壳细胞）

9 天后加做了特殊染色的病理检查回报，皮损组织内除可见炎细胞浸润、多核巨细胞外，还可见较多暗色真菌成分 - 硬壳细胞(图3)。说明这个暗色真菌不是污染菌，是真正的致病菌。此后再做大培养、小培养，经过提取 DNA、PCR 扩增、测序等一系列分子鉴定过程，最后致病真菌被鉴定为裴氏着色霉。其间我和中山大学席丽艳教授的研究生覃巍同学合作，做了此株真菌的温度实验。实验显示，在 42℃培养温度下，实验菌株的菌落就停止了生长。证明了局部加热疗法加热至 42℃以上确实可以抑制真菌生长。

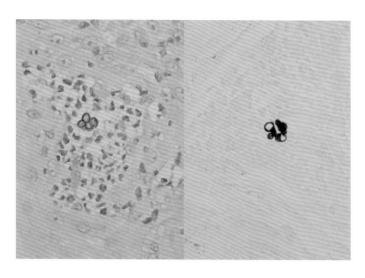

图 3 组织病理切片特殊染色看见的真菌硬壳细胞

综合治疗显效，功亏一篑失访

用药后约 2 周就见到了皮损的好转，这让患者很高兴：12 年的红斑块终于不再增大了！患者每 2~4 周按时复诊，每天按时服药、热疗。红斑块也慢慢的逐渐缩小，消退。一晃 1 年半过去了，大部分红斑块均已消退，只留下左侧髌骨上方约两块硬币大的皮损仍未消退 (图 4)。期间我们也试过很多方案，均无法使其消退。后来我们和外科联系是否能切除这一块病变皮肤，外科医生考虑到髌骨上方的感染性病变，手术切除有可能导致感染扩散及关节功能障碍，与患者沟通手术风险后，患者自此未再复诊。

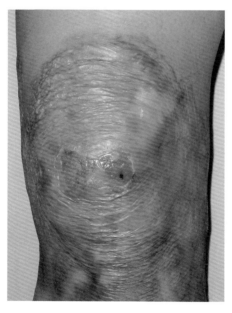

图 4 1 年半后仍未痊愈的皮损

未愈也应发表，分享临床价值

之前查过文献，我对治疗皮肤暗色真菌感染的疗程较长已有一定思想准备，但是本例患者治疗后期进展如此缓慢却是出乎我的意料。患者也由最初的充满期望到最后不辞而别。好转而未治愈，这个预后使我倍感沮丧。相关资料就未再整理。但是冉老师并没有放弃。冉老师告诉我，这个病例虽然没有治愈，但是也做了很多工作，还是应该写出文章发表，要不然太可惜了。

暗色真菌病属于深部真菌病，治疗见效慢，相关研究不像皮肤癣菌病那样深入。2015年，冉老师启动了《循证皮肤病学》第三版的编译工作。第三版《循证皮肤病学》将皮肤科领域最新的循证医学证据归纳总结成书，具有很强的实践指导性。冉老师主编的中文版和外文版同步编写翻译，紧紧把握住了学术前沿。为了帮助我更好地写出文章，冉老师吸收我进编译团队，让我负责翻译"Deep fungal infections（深部真菌感染）"这一章。我在翻译过程中，也查了很多相关资料，了解到暗色真菌病的治疗是一个世界级的难题，很多外文期刊上发表的个案也没有收到很好的临床疗效。这个发现使我有了写作的信心。完成翻译工作后，我查阅了100多篇外文相关文献，结合我的病例，从中筛选出26篇文献，涉及40例着色芽生菌病，按个案报道及文献回顾格式写作论文。

2018年，《循证皮肤病学》第三版中文版成功面市，我的个案报道及文献回顾也完稿，投稿美国杂志 *Mycopathologia*，经过 2 个月的审稿，编辑部回复：因杂志改版，不能按个案报道及文献回顾的形式接收，建议改为 *Mycopathologia* IMAGES 格式。于是按编辑部要求修稿再投，最终文章被顺利接收，于 2019 年 1 月正式发表。这一例差点被我放弃的资料，在冉老师的指导下，终于发挥了其应有的价值。

患者十年再现，故事仍在继续

文章发表后不久的一天，冉老师来电话告诉我，这篇文章的主角，就是那位患者，时隔近 10 年后，又来复诊了。患者当年离开华西医院后基本放弃了治疗，于是原来已经好转的皮损又逐渐的扩大了，万般无奈之下，还是回华西医院来找冉教授。这次患者表示一定要按冉老师的要求定期复诊，并完全配合冉老师制定的治疗方案……但愿这一次，能让患者彻底治愈。

二、背景知识

着色芽生菌病：是一种由许多不同的真菌导致的皮下感染，例如裴氏着色霉（*Fonsecaea pedrosoi*）和卡氏枝孢瓶霉；皮炎外瓶霉导致者较少见。感染开始于皮下组织或真皮内，之后是皮肤斑块进行性的增大，斑块通常呈疣状或斑片状，中央有瘢痕形成。病原微生物可以在皮屑或活检组织中被发现，呈着色小细胞样，通常有十字状分隔。其治疗尚无统一的指南，包括系统及外用抗真菌药物、物理治疗、手术切除等，预后不理想。

既往认为 *Fonsecaea pedrosoi* 是最常见的病原真菌，2010 年从着色霉属中发现了新菌种 *Fonsecaea nubica*。相关资料正在研究积累中。

三、作者介绍

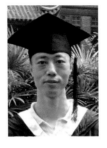

张瑞峰，皮肤病学硕士，师从冉玉平教授，现任陕西省汉中市中心医院皮肤科副主任医师。

四、导师点评

1. 着色真菌病病原真菌多个种，随着分类学和分子生物学方法的发展，不断有新种发现，本例患者 10 年前的形态学和分子测序鉴定鉴定为裴氏着色霉，还需要用更新的方法重新鉴定是否为新种。

2. 治疗是世界难题：局部微环境、药物敏感性及给药方法都值得深入研究，足疗程、综合治疗和巩固治疗是必须的，功亏一篑患者将增加更多痛苦并付出更多费用，医生和患者都应该充分认识到。

3. 从宿主角度考虑，患者的特异性免疫是否有缺陷？也是需要深入研究的课题，希望这次能有所发现。

五、论文中文翻译

一例裴氏着色霉引起的着色芽生菌病及病原真菌研究

张瑞峰[1,2]，冉玉平[1*]，张浩[1]，代亚玲[3]，冉昕[1]，张朝良[4]，覃巍[5]，席丽艳[5]

1 四川大学华西医院皮肤性病科；2 陕西省汉中市中心医院皮肤性病科；3 四川大学华西医院实验医学科；4 四川大学口腔国家重点实验室；5 中山大学第二附属医院皮肤性病科；* 通讯作者

患者男性，34 岁，左膝周围红色斑块 12 年。12 年前在广东省某砖厂劳动时被砖块刺伤左膝部，此后刺伤处渐出现红斑块，上覆黄白色痂壳，伴有瘙痒。曾在外院被诊断为银屑病或皮肤结核，但所有的内服及外用药物均无效。患者其他方面健康。查体左膝部皮肤见红色斑块（约 20cm×17cm），覆盖黄白色痂壳，可见黑点和红点，未见糜烂渗出（图 5a，b）。初诊取皮损处鳞屑标本加氢氧化钾直接镜检即发现硬壳细胞（图 5c）。取病变组织以沙堡弱氏葡萄糖琼脂（SDA）做真菌培养显示菌落（图 6a）、菌丝和孢子（图 6b-d）。将菌株用 4 种不同培养基包括沙堡弱琼脂（SGA）、马铃薯葡萄糖琼脂（PDA）、察氏琼脂（CDA）和玉米粉琼脂（CMA）在三种不同的温度下（27℃、37℃ 和 42℃）培养 14 天，发现在 27℃ 下菌落生长最好（图 6e-p）。提取菌株 DNA，扩增其内转录间隔序列并测序，将所测序列在 GenBank

做 BLAST 比对，此菌株被鉴定为裴氏着色霉，其核苷酸序列已提交给 GenBank，登记号 FJ914990。检测此菌株细胞外酶活性（图 6q）。组织病理学显示微小脓肿和硬壳细胞（图 6r-t）。患者被诊断为着色芽生菌病。口服特比萘芬 250mg/ 次，一日两次。局部外涂含 1% 萘替芬和 0.25% 酮康唑的乳膏后用电热毯加热进行热疗（42℃，每天 1 小时以上）。患者对此治疗方案反应良好，未出现不良反应。治疗后 15 个月，左髌骨上方最初的皮肤损伤处仍有红色斑块未消退（图 5d，e）。我们建议患者继续口服药物并计划 1 月后手术切除残留病变，但患者未再复诊。患者最后一次就诊时在残余皮损处取标本做 KOH 制片直接镜检，仍能发现硬壳细胞（图 5f），真菌培养阳性。研究表明胞外酶磷酸酶活性与病原菌的寄生状态有关。我们的体外研究表明真菌生长在 42℃时被抑制，表明热疗法简单方便，无毒不良反应，可常规使用。本例大部分皮损治疗效果很好，髌骨上方皮损疗效差可能是由于该部位的血液循环不够丰富。

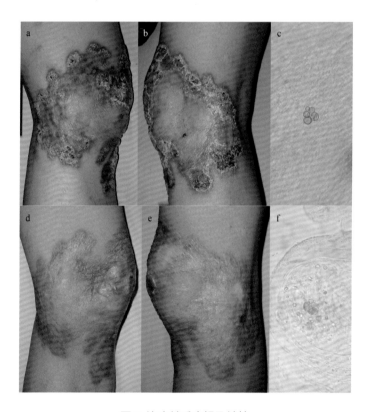

图 5 治疗前后皮损及镜检

a、b 治疗前；c 治疗前皮损鳞屑中查到棕色、不规则分隔、厚壁孢子；

d、e 治疗 15 个月后；f 治疗 15 个月后，皮损鳞屑中仍查到褐色厚壁孢子

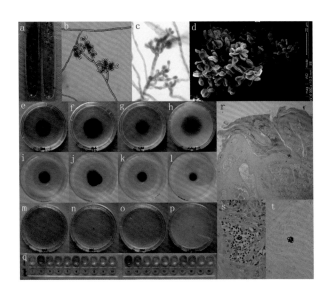

图 6 真菌学和病理学资料

a SDA，室温培养 10 天，可见干燥黑色易碎的成熟菌落，质地松散；b－c 光学显微镜、d 扫描电子显微镜（SEM；型号：FEI-INSPECT F）图像：暗色菌丝可见许多界限清楚的分隔，分生孢子梗和椭圆形棕色孢子成簇排列，b ×400，c ×1000，d ×6000。e-h 在 27℃菌落生长良好；e SGA；f PDA；g CDA；h CMA；i－l 在 37℃菌落生长受抑制；i SGA，j PDA，k CDA，l CMA；m－p 在 42℃菌落没有生长，m SGA，n PDA，o CDA，p CMA；q 使用 API ZYM 酶试剂盒（bioMerieux SA，（法国））进行细胞外酶活性的半定量分析显示:碱性磷酸酶、酸性磷酸酶和亮氨酸芳酰胺酶活性较高；r HE×100：表皮呈假上皮瘤样增生。真皮内可见中性白细胞小脓肿及大量浆细胞、淋巴细胞、中性白细胞浸润，可见少量小片状上皮样细胞和多核巨细胞；s－t 组织病理切片见多个圆形或卵圆形硬壳细胞，s PAS ×400，t GMS ×400

注：论文部分摘录。参考文献（略）

六、英文全文链接：https://pubmed.ncbi.nlm.nih.gov/30701405/

Zhang R, Ran Y, Zhang H, Dai Y, Ran X, Zhang C, Qin W, Xi L. A Case of Chromoblastomycosis Caused by *Fonsecaea Pedrosoi* and Investigation of the Pathogenic Fungi. Mycopathologia. 2019 Apr;184(2):349-352.

MYCOPATHOLOGIA IMAGES | Published: 30 January 2019

A Case of Chromoblastomycosis Caused by *Fonsecaea Pedrosoi* and Investigation of the Pathogenic Fungi

Ruifeng Zhang, Yuping Ran ✉, Hao Zhang, Yaling Dai, Xin Ran, Chaoliang Zhang, Wei Qin & Liyan Xi

Mycopathologia **184**, 349–352 (2019) | Cite this article

271 Accesses | Metrics

病例十九
皮脂腺痣促进球形马拉色菌过度增殖

一、临床故事

不寻常病例

2018 年 5 月天，又是冉玉平教授的门诊日，一名 3 个月大的男婴被带到了诊室。出生后不久家属发现头皮有一处黄色无毛发斑块，表面不光滑，油腻且毛发减少，从临床上来看皮损疑似皮脂腺痣（图 1）。

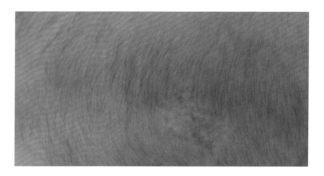

图 1 患儿男，3 个月，头皮黄色脂溢性斑块 2 月，表面不平、毛发减少

皮肤镜下的提示

按常规我们每一位患者的皮损都要用皮肤镜观察：在偏振光皮肤镜下发现背景为红黄色，有不典型的细血管网，毛发变细且不均匀分布，部分毛发根部有淡黄色鳞屑包绕，在紫外光皮肤镜下发现包绕的为黄绿色荧光（图 2）。因为黄绿色荧光提示马拉色菌增生，冉老师指示我用胶带粘取此处标本做真菌荧光染色、培养和扫描电镜观察。

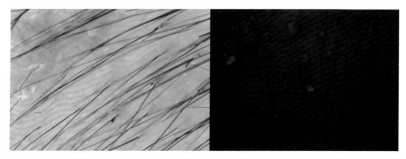

图 2 偏振光皮肤镜下红黄色背景，毛发变细且不均匀分布，部分毛发根部有淡黄色
鳞屑包绕（左）；紫外光皮肤镜下发现包绕的为黄绿色荧光（右）

荧光染色的意外发现

当我用荧光染液对粘取的标本染色后在荧光显微镜下观察，眼前的景色让我惊呆了：满视野都是亮绿色的球形马拉色菌酵母细胞，几乎每个都有出芽，在出芽的颈圈样结构处荧光亮度最强，提示真菌细胞生长代谢活跃。更令人意外的是发现很多有分隔的短弯菌丝，在横隔处荧光亮度最强，非常类似于花斑糠疹的显微镜下形态（图3）。

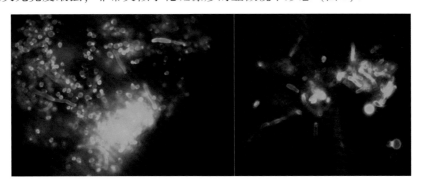

图3 钙荧光白染色后荧光显微镜下见分隔菌丝和出芽球形酵母样细胞 ×400（左），×1000（右）

病理探秘

临床疑似皮脂腺痣，而镜下却表现为花斑糠疹样的马拉色菌菌丝和出芽酵母，如何解释？家长非常想知道为什么以及怎么办。首先需要做活检确认是否为皮脂腺痣。在征得了患儿家长的同意后，我们为患儿的皮损进行了组织病理学检查。病理结果显示：表皮棘层增厚，大量酵母样真菌分布于毛囊开口，真皮毛囊周围可见炎细胞浸润，真皮内有大量增生的皮脂腺。不仅确认疾病为皮脂腺痣，也证实了马拉色菌确实存在与毛囊开口处，并引起毛囊周围炎。

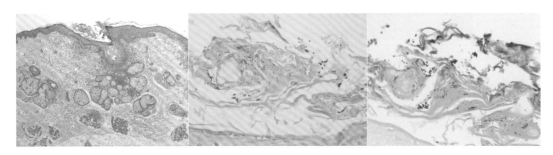

图4 病理：表皮棘层增厚，真皮内有大量增生的皮脂腺，真皮毛囊周围可见炎细胞浸润【HE，×40（左）】；大量酵母样细胞分布于毛囊开口【PAS，×400（中），六胺银，×400（右）】

马拉色菌破坏毛干

我将粘贴的标本固定脱水后，在华西口腔医院电镜室张朝良老师指导下做扫描电镜观察。发现毛干根部结构破坏，在正常与受破坏的交界区域表面有球状结构附着。在高倍下发现附着物正是球形马拉色菌，部分出芽嵌入毛表皮内（图5），此为马拉色菌侵入毛表皮进而累及毛干找到直接的形态学证据。

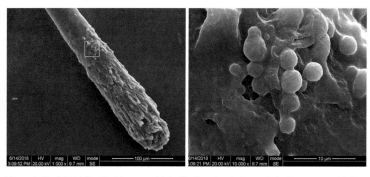

图 5 扫描电镜：确认毛根结构受破坏，马拉色菌酵母细胞累及毛表皮 ×100（左），×1000（右）

菌种培养分离形态观察及分子鉴定

将粘帖的标本接种于 Leeming-Notman 培养基，32℃培养 10 天，长出淡黄色乳酪状酵母样菌落，涂片做真菌荧光染色，为均一的球形出芽马拉色菌酵母细胞，芽颈处荧光最强，与直接镜检荧光染色图像一样。将培养的菌做扫描电镜，可见典型的球形出芽酵母细胞（图 6）。通过 PCR 扩增内转录间隔区后做分子测序，鉴定为球形马拉色菌。在冉昕的帮助下，序列上传至真菌基因库中，15 天后获得其专有的序列号 MH550149。

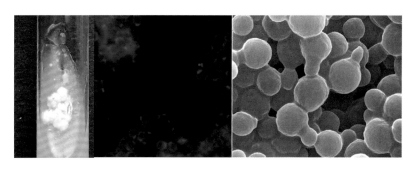

图 6 粘贴标本在 Leeming-Notaman 培养基，32℃培养 10 天后长出淡黄色乳酪状菌落（左）。涂片做荧光染色见球形出芽马拉色菌酵母，芽颈处荧光最强（中）；扫描电镜观察到典型的球形出芽的酵母细胞（右）。

完整故事

至此，冉老师做出以下分析：皮脂腺痣是一种良性皮肤错构瘤，其特点为增生的表皮、幼稚的毛囊、大量的皮脂腺及顶泌汗腺。马拉色菌是皮肤表面的常驻菌，具有嗜脂性，当大量的皮脂腺分泌皮脂至头皮表面，为嗜脂性的马拉色菌提供营养，促使定植与毛囊口的球形马拉色菌过度增殖生长，并形成菌丝，类似花斑糠疹样的镜下所见。过度生长的马拉色菌可引起毛囊周围炎并累及毛干，使局部毛发减少及脱发。对皮脂腺痣的治疗是择期手术切除病灶，在此之前可局部外用抗真菌药物抗马拉色菌过度生长。用 2% 酮康唑洗剂洗头后外涂 1% 萘替芬 -0.25% 酮康唑乳膏、0.025% 维甲酸乳膏、多磺酸粘多糖乳膏，随访时见局部炎症减轻，真菌镜检和培养阴转。

荣登 BJD 封面

此个案中包含了临床照片，钙荧光染色的菌丝和孢子，皮脂腺痣以及毛根部可见球形马拉色菌的组织病理等多组相片。我们将所有的资料一起打包，投稿至英国皮肤病学杂志 BJD Gallery Image 栏目。第一稿被要求返修，只保留了临床、荧光染色、病理和扫描电镜下的球形马拉色菌图片。而让我们惊喜的是，经过优选的 4 张图片组合，文字压缩到 100 个英文单词，竟然荣登了当季英国皮肤病学杂志的封面（Cover Image），这是在冉老师指导下我们辛勤努力所获得的最好结果。

二、背景知识

皮脂腺痣：是由皮脂腺构成的一种良性错构瘤，其特点为增生的表皮、幼稚的毛囊、大量的皮脂腺及顶泌汗腺。较常见，多于出生时或出生后不久发病，好发于头面部或颈部。儿童时期表现为局限性表面无毛或少毛的斑块，稍隆起，淡黄色。皮脂腺痣可继发其他附属器肿瘤，应外科手术彻底切除治疗。

马拉色菌：是皮肤表面的常驻菌，具有嗜脂性。当大量的皮脂腺分泌皮脂至头皮表面，为嗜脂性马拉色菌提供营养，可促使定植于毛囊口的马拉色菌过度增殖生长。过度生长的马拉色菌可引起皮肤炎症或毛囊周围炎。

三、作者介绍

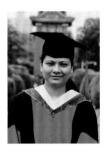

Sushmita Pradhan 苏西，皮肤病学博士，我叫 Sushmita Pradhan（苏西），来自尼泊尔。2017 年 9 月在四川大学华西医院皮肤性病科熊琳副教授指导下顺利获得了皮肤性病学硕士学位，之后我有幸成为了冉玉平教授外籍博士研究生。作为一名尼泊尔留学生，在临床工作中需要大量使用中文是非常困难的，但在我最大限度的决心和努力下，通过了五级中文汉语水平考试，具备了用流利的中文与实验室同事以及患者交流的能力。在冉老师指导下，我学会了将全部的精力和热情投入到皮肤性病学的临床工作。在门诊工作中，冉教授的新理念、创造力及教学水平都令我着迷，每次的学习机会让我受益匪浅。我学会了使用偏振光、非偏振光和紫外光皮肤镜，钙荧光白染色显微镜，提取和鉴定细菌、病毒及真菌的 DNA，高通量测序技术，小培养，药敏试验，扫描及透射电镜等一系列新技术，为我做临床和科学研究奠定了坚实的基础。

四、导师点评

1. 皮脂腺痣是临床常见的良性皮肤错构瘤，马拉色菌是皮肤表面常驻嗜脂性真菌，通过皮肤镜、荧光染色、培养、病理和扫描电镜观察，发现了太多的未知现象，最终逐渐解明。

2. 此研究涉及各种实验技术和方法，如果没有平时的训练和积累，是不可能完成的，作为一个尼泊尔研究生，在理解导师思路、语言交流沟通等面临多种挑战，能获成功难能可贵。

3. 大量资料最终浓缩为一张组合和 100 个英文单词，真正体现了"厚积薄发""一图千言"，成为面向临床、培养创新性研究生的典型案例。

4. 马拉色菌是我们团队近 40 年来的研究课题，通过本例皮脂腺痣的偶然发现，为马拉色菌破坏毛干提供了直接证据，将马拉色菌致病机理研究推向新的水平。

五、论文中文翻译

皮脂腺痣促进球形马拉色菌过度增殖

苏西[1]，冉昕[1]，张朝良[2]，李晓华[1]，冉玉平[1*]

1 四川大学华西医院皮肤性病科；2 四川大学口腔国家重点实验室；* 通讯作者

3 个月大的男性患儿，因头皮黄色油性无毛发斑块 2 月就诊 (a)。头皮鳞屑行钙荧光染色，可见大量分隔的菌丝和出芽的酵母（b，×400）。皮肤组织病理示棘层增厚，真皮毛囊周围大量皮脂腺及炎细胞浸润，毛囊开口处可见大量酵母（c，×40）。将用 Leeming-Notman 培养基分离的菌种做扫描电镜观察（d）及 PCR 扩增内转录间隔区后鉴定为球形马拉色菌（GenBank 序列：MH550149）。因此，皮脂腺痣过度分泌的皮脂，导致了嗜脂性球形马拉色菌过度增殖。

注：图像及参考文献（略）

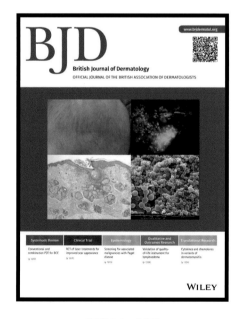

荣登 BJD 封面

六、英文原文全文链接：*https://pubmed.ncbi.nlm.nih.gov/30508229/*

Pradhan S, Ran X, Zhang C, Li X, Ran Y. Cover Image: Naevus sebaceus affected by overgrowth of *Malassezia globosa*. Br J Dermatol. 2018 Dec;179(6):1432-1433.

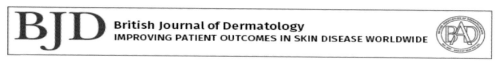

Image Correspondence

Cover Image: Naevus sebaceus affected by overgrowth of *Malassezia globosa*

S. Pradhan, X. Ran, C. Zhang, X. Li, Y. Ran ✉

First published: 03 December 2018 | https://doi.org/10.1111/bjd.17155 | Citations: 2

病例二十
扫描电镜揭秘白甲为什么会变白

一、临床故事

扫描电镜揭秘白甲为什么会变白

我在四川大学华西临床医学院攻读皮肤性病学专业博士学位期间，跟着导师冉玉平教授系统学习了临床思维及科研方法，学会了如何提出科学问题和解决问题，也深刻的体会到了科研就是一个提出科学问题与寻找合适解决方案的过程（图1）。

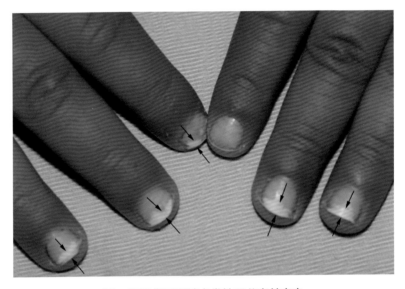

图1 患儿指甲远端多发性甲分离并变白

提出问题：白甲的甲板为何会呈现出白颜色

2009年12月16日，一名11个月大的男孩因指甲变白1月由父母带到冉老师门诊就诊。查体：患儿双手指甲远端分离，几乎全部变白（图1）。脚趾甲正常。除指甲变白外，患儿无其他系统疾病，无用药史，家族史阴性。实验室检查：血、尿常规正常。血清铜、锌、钙、镁、铁、铅、镉均在正常范围内。白甲较为常见，分为后天获得性和遗传性。临床上根据病变特点分为点状白甲、线状白甲、部分白甲和全白甲4种类型。该患儿家族中无类似情况。该种病变常与局部轻微损伤有关，一般无需处理。我之前遇到这种病变只是向患者交代清楚病情即可，从未有想过白甲还有什么文章可做，但自从跟冉老师系统性的学习了临床及科研后，不仅掌握了临床、科研思维方法及实验技能，而且学会了思考，懂得了如何科学的提出问题。抛开白甲的发病机制不说，我在想白甲为何会呈现出白色呢？任何一种现象必有其物质基础，那么甲板呈现出白颜色的物质（结构）基础又是什么呢？众所周知，根据光学原理，白光由不同折射率的各种颜色的光组成（图2A），透明物体的颜色是由它透过的色光决定的，如果物体是不透明的，黑色的物体会吸收所有色光，白色物体会反射所有色光，其他颜色的物体只反射与它颜色相同的光，如红色物体只反射红色光而成为红色（图2B）。正常甲板角质层排列致密，允许光穿透至甲床，并反射甲床血管的颜色，故正常指甲颜色发红。那么，甲板到底发生了怎样的结构异常而导致其不能透光并反射所有色光而导致其颜色发白呢？

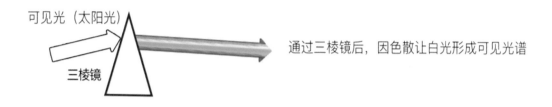

图 2A 一束白光从三棱镜通过后被分解成 7 种颜色的单色光

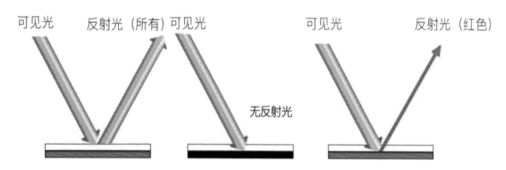

图 2B 白色物体反射所有色光而成为白色，黑色物体吸收所有色光而成为黑色，红色物体吸收了除红色以外的其它色光，因只反射红色光而成为红色

寻找合适的方法解决问题

为了弄清白甲发生的光学原理，我们想到了扫描电镜。扫描电镜（Scanning electron microscope，SEM）是介于透射电镜和光学显微镜之间的一种超微表面结构观察手段，可直接利用样品表面材料的物质性能进行微观成像，具有放大倍数高，连续可调，视野大，成像立体感，可直接观察物体表面细微结构等特点。而广泛应用于医学领域的光学显微镜，由于需要将标本做成组织病理切片、然后再染色观察，且受放大倍数的限制，不能真实、立体、细致、从微观角度观察到甲的全貌，故我们没有采用。我们以往有扫描电镜观察真菌形态结构的经验，坚定了以此观察白甲甲板结构变化的信心。用指甲刀剪下患儿左手中指远端病变的白色指甲，同时剪取了患儿部分正常脚趾甲做为对照，对剪下的甲板经处理后进行扫描电镜观察。结果发现患儿正常趾甲板竖切面扫描电镜显示甲板角蛋白致密（图3（A-C））。白甲

竖切面扫描电镜放大 100 倍后显示其上部甲板致密（正常甲板），下 1/3~1/2 甲板疏松、分离，松解层与正常甲板之间存在明显的边界（图 4（A））。放大 500 倍后可在该松解层中见到很多明显的空隙（图 4（B））。松解层在扫描电镜放大 1 万倍下观察可见其由厚实、疏松、粗糙的角蛋白束相互缠绕而成（图 4（C））。根据光学原理，当物体反射所有可见光，就会呈现白色。正常甲板角质层结构紧凑，允许光穿透至甲床，使其反射出甲下血管颜色（淡红色）（图 5A）。我们所见的白甲是由于各种原因导致甲板结构异常，角质层发生了松解，而这些明显疏松层角蛋白结构厚实、粗糙，之间又有大量的空隙，使其不能被光穿透并反射所有可见光，故使甲板呈现出白色（图 5B）。

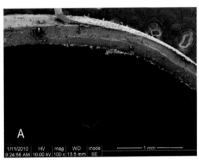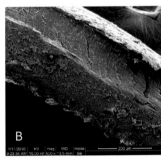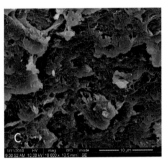

图 3 正常甲板角蛋白致密，裂纹少（A）（×100）；（B）（×500）；（C）（×10000）

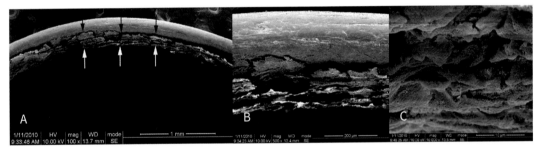

图 4 白甲竖切面扫描电镜显示甲板的下 1/3-1/2 部分松解，甲板上部致密（正常甲板），松解层（异常甲板）与正常甲板之间存在明确的边界（A）（×100）；在松解层中可以看到明显的空隙（B）（×500）；松解层由厚实、疏松、粗糙的角蛋白束相互缠绕而成（C）（×10000）

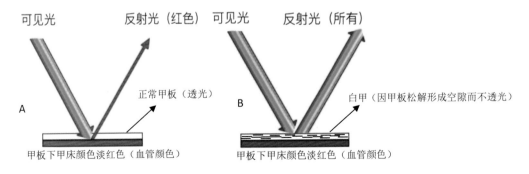

图 5 正常甲板角质层结构紧凑，允许光穿透至甲床，反射红光（甲下血管颜色）（A）。白甲不能被光穿透并反射所有可见光，故使甲板呈现出白色（B）

选对投稿杂志，文章更容易发表

白甲的甲板为何会呈现出白颜色？我们通过扫描电镜观察，得到了很好的解决。好东西是要拿出来与世界分享的，这就涉及到投稿。我们整理成文后面临的最大问题就是该文章往哪个期刊投稿更合适些。以往我们类似的稿件会毫不犹豫的投稿到皮肤性病学期刊杂志，但这次因为我们只是对甲板做了扫描电镜观察，未做普通病理检查，感觉投稿到皮肤性病学期刊杂志可能会不太容易被接收。正在我们为投哪个期刊更合适犹豫时，冉老师因为之前做了很多真菌方面的扫描电镜观察，引起了 *Scanning* 杂志的关注，并收到了来自其杂志的约稿邮件。我们上网查阅 *Scanning* 杂志，发现该杂志为 SCI 收录期刊，当年影响因子 1.333，其刊发的内容非常适合我们的文章发表。投稿后也证明我们的选择是对的，从投稿到文章的发表都非常顺利，因该杂志主要的稿件来源为材料学等工科领域，确实非常欢迎来自医学方面的文章。

该文章的成功发表，我们的心得是对临床发现的问题要多思考，多提问，善于利用先进的技术设备解决问题，以及要根据不同杂志的特点选对投稿杂志，要学会跨学科投稿。选对投稿杂志可以少走不少弯路。

二、背景知识

白甲：临床上分为点状白甲、线状白甲、部分白甲和全白甲 4 种类型，可为遗传因素或外伤、全身性疾病所致，一般不需要治疗。

扫描电镜：用极狭窄的电子束去扫描样品，通过电子束与样品的相互作用产生各种效应，其中主要是样品的二次电子发射。二次电子能够产生样品表面放大的形貌像，这个像是在样品被扫描时按时序建立起来的，即使用逐点成像的方法获得放大像。扫描电子显微镜的电子束不穿过样品，仅以电子束尽量聚焦在样本的一小块地方，然后一行一行地扫描样本，主要用于观察固体表面的形貌。

三、作者介绍

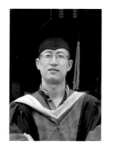

王鹏，皮肤病学博士，2012 年毕业于四川大学华西临床医学院，获博士学位，师从冉玉平教授。目前在华中科技大学协和深圳医院(深圳市南山区人民医院)皮肤科工作。

四、导师点评

1. 白甲临床常见，需要与甲真菌病、甲银屑病、维生素缺乏、重金属中毒等系统疾病的甲颜色变白相鉴别。此患儿排除全身疾病，指甲表面光滑，治疗无特殊方法。

2. 据此告诉家长，大事了结。但家长会问"为什么甲变白？"，但作为教学和科研密切结合的医院，不仅要从书本上获得知识，还应该创造书本上没有记录的知识，让研究生做更深入的探讨，用最新的技术方法回答此问题。

3. 用指甲刀剪下远端分离的白甲，与剪下来颜色正常的趾间对照观察，二者究竟在超微结构上有何差异？扫描电镜提供了可行性，而剪取远端的指甲无创无害，观察结果告诉家长也能了却心愿。

4. 扫描电镜所得图像用简单的光学原理回答了指甲为什么会变白，即填补了认知空白，也培养了研究生如何从临床出发做研究，最终发表论文，印证了"处处留心皆学问"。

五、论文中文翻译

白甲扫描电镜观察

王鹏[1]，杨翰君[1]，冉玉平[1*]，李聪慧[1]

1 四川大学华西医院皮肤性病科；* 通讯作者

📄 摘要：白甲是医学术语，指甲板上出现白色病变。导致甲白色病变的机制尚不清楚。我们对 1 例白甲患者的病甲用扫描电镜观察，发现在白色病变甲板的下部有许多松解、明显松解的分层。松解层由厚实、疏松、粗糙的角蛋白束互相缠绕组成。我们认为该松解层的结构变化与临床上见到的甲白色病变有关。

引言

白甲是指甲的白色病变，分为四个亚型：点状白甲、线状白甲、部分白甲和全白甲。大多数研究集中在该病的病因学。由于医学领域中广泛使用的光学显微镜的局限性，导致白甲组织和结构的异常没有得到足够重视。为进一步了解白甲白色病变的机理，我们用扫描电镜观察了一例白甲患者。下面是病史和扫描结果。

病例报告

患儿男，11 个月，白甲病史 1 月。无其他系统累及。无用药史，家族史阴性。体检示：双手远端指甲几乎全部变白，白斑不超过甲板的前 1/3（图 1），脚趾甲正常。血常规及尿常规正常。血清铜、锌、钙、镁、铁、铅、镉均在正常范围内。用指甲刀剪掉了他左手中指远端白色指甲和部分正常的脚趾甲，对剪下的指甲进行扫描电镜观察。标本在 4℃温度下，2% 戊二醛中固定 4h，分别在 30、50、70、80、90、100% 乙醇溶液中脱水各 15min，然后在乙酸异戊酯中浸泡 30min，干燥后真空镀金。正常趾甲板扫描电镜显示：甲板角质层致密，裂纹少（图 2A-C）。扫描电镜检查白甲的竖切面显示：甲板的下 1/3~1/2 部分有许多松解层，松解层中可见明显的空隙。甲板上部致密（正常甲板）。松解层（异常甲板）与正常甲板之间存在明确的边界（图 3A、B）。松脆层由厚、松解、粗糙的角蛋白束相互缠绕而成（图 3C）。

随访 4 个月，患儿指甲白斑消失。

讨论

白甲是一种由于各种原因引起的甲白色病变。根据病变特点分为点状白甲、线状白甲、部分白甲和全白甲。白甲作为砷中毒的并发症在 1919 年被 Mees 首次报道。白甲分为后天获得性和遗传性。获得性白甲常与创伤、化疗药物、局部或全身感染、低钙血症、重金属中毒、系统性疾病相关。遗传性白甲可以是一种独立性疾病或几种遗传性白甲综合征之一。从病史和临床表现来看，我们的患者获得性部分白甲的诊断是明确的。原因可能是创伤，因为许多其他原因已被排除在外。然而，我们主要关心的是甲板为什么会呈现白色。根据光学原理，当物体反射所有可见光，就会呈现白色。正常甲板角质层成层排列，分为两个独立的单元，硬的背侧甲板（DN）和软的腹侧甲板（VN）。DN 表面相对光滑，而 VN 结构不规则，具有纤细的脊和槽。尽管有裂缝，正常甲板结构紧凑，无松解"层"。该结构对正常甲板至关重要，因为它允许光穿透，使甲下血管颜色可见（正常指甲颜色）。临床上看到的白色是由于甲板结构异常导致甲下血管颜色不能显现。这种异常的原因并不完全清楚。组织病理学检查，甲白斑处常表现为角化不全和颗粒层异常。角化不全和拥有大的角质透明颗粒的颗粒层被认为与白甲的发生相关。然而，由于放大倍数的限制，广泛应用于医学领域的光学显微镜还不足以完全解释甲的白色病变。Marcilly 等（2003）用电子显微镜研究了 1 例白甲，并在甲白色部分发现松解的角蛋白束和胞内脂质。作者认为，松解的角蛋白束可能改变了对阳光的反射，也提出了脂质液泡在甲白色病变中的重要作用。我们用扫描电镜来观察，在白甲的下部分发现很多松脆的，明显松解、游离的"分层"。松解的"分层"与其上方甲板边界清楚，由粗大、疏松、粗糙的角蛋白束相互交织在一起，未发现脂质液泡，故认为松解层是白甲主要的结构异常，其引起临床上的甲白色病变，此种结构的物理性质决定其不能被光穿透和反射所有可见光。

我们展示了 1 例白甲病例并进行了扫电镜观察，认为在白色甲板下面的松解层是临床上所见甲白色病变的主要原因。

致谢

感谢四川大学华西口腔疾病研究国家重点实验室电镜室张朝良老师给予的扫描电镜技术支持。

注：图像及参考文献（略）

六、英文全文链接：https://pubmed.ncbi.nlm.nih.gov/21351107/

Wang P, Yang H, Ran Y, Li C. A case of Leukonychia with scanning electron microscope observation. Scanning. 2011 Jan-Feb;33(1):41-4.

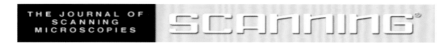

THE JOURNAL OF SCANNING MICROSCOPIES

SCANNING®

Research Article | 🔓 Open Access

A case of Leukonychia with scanning electron microscope observation

Peng Wang, Hanjun Yang, Yuping Ran ✉, Conghui Li

First published: 23 February 2011 | https://doi.org/10.1002/sca.20224 | Citations: 4

病例二十一
头癣：皮肤镜和真菌荧光直接镜检是高效精确的诊断方法

一、临床故事

专业型硕士跟随导师的时间有多少?

作为皮肤科的专业型硕士生，跟随导师出门诊的时间确实太短暂。研究生三年中，第一年在院内各科轮转，其间皮肤科专业临床知识几乎没有时间学习。之后有半年在皮肤科病房，管床、写病历、值班。因此，这整一年半，除了课题组会议几乎就没有机会接触导师及接受具体指导。还剩下一年半的日子，除去刚开始入门的时间还有皮肤急诊值班、毕业论文答辩准备、找工作等耽搁，况且导师并不是每天都有门诊，回头发现三年中实际跟随导师学习的时间不足半年，真是少得可怜（图 1a、1b）。

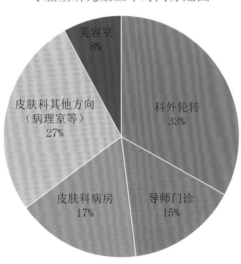

图 1a 皮肤科专业型研究生三年时间分配图

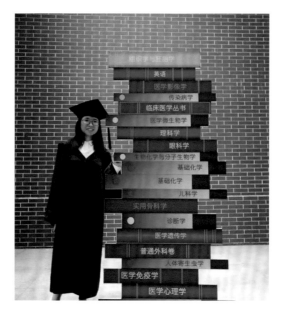

图 1b 而要取得硕士研究生资格，必须先攀登医学基础和临床的"书山"

『小白』门诊初体验

在院内轮转一年后 2017 年 6 月终于回到皮肤科跟随导师出门诊，刚回自己科室有一点喜悦，但更多的是紧张。每次开始出门诊，感觉就像"荷枪实弹"上战场一样，推着皮肤镜 - 显微镜等各种设备(图 2)。诊室的每一个学生都得是一个小能手，在冉老师指导下操作皮肤镜、做真菌镜检、开医嘱、与患者沟通。刚到门诊的我就像一个"小白"，每天都是在既惊喜又惶恐中度过，不知道自己会遇到什么样的病例，又发生什么样的 bug。不过在冉老师的耐心教导与训练下，一个月后还是大概能机械地进行门诊的常规操作了。

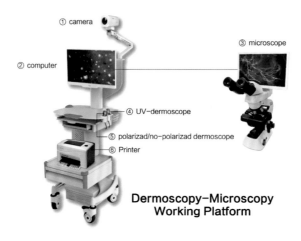

图 2 皮肤镜 - 显微镜工作平台

这是头癣吗?

一天的战斗接近尾声,诊断室外仍然还有焦躁等待的患者与家属,感觉随时都想抢着冲进来看病。进来一个大约七八岁的小女孩,家属说头皮瘙痒一年多了,又没有长啥特别的,因此特意跑来看看。查体大致看外表确实没有太大异常,但仔细看头皮发现头顶部位有一豌豆大小面积的头发较稀疏,隐约可见散在的黑点(图3)。我自己在心里琢磨,这是什么呢?拔毛癣?抑或是头癣,怎么和课本上的还有以前门诊见到的不一样呢?带着我的疑问,听从冉老师的指导常规用皮肤镜检查。首先选取的是毛发稀疏部位,没有发现特殊表现。其次,选取了那些有黑点的部位,居然清晰地看见了好多以前我们团队早就发表过的"螺旋状头发"(图4),这些异常的头发在皮肤镜"照妖镜"下立马现了"原形",就是想"蒙混过关"也都难。

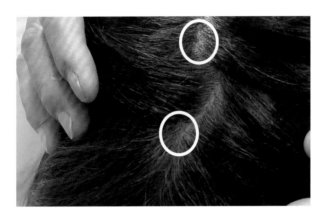

图3 头癣的临床表现头顶处豌豆大小面积的头发脱失斑和散在的黑点(白圈处)

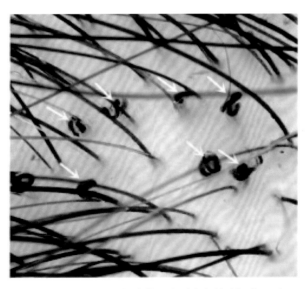

图4 皮肤镜下可见螺旋状头发(白色箭头)(×40)

实验室确诊及治疗

接下来就要夹取有病变的螺旋状头发标本做真菌直接镜检和培养。这是我第一次独自操作取材和镜检，小心翼翼生怕出错，把本该阳性的标本弄成阴性结果。载玻片上滴上真菌荧光染液，普通光源下看到可疑的真菌孢子（图 5a）切换到紫外光光源—荧光显微镜下，立即发现大量密集的圆形孢子（图 5b）。荧光染色后的真菌孢子个个都是那么闪耀，似乎在招手说"我们在这里"。用皮肤镜和直接镜检都验证了头癣的诊断。

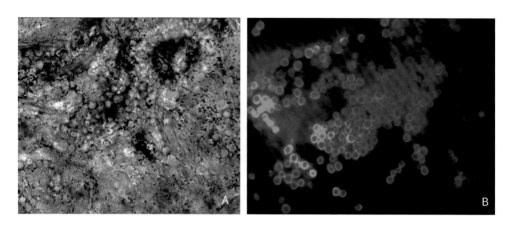

图 5 真菌荧光染色直接镜检可见大量孢子
（同一视野，普通光源图 a，荧光光源图 b，×1000）

取部分病发接种到沙保弱培养基（SDA）试管，待长出真菌后进一步做鉴定。眼下先给予患儿抗真菌治疗：口服伊曲康唑 100mg/d、用 2% 酮康唑洗剂洗头，然后外用萘替芬酮康唑乳膏。总疗程 8 周。而培养的真菌生长缓慢，直到 1 个月时才生长出了紫红色的菌落（图6a）。再转种到马铃薯琼脂培养基（PDA）上生长 14 天后镜下观察，荧光显微镜镜下可见粗细不规则的分隔状菌丝和大小不一的厚壁孢子（图 6b）。由此，判定是由紫色毛癣菌引起的黑点癣。

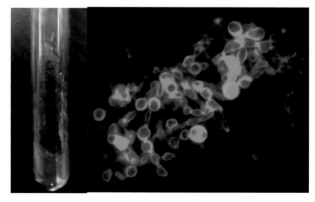

图 6 a.SDA 28℃培养 30 天后长出茂盛的紫红色菌落；b.PDA 25℃培养 14 天后行
真菌荧光镜检可见分支不规则的菌丝，及大小不等的厚壁孢子（×1000）

患儿复诊时已无瘙痒症状，脱发和黑点全部消失。皮肤镜下未见到以前的螺旋状头发，所有毛发恢复正常（图7）。

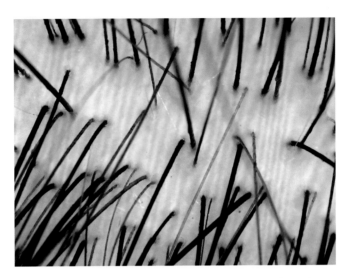

图 7 治疗后皮肤镜检查发现螺旋状头发消失（×40）

在导师的催促下投稿

这个病例开始于 2017 年 7 月，一年后完成最后一次复诊。在 2018 年 8 月在中国菌物学会年会上报告，冉老师提醒我应该尽快写成 SCI 论文投稿发表。我想如此一个普通的头癣病例适合投什么杂志呢。里面包含皮肤镜图片，同行建议我投 *Journal of Dermatology*。抱着试试看，不浪费病例的心态，非常仔细的撰写论文很快就投出去了。但很快我也收到了拒稿的消息（拒稿似乎在我的意料之中）。冉老师建议我改投 *Anais Brasileiros de Dermatologia*（庄凯文师兄曾有投稿成功的经验）。于是，我又漫不经心、拖拖拉拉地开始再次拯救后投稿。在苏西博士的帮助下完成英文润色，终于在 2018.11.20 投出去了。投稿后因为自己的各种耽搁，最后在 2019.6.13 才接到编辑部同意接受的邮件。要不是导师再三催促和提醒，这个我眼中的小病例真的会被我浪费了。尽管是一个"小"病例，细细回想与总结，总会发现看似普通的病例背后都有着那么多值得学习的地方。

总结与体会

该病例从就诊、投稿到接收总共大约两年时间。差点就被我遗弃的"小"病例在冉老师的指导催促下最后成功发表 SCI，几点难忘的体会总结如下：

1. 从临床大体到皮肤镜以及镜检的每一张图片都不能随便马虎,采图应尽可能的清晰、规范和专业。在日常工作中冉老师就这样教导每一名学生，皮肤科工作要求必须这样，清晰、漂亮、典型的图片一直是我们团队的名片和特色。

2. 没有一模一样的病例，看似普通或相似的病例，只要细心就会发现特别之处。本例患儿皮损面积很小，表现隐匿，肉眼观察非常容易漏诊。应用皮肤镜和真菌荧光镜检却发现非常典型的镜下表现，是"不典型"病例在新武器下"秒变"的典型。

3. 小病例、普通病例并非不能发表，选取合适角度。不要浪费宝贵的临床资源，在临床工作中及时整理发表。既可分享至国内外同行，也不枉我这 3 年的硕士生涯。

二、背景知识

皮肤镜： 又称皮肤表面透光式显微镜，是一种可以放大数十倍到 200 倍的皮肤放大镜，并有通过交叉偏振光原理消除皮肤表面反射光的特点。皮肤镜观察皮肤亚微观水平的病理变化，主要体现在对表皮结构、色素、血管、毛发等皮肤附属器异常的观察。用于色素性疾病、血管性疾病、红斑鳞屑性疾病、皮肤肿瘤、甲病及毛发的辅助诊断和无创评估或监测，紫外光皮肤镜还可以观察受真菌感染毛发产生的特殊荧光。皮肤镜还可用于远程医疗及医学教育。具有无创、适应症广、操作便捷等优势，很大程度上弥补了裸眼观察的局限性，为临床诊断提供了更多依据，是皮肤科医师重要的诊断"助手"。

真菌荧光染色： 荧光染色通过特殊荧光素与标本中真菌细胞壁上的 β - 葡聚糖或几丁质结合，在荧光显微镜紫外光（波长：340 ～ 380nm）激发下，荧光素发光使镜下菌丝及孢子呈亮蓝色荧光。因此荧光染料特异性针对真菌细胞壁葡聚糖或几丁质结构，其检测敏感性明显优于 KOH 湿片法，且阳性检出率高、镜检时间短。操作简单的荧光染色法可及时准确地确定真菌感染，根据镜下形态大致确定菌种类别，明显提高阳性检出率。

三、作者介绍

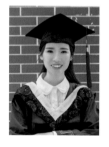

肖慧，皮肤病学硕士，2019 年毕业于四川大学华西临床医学院，师从冉玉平教授。现工作于成都京东方医院。

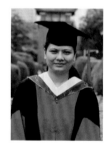

Sushmita Pradhan 苏西，皮肤病学博士，来自尼泊尔，2017 年四川大学华西临床医学硕士毕业（导师熊琳教授）。现为四川大学华西临床医学院皮肤性病科在读博士，导师冉玉平教授。

四、导师点评

1. 硕士研究生大多从医学本科毕业后考入，靠背书 + 考试成绩合格录取，基本没有皮肤性病科临床及亚专业培训经历。

2. 在跟导师学习时间不足半年，如果仍像本科生一样看书加背书，不尽快从"学生"转变为"医生"，从"背书应考"转变为"解决问题"，就很难达到临床及科研的要求。

3. 一篇 SCI 论文涉及到从临床到实验室、病史搜集、皮肤镜和真菌镜检培养、鉴定，再到论文书写、投稿、根据审稿人意见修稿，最终才可能被接收。如果没有经历过此过程，就不是"名副其实"的研究生。

4. 每一个临床病例都是对年轻医生成长的考核，经历越多经验越多，成长越快。

5. 利用先进的皮肤镜和真菌荧光染色技术成功诊疗一例不典型的头癣，使患者及早得到有效治疗，减少痛苦、节省时间成本、避免误诊误治。

6. 研究生及时总结分享，发表 SCI 论文分享经验，加速成才，是培养临床专科硕士研究生的有效途径：授人以渔，终身受益。

五、论文中文翻译

头癣：皮肤镜和真菌荧光直接镜检是高效精确的诊断方法

肖慧 [1]，苏西（Sushmita Pradhan）[1]，冉昕 [1]，冉玉平 [1*]

1 四川大学华西医院皮肤性病科；* 通讯作者

📖 摘要：头癣在学龄儿童中常见，可有黄癣和脓癣。一些头癣在肉眼观察时表现不明显，很容易被忽略。作者描述了一例由紫色毛癣菌引起的不典型头癣病例。该患者是一个 8 岁的女孩，头皮瘙痒 1+ 年。皮肤镜检查、真菌荧光显微镜检和培养辅助临床查体确定了头癣的诊断。逗号状和螺旋状头发是该类头癣两种特殊的皮肤镜表现模式。该患者口服伊曲康唑、用 2% 酮康唑洗剂洗头，然后外用 1% 萘替芬 -0.25% 酮康唑乳膏，8 周治愈。

关键词：皮肤镜检查；荧光染色；显微镜检；荧光；癣；头癣。

前言

头癣在学龄儿童中常见，可有黄癣和脓癣。近年来，发现亲人性皮肤癣菌（例如紫色毛癣菌）引起头癣的病例逐渐增加。这类真菌常引起炎症反应较轻，在肉眼下表现不明显，因此很容易被忽略。诊断无明显表现和不典型的病例主要依靠毛发和鳞屑使用传统的 10% KOH 涂片直接镜检及真菌培养结果。缺少快速、可靠的确诊方法，再加上非特异性的表现，这可能会导致诊断延迟或误诊。据报道，逗号状和螺旋状头发是头癣两种特殊的皮肤镜表现模式。真菌直接荧光显微镜检查可以确诊。我们报道了一例通过皮肤镜检查和真菌荧光显微镜检这两种高效精确的诊断方法及时确诊的头癣病例。

病例报告

一个 8 岁中国女孩，因"头皮瘙痒 1+ 年"就诊。其体重 21kg，既往病史无特殊。家里有一只宠物狗和一只宠物猫。皮肤科查体为头顶可见豌豆大小的头发脱失斑和散在的黑点（图 1）。皮肤镜（中国，捷达，JD801D）检查偏振光下可见许多短小卷曲的螺旋状头发(图 2)。取螺旋状病发真菌荧光(真菌荧光检测试剂盒,江苏莱芙时代生物技术有限公司)直接显微镜检发现大量真菌孢子（图 3）。病发接种在 SDA 培养基中 28℃培养 30 天后长出茂盛的紫红色菌落（图4）。菌落接种在 PDA 培养基中 25℃培养14天，再挑取适量菌落行真菌荧光显微镜检查，可见许多分支不规则的菌丝，并形成了大小不等的厚壁孢子（图5）。根据皮肤镜检查、真菌荧光显微镜检和真菌培养诊断该女孩为紫色毛癣菌所致的头癣。给予口服伊曲康唑（纯牛奶送服）100mg 每天一次、2％酮康唑洗剂洗头后外用1％萘替芬 -0.25％酮康唑乳膏等联合治疗。8周后患儿病情明显改善，螺旋状头发消失。一年后随访无复发（图6）。

讨论

先前的研究推测螺旋状头发的形成是由于紫色毛癣菌引起的毛干不对称损伤和鳞屑覆盖引起的外部阻力共同导致的。皮肤镜检查是一种可用于识别肉眼不易观察皮肤精细结构和颜色的诊断工具。其可作为一种快速无创、可靠和廉价的方法帮助诊断头癣。真菌荧光显微镜检查易于操作且及时，可通过对真菌细胞壁进行特异性染色来准确识别真菌感染。因此，其可显著提高儿童这一特殊人群的真菌镜检阳性率，以便快速诊断后得到早期有效的治疗。

注：图像及参考文献（略）

六、英文全文链接：https://pubmed.ncbi.nlm.nih.gov/32276798/

Xiao H, Pradhan S, Ran X, Ran Y. Tinea capitis: dermoscopy and calcium fluorescent microscopy as highly efficient and precise diagnostic tools. An Bras Dermatol. 2020 May-Jun;95(3):332-335.

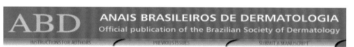

Journal List > An Bras Dermatol > v.95(3); May-Jun 2020 > PMC7253880

ANAIS BRASILEIROS DE DERMATOLOGIA
ABD Official publication of the Brazilian Society of Dermatology
INSTRUCTIONS FOR AUTHORS   PREVIOUS ISSUES   SUBMIT A MANUSCRIPT

An Bras Dermatol. 2020 May-Jun; 95(3): 332–335.
Published online 2020 Mar 19. doi: 10.1016/j.abd.2019.06.013

PMCID: PMC7253880
PMID: 32276798

Tinea capitis: dermoscopy and calcium fluorescent microscopy as highly efficient and precise diagnostic tools

Hui Xiao, Sushmita Pradhan, Xin Ran, and Yuping Ran*

病例二十二

伊曲康唑、特比萘芬联合热疗、液氮冷冻成功治愈难治性念珠菌性肉芽肿

一、临床故事

魔咒般的面部"封印"

皮肤真菌感染的临床表现复杂，皮损千变万化，稍有疏忽则可被表面现象所蒙蔽，耽误患者的诊疗。回想这些年亲自管理过的真菌感染患者，一张古怪的面容不禁浮现在眼前……

那是去年五月，一个炎热的周三，我在冉老师门诊上协助操作皮肤镜。门外传来一阵沉闷的拐杖声，突然诊室的门被打开，映入眼帘的是一张惊人的面容，左侧面部被一个直径约10cm的环状斑块占据，斑块表面覆盖着厚厚的棕褐色痂壳，斑块中央皮肤挛缩，导致左侧眼睑外翻，露出布满血丝的眼睛。不仅如此，右侧面部亦有一个直径约5cm的类似斑块，两个斑块如同两个邪恶的"封印"，让人畏惧（图1）。随行的家属告诉我们，老人面容改变已有8年时间，四处就医，皮损反而越发严重。1年前皮损做过病理活检提示"查见真菌孢子"，诊断为"深部真菌病"，口服"特比萘芬"半年无明显疗效，改为"伊曲康唑"口服一年，面部痂壳有减少，但仍存在闭眼障碍，长此以往，一来担心长期服用抗真菌药物的不良反应，二来害怕出现眼部溃疡甚至失明。冉老师立刻指示我对皮损进行了皮肤镜检查，在放大50倍的偏振光皮肤镜下，棕褐色痂壳处皮损表面观察到我们熟悉的"黑红点征"（图2）。

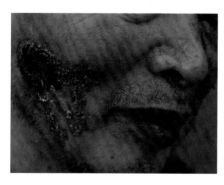 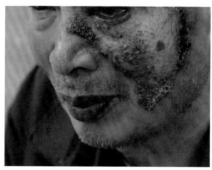

图 1 面部皮损：患者在邪恶"封印"中煎熬

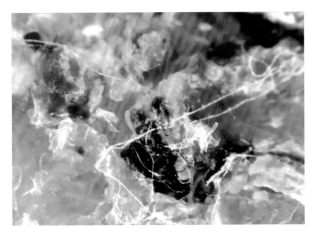

图 2 皮肤镜下看到放大的皮损："黑红点征"

进一步查体发现，患者头枕部、腰背部及大腿也有数个红色斑块（图 3）。我们判断为真菌感染皮损，但未发现系统感染征象。"皮肤慢性疣状斑块""真菌孢子""黑红点征"，这些信息使我们首先联想到"着色芽生菌病"。但为何口服"特比萘芬"治疗无效呢？伊曲康唑治疗效果也较为缓慢，难道是其他真菌感染吗？因此，只有找到和确认病原菌，才能决定患者进一步治疗计划。

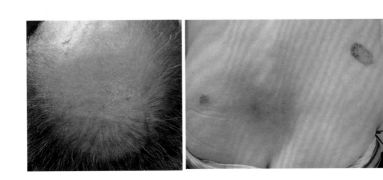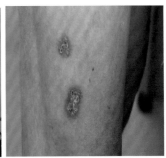

图 3 患者头枕部、腰背部和大腿可见多发性暗红色斑块

科学探秘，破译"咒语"

令人惆怅的是，由于已口服一年半抗真菌药物，多次多处取患者皮损的真菌培养结果始终为阴性。最终的希望则寄托在患者已查见"真菌孢子"的病理切片上。在 HE 染色的切片上可见假上皮瘤样增生，角质层有成团的菌丝和酵母细胞，真皮内成团的中性粒细胞浸润；经氯胺银染色的切片里看到大量的菌丝、假菌丝和酵母细胞，未见着色芽生菌病的病理下应该出现的"硬壳细胞"，病原菌的判定再次陷入谜团（图 4）。

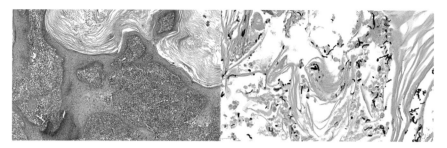

图 4 组织病理显示假上皮瘤样增生，真皮内有大量中性粒细胞浸润形成肉芽肿，
角质层可见大量真菌菌丝、假菌丝及酵母细胞

仅凭病理资料不能确定病原菌，冉老师指示用分子生物学方法从蜡块中直接提取 DNA 测序鉴定菌种。我们将患者组织蜡块其切成薄片，经过二甲苯脱蜡后，通过酚氯仿法提取 DNA，用真菌通用引物 ITS1/4 扩增，得到目的基因片段，送至测序公司后得到结果：*Candida tropicalis* (热带念珠菌)。热带念珠菌属于人类皮肤黏膜上的常见菌，40.4% 的热带念珠菌可能出现伊曲康唑耐药。因此该患者单用特比奈芬治疗无效，单用伊曲康唑疗效缓慢。由于没有分离出活的菌株无法做药敏试验，接下来该如何调整患者的治疗呢？

综合治疗，解除"封印"

查阅既往文献报道，发现特比萘芬与伊曲康唑在念珠菌、不规则毛霉菌、马拉色菌、隐球菌等感染性疾病的治疗中均有协同作用，因此我们将治疗方案调整为"特比萘芬 250mg/d+伊曲康唑 100mg bid 联合治疗，外用萘替芬酮康唑乳膏"。由于念珠菌在温度高于 37℃时生长被抑制，建议患者每日对皮损进行热疗（温度 45℃，每日 2h 左右)，针对面部明显的瘢痕挛缩局部进行液氮冷冻治疗，在抑制真菌的同时也可减少瘢痕的形成。患者每 2~4 周复诊观察疗效。渐渐的，患者面部斑块逐渐缩小、颜色变淡，左侧眼睑也能够轻轻闭合了。综合治疗 4 月，在皮肤镜下发现"黑红点征"也随着皮损好转而逐渐减少（图 5)，监测患者肝肾功结果始终在正常范围内。

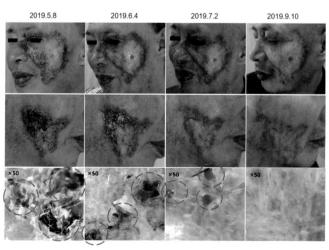

图 5 综合治疗 4 月后，面部皮损明显好转，皮肤镜下"黑红点征"也逐渐消失

病原分离，永恒主题

回顾患者就诊经历，可谓一波三折，柳暗花明，老年人的皮肤真菌感染在诊断上极具挑战性，病原菌常出乎意料，很容易落入"陷阱"，千方百计找到病原菌是关键。真菌感染的诊疗之路道阻且长，发现并保存致病菌是极其重要的，尤其是在治疗开始前分离和鉴定菌种可"事半功倍"，而在没有分离到菌株就匆忙上药，后期的疗效评价和治疗方案调整则"举步维艰""费时费钱"。我们针对菌种采取丙烯胺类的特比萘芬和三唑类的伊曲康唑药联合应用、让药物作用靶点增多互补、足量足疗程、综合治疗，大大改善了患者的预后。

全球发布，公开秘籍

收集好病历资料后，抱着试试的想法，我们团队将该病例先后投到了 *New England Journal of Medicine* 和 *British Journal of Dermatology* 的 Image 栏目，但很快就被拒稿，让人沮丧，不禁重新审视这个病例，并深度挖掘。查阅文献发现，皮肤镜观察着色芽生菌病、孢子丝菌病、马尔尼菲篮状菌病等病例时均有类似"黑红点征"表现，且随着有效的抗真菌治疗而消失。因此，我们推测"黑红点征"可能是包括念珠菌性肉芽肿在内的慢性感染性皮肤病的指征。于是按照此思路，我们对文章进行了大幅度修改，增加了"黑红点征"的讨论和患者治疗时序图，改投 *Dermatology and Therapy* 杂志，很快收到编辑的修改意见，逐一修改后再次提交了稿件，当天即收到接受确认信。独特的临床表现和曲折的诊疗过程终于见刊，与全世界同行分享我们的成功经验。

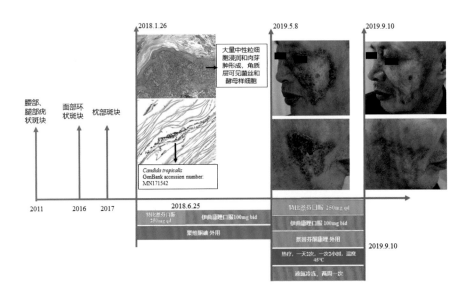

图 6 患者的诊疗时序图

二、背景知识

念珠菌性肉芽肿（*Candidal granuloma*）：是累及皮肤和皮下组织的慢性感染性疾病，其致病菌主要为白念珠菌，也可为热带念珠菌等。临床表现为增殖、结节、溃疡和肉芽肿形成。其一线治疗方案为系统性抗真菌药物治疗，但随着耐药率的上升，部分患者难以获得满意的疗效。抗真菌药物的联合使用以及热疗、冷冻、光动力等方案为难治性念珠菌性肉芽肿的治疗提供了更多的选择。

"黑红点征"（*Blackish-red dot sign*）：我们在皮肤镜下观察到的一种新体征，常见于着色芽生菌病和孢子丝菌病等慢性感染性皮肤病病例皮损中。这一征象代表宿主皮肤将体内的真菌、诺卡菌等"异物"经皮内向体外排除的表现。"黑红点征"作为皮肤镜线索诊断和疗效评价的标志值得深入研究。

三、作者介绍

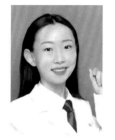

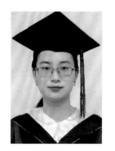

徐小茜，皮肤病学博士，2017 年获四川大学皮肤病与性病学硕士学位，2020 年获四川大学皮肤病与性病学博士学位，师从冉玉平教授，现就业于四川省德阳市人民医院皮肤科。

阳何丽，皮肤病学硕士，2017 年获中国医科大学临床医学专业学士学位。2020 年获四川大学华西医院皮肤病与性病学硕士学位，师从冉玉平教授。现就业于自贡市第四人民医院皮肤性病科。

四、导师点评

1. 皮肤科病种超过 2000 种，如何在繁忙的门诊中快速锁定疑难病？需要多年的实践经验和敏锐的洞察力。

2. 皮肤镜是近年快速发展的新技术，突破肉眼局限把皮损放大 50~200 倍观察，发现传统教科书上没有描述过的征象，需要立即抓住并报道。

3. "黑红点征"提示慢性感染性肉芽肿病变，可作为疗效评价的客观指标，与具体病原菌的关联和特异性还需要深入研究。

4. 首诊时取皮损标本做真菌镜检、培养分离病原菌极其重要，可避免误诊和少走弯路，"磨刀不误砍柴工"。

5. 分子生物学方法的最终目的都是为了解决临床难题，而不是"炫技"。如何应用到具体患者和具体标本，需全局思考和综合判断。

6. 保存的蜡块标本是不可再生资源，熟练掌握 DNA 提取和 PCR 技术，关键时刻才能一举成功，将扩增产物交第三方测序水到渠成。

7. 过目不忘的临床相片、完整曲折的诊疗过程、独具特色的新发现是打动审稿人和主编，吸引读者的法宝。论文及时发表在 Dermatology Therapy (IF:3.615) 上也为研究生毕业答辩增光添彩。

五、论文中文翻译

伊曲康唑、特比萘芬联合热疗、液氮冷冻成功治愈难治性念珠菌性肉芽肿

阳何丽[1]，徐小茜[1]，冉昕[1]，冉玉平[1*]

1 四川大学华西医院皮肤性病科；* 通讯作者

摘要：念珠菌性肉芽肿是临床上少见的难治性疾病，常见于免疫功能低下患者。报告 1 例 57 岁男性热带念珠菌致肉芽肿。经组织病理学和分子鉴定确诊为念珠菌性肉芽肿。患者曾接受长期抗真菌治疗，但并没有获得满意疗效。最后采用伊曲康唑、特比萘芬联合热疗和冷冻治疗，成功地治愈。在治疗过程中，皮肤镜观察到该疣状肉芽肿的"黑红点征"逐渐消失。

关键词："黑红点征"；念珠菌性肉芽肿；热带念珠菌；伊曲康唑；特比萘芬；热疗；冷冻治疗；皮肤镜

前言

近年来，免疫功能低下患者发生念珠菌感染的几率正在增加。白念珠菌仍然是临床原发或继发性感染的主要病原菌，但非白念珠菌特别是热带念珠菌引起的感染也在增加。热带念珠菌主要引起浅表感染和念珠菌血症。念珠菌性肉芽肿是热带念珠菌感染极为少见的表现。在此，我们报告一例难治性念珠菌性肉芽肿的病例，并采用抗真菌药物联合热疗和液氮冷冻成功治愈患者。

病例报道

患者为 57 岁男性，有高血压和中风病史，因腰部、右大腿和面部多处斑块于 2019 年 5 月就诊。8 年前，患者腰部和右大腿无明显诱因逐渐出现多处疣状斑块。直到 18 个月前，患者面部出现 2 个不断扩大的斑块，伴剧烈瘙痒才开始求诊（图 1，A1 和 B1）。他被诊断为皮下真菌感染，并口服特比萘芬 250mg/d 和局部外用聚维酮碘治疗 5 个月。皮损并没有改善。然后治疗方案改为口服伊曲康唑 200mg/d，持续 11 个月，其腰部和右大腿的部分皮损有改善，但面部皮损未见明显好转。

体格检查显示，面颊处可见 2 块清晰的、形状规则的红色斑块，上覆痂壳，大小分别为 5cm×5cm 和 10cm×10cm。触诊浅表淋巴结、肝、脾均正常。胸部听诊清楚。血清电解质、肝、肾功能、抗核抗体、类风湿因子均在正常范围内。HIV、梅毒、结核病和肿瘤检测结果均为阴性。血液检测显示淋巴细胞计数下降（CD3：481 细胞 / μl，正常范围 941-2226 细胞 / μl；CD4：295 细胞 / μl，正常范围 471-1220 细胞 / μl；CD8：164 细胞 / μl，正常范围 303-1003 细胞 / μl）。疣状肉芽肿的皮肤镜下表现（江苏省捷达科技发展有限公司）

显示，红色背景上可见血管扩张，黄色鳞屑、痂壳和"黑红点征"（图1，C1）。

尽管直接镜检和真菌培养均为阴性，但病理结果为明确临床诊断提供了依据。组织病理可见角化不全、角化过度，表皮呈假上皮瘤样增生，真皮中可见密集的中性粒细胞和多核巨细胞浸润（HE）（图2A）。在角质层中也观察到大量的短菌丝和酵母细胞（PAS和GMS）（图2B，C）。

随后进行了分子鉴定，采用酚氯仿提取法从石蜡包埋组织中提取基因组DNA。用引物ITS1和ITS4做PCR扩增ITS（内转录间隔区）rDNA区域。反应体系：12.5 μl Taq聚合酶（日本TaKaRa）、6.5 μl ddH2O、2 μl每个引物（10μm）和2 μl rDNA。扩增程序：95℃ 4min，35个循环的94℃ 45s，52℃ 15s，72℃ 2min，最后维持72℃ 10min。PCR产物进行Sanger测序。将核酸序列与GenBank数据库比较与热带念珠菌显示出100%相似性。最终鉴定为热带念珠菌，将其序列提交给GenBank，序列号为MN171542。

最后，通过临床表现、分子生物学及组织病理学检查，明确了热带念珠菌所致的念珠菌性肉芽肿的诊断。患者接受了口服特比萘芬250mg/d，伊曲康唑200mg/d，外用萘替芬酮康唑乳膏等治疗。为达到满意效果，局部外用萘替芬酮康唑乳膏后覆盖电热毯热疗（一次2小时，每天2次，温度保持在45℃左右），并用棉签直接对疣状肉芽肿进行液氮冷冻治疗（每2周一次）。每2周检查肝肾功能1次，均在正常范围内。患者在随访4个月内获得完全缓解（图1，A2-A4、B2-B4）。"黑红点征"在治疗过程中逐渐消失（图1，C1-4）。

讨论

念珠菌是一种条件致病菌，广泛存在于土壤、水源和野生鸟类粪便中。在健康人体皮肤、阴道、口腔和消化道中也有发现，当机体抵抗力下降或局部环境改变时，可引起局部或系统性感染。随着广谱抗生素、糖皮质激素、免疫抑制剂的广泛应用，以及静脉置管等介入诊疗的广泛开展，念珠菌感染的发病率急剧上升。研究表明，白念珠菌仍然是临床原发或继发性感染的主要病原，但非白念珠菌特别是由光滑念珠菌和热带念珠菌引起的感染也在增加。

念珠菌性肉芽肿是一种少见的皮肤念珠菌病，1950年首次由Hauser和Rothman报道。深部皮肤念珠菌病有两种临床类型：Hauser-Rothman型和Busse-Buschke型。典型病变表现为炎性丘疹、结节、水疱、脓疱、脓肿和覆盖有厚黄棕色结痂的斑块。最常见感染人群是免疫细胞减少或淋巴细胞减少的婴儿和儿童，及长期使用免疫抑制剂或糖皮质激素的成人。白念珠菌是念珠菌性肉芽肿的主要病原。热带念珠菌主要引起口腔念珠菌病、念珠菌性阴道炎、甲真菌病和念珠菌菌血症等浅表和系统性感染。念珠菌性肉芽肿是热带念珠菌感染极为罕见的表现。

系统性抗真菌药物是念珠菌性肉芽肿的一线治疗方法。但较长的疗程、耐药性和对不良反应的担忧可能会引起疗效不满意。患者最初接受了口服特比萘芬5个月，伊曲康唑11个月的治疗。直接镜检和真菌培养结果均为阴性，疣状皮损稍有改善。在念珠菌、不规则毛霉菌、马拉色菌、隐球菌等菌株中，均发现了特比萘芬与伊曲康唑的协同作用，可能是由于药物对麦角甾醇生物合成途径不同阶段的联合作用所致，我们强烈推荐伊曲康唑和特比萘芬的联合治疗。此外，热疗和液氮冷冻治疗也有可能获得更好的疗效和更短的治疗时间。

热疗和冷冻疗法广泛应用于治疗感染性皮肤病。据报道，各种形式的热疗有利于细菌和真菌感染性疾病的治疗，如分枝杆菌病、孢子丝菌病和着色芽生菌病。ALA-PDT 光动力疗法在念珠菌感染治疗的应用也有报道。一般来说，与 ALA-PDT 和原位光免疫疗法相比，使用电热毯更便宜和方便。冷冻疗法也适用于感染性疾病，可增强免疫，并直接杀伤微生物。液氮冷冻治疗不仅适用于疣，也适用于深部皮肤感染，如着色芽生菌病、皮肤利什曼病甚至念珠菌性角膜炎。系统应用伊曲康唑和特比萘芬联合局部热疗和冷冻治疗念珠菌肉芽肿的经验有限。

在我们的病例中观察到独特的皮肤镜下"黑红点征"，随着有效的抗真菌治疗而消失。在着色芽生菌病、孢子丝菌病和马尔尼菲篮状菌感染的病例中也有类似的发现。这些小点由小的血痂、细胞碎片和真菌结构组成。这一征象主要表现为炎症反应经皮清除的产物。因此，我们认为"黑红点征"可能是包括念珠菌性肉芽肿在内的慢性感染性皮肤病的指征。

结论

针对单一抗真菌药物治疗无效的难治性念珠菌性肉芽肿，可以采用伊曲康唑与特比萘芬联合治疗。为提高疗效，缩短治疗时间，热疗和冷冻治疗可作为经济有效的辅助治疗。同时，我们认为"黑红点征"的逐渐消失可能是评价治疗效果的一个重要标志。然而，还需要进一步的研究来证实这一现象。

注：图像及参考文献（略）

六、英文全文链接： https://pubmed.ncbi.nlm.nih.gov/32405702/

Yang H, Xu X, Ran X, Ran Y. Successful Treatment of Refractory Candidal Granuloma by Itraconazole and Terbinafine in Combination with Hyperthermia and Cryotherapy. Dermatol Ther (Heidelb). 2020 Aug;10(4):847-853.

Case Report | Open Access | Published: 14 May 2020

Successful Treatment of Refractory Candidal Granuloma by Itraconazole and Terbinafine in Combination with Hyperthermia and Cryotherapy

Heli Yang, Xiaoxi Xu, Xin Ran & Yuping Ran ✉

Dermatology and Therapy **10**, 847–853(2020) | Cite this article

病例二十三
来自宠物刺猬的刺猬毛癣菌感染所致难辨认癣

一、临床故事

手掌"汗疱疹"，抹药后"化脓了"？！

记得那是深秋的下午，我出门诊，前来就诊的多是在院外或者普通门诊医治效果不佳再次就诊的"疑难病"患者。一位 21 岁年轻漂亮的时尚女孩子焦虑地走进诊室，举起自己的右手对我诉说："医生，您看看我的汗疱疹，怎么越医越严重了？"仔细询问病史，患者右手掌出现红斑、丘疹、脓疱已经 5 天了，最开始只是散在的红色斑丘疹和丘疱疹，伴轻度灼热和瘙痒，在院外诊断"汗疱疹"，给予激素软膏外用，皮损继续加重，丘疱疹不断新发，且融合成片，逐渐转化成脓疱，有黄色"脓水"流出，自觉瘙痒与灼热感加重。皮肤专科查体显示右手掌大鱼际边界清楚暗红斑，其上密集分布相互融合的脓疱，部分已破溃，有少量脓液溢出（图 1）。患者头、面、颈、躯干及四肢其他部位未见皮肤异常。

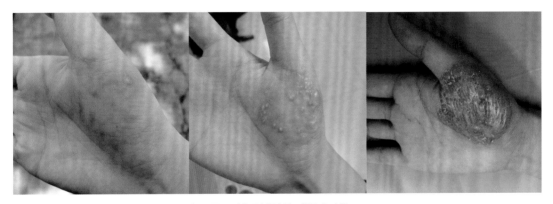

图 1 越医越重的"汗疱疹"

皮肤镜观察皮损特征

根据临床经验，年轻患者，单侧肢体暴露部位出现急性皮炎改变，起病急、病程短，首先想到的致病因素是外界接触刺激？感染？还是其它？于是进一步仔细询问，患者发病前局部没有可疑致敏物接触史，既往体健，否认疱疹、湿疹等皮肤病史，也没有传染性疾病、免疫性疾病及其他慢性疾病史。我先用皮肤镜仔细观察患者的皮损：可见橘红色背景上灶性分布白色裂开的片状鳞屑，大量橘红色类圆形蜂房状分隔结构，未见毛细血管扩张，提示皮损为皮下多房型水疱结构（图 2）。

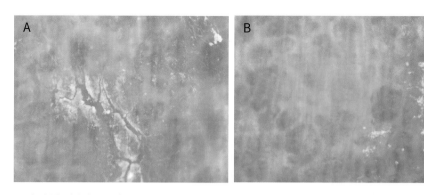

图 2 皮肤镜（南京捷达）下观察的皮损：橘红色背景上灶性分布白色裂开的片状鳞屑（A），
大量类圆形蜂房状分隔结构，提示皮下多房型水疱（B，×50）

手掌皮损 + 带刺宠物，真菌感染可能？

是什么因素导致皮下急性水疱形成？外在因素还是体内因素？我想尽快获得诊断线索。"有没有饲养宠物呢？"我继续询问。"有，一只小刺猬，养了一个多月了。"女孩回答。听到这里，我意识到真菌感染的可能，立刻安排患者进行了相关实验室检测。血常规各项指标无异常，皮损分泌物细菌涂片阴性。

取皮损处皮屑行真菌取皮损处皮屑行真菌取皮损处皮屑行真菌荧光镜检，可见分隔菌丝（图 3A），支持手掌皮损为真菌感染的诊断。

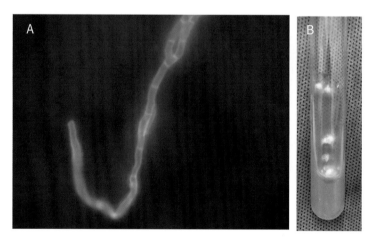

图 3 取皮损鳞屑做真菌荧光染色发现分隔菌丝（A），
真菌培养有白色绒毛状菌落生长（B，SDA，28℃，7d）

果然如我所料，拿到报告我脑海里的诊断治疗思路逐渐清晰起来：这个女孩子右手掌皮损炎症反应重又有宠物饲养史，很有可能是亲动物性皮肤癣菌感染所致，而外用激素软膏导致皮损加重并难以辨认，即"难辨认癣"。那她的宠物会不会就是罪魁祸首呢？继续问女孩："刺猬你不害怕吗？那么多刺？"女孩有些意外，回答说"不会呀，刺猬很可爱，又胆小，一碰就蜷缩成一团，我很喜欢把它放在手掌上玩，给它喂食、洗澡……"女孩的回答让我进一步把怀疑锁定在了刺猬上。我将考虑的诊断及治疗方案（伊曲康唑口服及外用萘替芬酮康唑乳膏联合治疗）与患者沟通，她半信半疑地拿了药走了。5天后，患者第一次复诊，右手掌皮损得到了控制，原有的脓疱基本吸收结痂了。

1周后，从女孩手掌皮损处真菌培养出白色绒毛样菌落（图3B），经小培养形态学及分子生物学鉴定为刺猬毛癣菌（*Trichophyton erinacei*），这是一种亲动物性癣菌，而刺猬恰恰是最常见的宿主。立即与女孩取得联系，告知我们的实验室检测进展，希望她再次复诊时把刺猬带来。临床治疗取得显著效果，也极大得提高了女孩对我的信任和依从性。治疗2周后女孩如约而至，她欣喜地表示自觉痒痛缓解，右手掌脓疱完全消退，遗留陈旧暗红斑（图4）。复查真菌镜检阴性，停口服抗真菌药物，继续外用抗真菌软膏巩固维持。治疗4周后复诊，右手掌红斑完全消退，皮损痊愈。

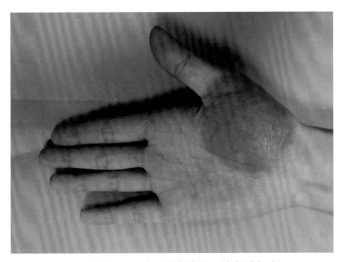

图4 治疗2周后，脓疱消退，遗留暗红斑

锁定"嫌犯"，成功破案

临床诊治顺利结束了，那么携带真菌"嫌疑犯"——女孩养的宠物刺猬，该如何来验证呢？女孩复诊时把刺猬带到了诊室，可以看到刺猬鼻部暗红色，表面有明显脱屑，小家伙果然非常胆小，到了嘈杂陌生环境吓得缩在一角不停打喷嚏。我请来真菌检验科的老师帮忙，想取刺猬鼻部皮屑做相关检测。但刺猬非常不配合，干脆蜷缩成球，怎么都不露面，匆忙中的取材失败了。

我没有放弃，向导师冉玉平教授寻求帮助和指导。于是，在门诊工作结束后，我和女孩带着刺猬赶到了冉老师团队的实验室，冉昕师弟早已准备好，在耐心地等待刺猬适应了环境，缓过劲来舒展开活动时，我们一起配合，成功地夹取了皮屑和刺进行真菌镜检和培养（图5）。

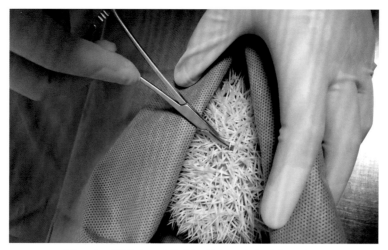

图 5 小心翼翼夹取宠物刺猬的刺做真菌镜检和培养

刺猬皮屑真菌荧光镜检显示大量分割菌丝和孢子存在，12 天后刺的真菌培养显示白色棉毛样菌落几乎长满了个平板，真菌荧光染色见密集菌丝和小分生孢子（图 6）。

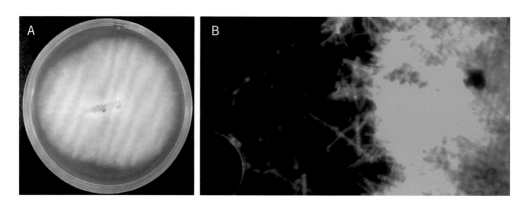

图 6 从接种在沙堡培养基平板上宠物刺猬的刺周围长出绒毛状菌落（A），
真菌荧光染色见密集菌丝和小分生孢子（B）

患者和刺猬分离出的真菌是同一株吗？

随后的小培养显示来自于刺的菌株与患者皮损的临床分离株形态非常相似（图 7），最终分子生物学测序确定为 *Trichophyton erinacei*（刺猬毛癣菌），构建进化树分析证实两株菌具有同源性（图 8）。

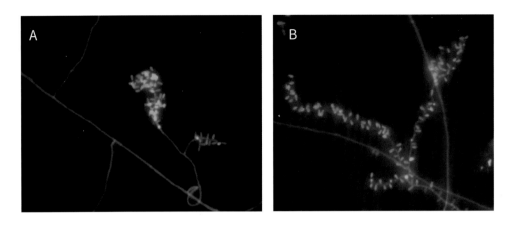

图 7 患者株（A）与刺猬株（B）小培养形态特点一致（荧光染色）

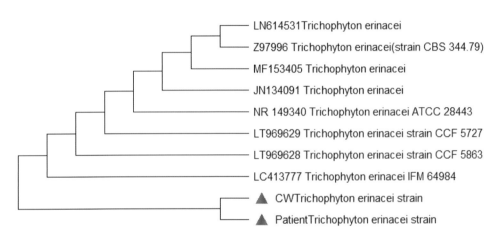

图 8 采用 MEGA 将来源于患者及刺猬的分离株与 GenBank 数据库内刺猬毛癣菌进行比对，构建进化树，结果提示患者及刺猬的两株分离株具有同源性。

在华西口腔医院国家重点实验室张朝良老师协助下，我们对真菌培养后的刺进行扫描电镜观察：刺的表面覆盖了密实的真菌生物膜，由大量密集的菌丝与孢子纵横交错构成。但是扫描电镜后，图片只有黑白灰三色，显得比较单调，完全不符合我们新时期审美特点。因此我们根据微生物的特点，将最外层的孢子层设定为暗黄色，菌丝则为墨绿色。之后便可以通过 Photoshop 后期上色，得到了生动、漂亮的伪色扫描电镜图片。但是软件并不能自动辨认出哪些结构是孢子，哪些是菌丝，甚至是背景。因此在上色时，需要把图片细节放大到 5~10 倍，人眼分辨不同的结构，根据预设的颜色，一笔一笔精准的涂上颜色。虽然操作过程略显繁琐，但也进一步加深了我们对于刺猬毛癣菌细小结构的认识（图9）。

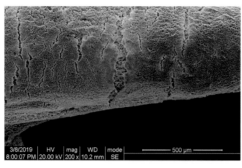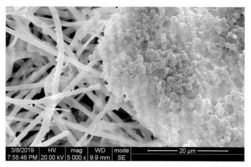

图 9 刺猬毛癣菌感染的刺在沙堡培养基培养后形成的生物膜扫描电镜观察（伪色处理后）

刺猬毛癣菌（*Trichophyton erinacei*）为亲动物性癣菌，常可分离自刺猬。人可因直接接触而感染，也可通过密切接触病原菌携带者而感染，皮损通常位于肢端接触部位。因其亲动物性，感染人体常导致明显炎症反应，表现为脓疱样或鳞屑性湿疹样病变，极易误诊。本例患者为健康成人，虽无明确免疫受损基础疾病，但由于没有得到及时正确的诊断及误用了糖皮质激素导致皮损面积扩大，炎症进一步加重。

近年来，宠物饲养已不再局限于传统的猫、狗、兔，一些如蜥蜴、刺猬、蛇、仓鼠、龟等等"酷、炫、怪、奇"的宠物受到年轻人追捧。作为原本适合野外自然环境生活的啮齿类、爬行类动物，这些非传统宠物携带的大量病原菌也登堂入室，感染人体。而宠物的主人们往往没有相关疾病健康知识，也没有卫生防护意识，公众的健康教育还任重道远。

临床医师应具有真菌感染的警惕性，对于成年患者，有宠物饲养史，出现单侧接触暴露部位的脓疱样、湿疹样皮损，应常规进行真菌学镜检，辅以真菌培养及菌种鉴定，对于刺猬毛癣菌这类少见皮肤癣菌所致难辨认癣的及时诊治有重要意义。

交流学习，突出亮点

不久，我获得了赴英国帝国理工附属医院学习的机会，期间查阅了 *Trichophyton erinacei* 感染相关文献，将这个病例的诊治心得与英国皮肤科同事们进行了分享和展示。回国后该病例报告入选 2019 年亚太医学真菌会"明日之星"（rising star）板块（图 10），并与报道类似病例的日本顺天堂大学皮肤科医生进行面对面沟通。

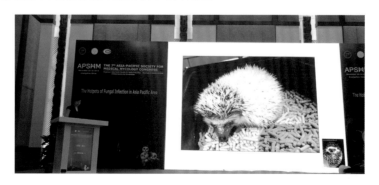

图 10 2019.11.22 第 7 届亚太医学真菌会 Rising Star（明日之星）会场大会报告

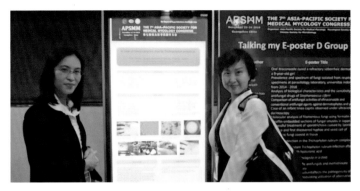

图 11 2019 亚太医学真菌会上日本 *Trichophyton erinacei* 感染病例展示，
与 E-poster 作者 Yumi Shiraki Ogawa 医生交流及合影

大道至简，宠物刺猬上了 BJD

通过与国外同行的交流发现，尽管国外已有刺猬毛癣菌感染人的报道，但我们的临床与实验室工作更加细致而完整。2020 年初，与冉老师进行多次讨论，严格按照英国皮肤病杂志（BJD）投稿要求对病例的文字大刀阔斧地精简浓缩，将图片资料反复甄选同时在谢震师兄的帮助下完善图片质量，突出了刺猬携带致病真菌和易误诊的警示。投稿后，按照审稿意见微调，很快就收到了接收函。从患者来就诊到论文接收发表约 15 月时间，完整的故事圆满收官：简短的 100 个英文单词，加上患者临床、刺猬和扫描电镜的组合图像，包含了我们团队的系列研究成果和大量信息，扩展了对宠物、刺猬、脓疱、刺猬毛癣菌以及治疗等的系统认知（图12）。

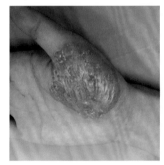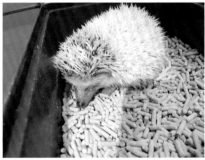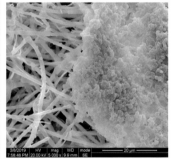

图 12 受女孩宠爱并引起手掌脓疱的刺猬和附着在刺表面的刺猬毛癣菌生物膜

二、背景知识

刺猬毛癣菌（*Trichophyton erinacei*）：属于须癣毛癣菌复合群中的一员，1960 年首次自四趾刺猬分离培养，由 Marples 与 Smith 报道致人感染。1992 年文献报道 20%~47% 的刺猬感染该菌，2003 年日本报告 38.9% 刺猬携带刺猬毛癣菌。带菌的刺猬有可能无症状，或有脱屑、掉刺等表现。人除了直接接触刺猬而感染，文献报道的被感染途径还包括接触大象及密切接触病原菌携带者。

真菌荧光染色：主要用于皮肤癣菌、马拉色菌、念珠菌、曲霉、孢子丝菌等真菌检查。原理是利用荧光增白剂与真菌细胞壁 β - 糖苷键结合，如几丁质和纤维素等，在紫外光（波长 340-380nm）的激发下，使真菌菌丝及孢子发出明亮的蓝绿色荧光，通过荧光显微镜观察并结合真菌的形态，判断真菌的存在。真菌经荧光染色后在荧光显微镜下真菌轮廓和黑暗背景形成明显反差，易于在镜下寻找及识别，其真菌的形态结构相对于传统的氢氧化钾湿片法更为清晰、易辨，从而使检测的敏感性和特异性大大为提高，能快速、精准地确定真菌感染，此方法使临床真菌学检验水平迈上新台阶。

难辨认癣（*tinea incognito*）：为一种真菌感染性皮肤病，因为失去了一般真菌感染常表现的边缘发展、中心消退、环绕以红斑、鳞屑及高出皮面的丘疹等特点，使皮损难以辨认，临床诊断困难。亲动物性癣菌感染人体常导致皮肤明显炎症反应，表现为脓疱样或鳞屑性湿疹样病变，极易误诊；而在局部使用糖皮质激素或钙调神经磷酸酶抑制剂治疗，也是常见导致难辨认癣的原因。能否诊治难辨认癣是反映皮肤科医生临床水平的重要标志。

三、作者介绍

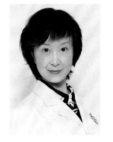
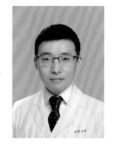

尹斌，皮肤性病学博士，2013 年毕业于四川大学华西临床医学院，师从冉玉平教授，获医学博士学位，成都市第二人民医院皮肤科副主任医师。中华医学会皮肤性病学分会第十五届委员会真菌学组委员，中国中西医结合学会皮肤性病专业委员会甲病学组委员，中国菌物学会医学真菌专业委员会委员。

冉昕，皮肤性病学在职博士，2015 年毕业于昆明医科大学附二院，师从邓丹琪教授，获硕士学位。2019 年完成四川大学华西医院皮肤专科住院医师规范化培训，现为四川大学华西医院皮肤科医师。在职博士，师从冉玉平教授。

四、导师点评

1. 单侧手掌短时间形成红斑水疱，外用糖皮质激素软膏抗炎治疗无效，应该警惕局部因素及特殊感染，详询病史至关重要。

2. 皮肤镜能放大观察到皮损的细微变化，有鳞屑和多房型水疱，提示为急性炎症反应。

3. 查到真菌菌丝、培养阳性并鉴定为"刺猬毛癣菌"，给与内服和外用抗真菌治疗患者很快治愈，作为临床医师尽职尽责。

4. 因为"刺猬毛癣菌"罕见,在患者的配合和支持,对宠物刺猬的标本进行真菌培养鉴定,对培养的刺扫电镜观察到真菌生物膜形成,扩展了对"刺猬毛癣菌"的认识。

5. 英国皮肤病杂志(BJD)的最新影响因子为 7.0,精美的临床、刺猬和生物膜扫描电镜图像是吸引主编、审稿专家的"不二法宝"。优中选优、一投即中。

6. 论文发表的意义:提示临床医生诊断疾病要扩展思路;普及卫生防预知识,教育公众"养宠物须谨慎,避免自寻烦恼"。

五、论文中文翻译

来自宠物刺猬的刺猬毛癣菌感染所致难辨认癣

尹斌[1],冉昕[2],张朝良[3],谢震[4],冉玉平[2*],付丽新[1],Sushmita Pradhan[2]

1 成都市第二人民医院皮肤科;2 四川大学华西医院皮肤科;3 四川大学华西口腔医院口腔疾病国家重点实验室;4 四川省人民医院皮肤科;* 通讯作者

尹斌和冉昕为并列第一作者

女,21 岁,因右手掌瘙痒性红斑基础上脓疱 5 天就诊(图 a),院外予糖皮质激素软膏外用皮损无好转。其与宠物刺猬(图 b)的接触史提示难辨认癣,对患者皮损及刺猬的刺进行的真菌培养(阳性结果)证实了该诊断。源于皮损与刺的分离菌株小培养荧光染色具有相似的形态:泪滴样小分生孢子沿菌丝旁分布。刺进行扫描电镜显示(图 c):刺的表面覆盖了由密集的菌丝构成的生物膜。分子生物学测序确定为 *Trichophyton erinacei*(GenBank MN939685 和 MT002727)。该类亲动物性皮肤癣菌可引起皮肤严重的炎性反应,从而易致误诊。

注:图像及参考文献(略)

六、英文全文链接:https://pubmed.ncbi.nlm.nih.gov/32538462/

Yin B, Ran X, Zhang C, Xie Z, Ran Y, Fu L, Pradhan S. Tinea incognito infection with *Trichophyton erinacei* from a pet hedgehog. Br J Dermatol. 2020 Oct;183(4):e92.

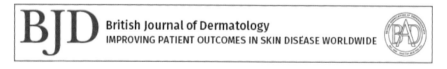

Correspondence: Image Gallery 🔓 Free Access

Tinea incognito infection with *Trichophyton erinacei* from a pet hedgehog

B. Yin, X. Ran, C. Zhang, Z. Xie, Y. Ran ✉, L. Fu, S. Pradhan

First published: 15 June 2020 | https://doi.org/10.1111/bjd.19206

病例二十四

皮瘤毛孢子菌所致皮下窦道一例：经口服及皮下注射伊曲康唑成功治愈

一、临床故事

足部溃疡，植皮无效

面对皮肤溃疡，你是否首先想到"清创＋换药＋抗生素"三件套？当然，"溃疡三件套"对于大部分患者是有效的，但是你是否也感到疑惑，因为总有一些患者，怎么清创换药都搞不定，抗生素也换了好几轮，甚至都进行了植皮，仍然疗效甚微。这往往说明一个问题，溃疡的"幕后凶手"不一般，可能是特殊病原菌感染，也可能是肿瘤，甚至还可能有一些被忽略的"帮凶"。此刻医生必须化身"福尔摩斯"，搜寻证据，反复推敲已有线索，拓宽侦察范围，才能让真相水落石出（图 1）。

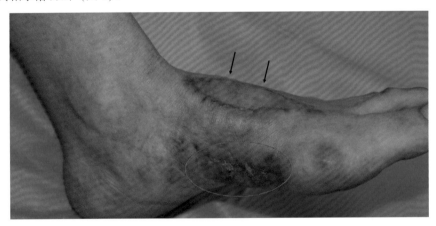

图 1 患者左足内侧破溃、持续渗液（红色圆圈处），
足背植皮区域未见明显破溃（黑色箭头）

患者是最好的老师，第一个让我感受到"福尔摩斯"乐趣的患者出现在我硕士研究生第二年，当时我跟随导师冉玉平教授的门诊学习，一个年轻男子搀扶着自己的母亲蹒跚走进诊室的门，天气不算热，但男子额头冒出细密的汗珠，用夹杂着方言的普通话告诉我们，母亲左足皮肤溃烂已经 3 个月了，不仅疼痛，而且每天都会流出很多液体。2 个月前母亲在当地医院清创、换药，由于足背部皮肤生长情况不佳，医生给做了植皮手术，手术很成功，植皮区域皮肤也恢复的不错，但是溃烂的区域似乎从左足背"转移"到了左足内侧，并且又开始每日渗液，怎么都不好，老人疼痛明显，走路困难。冉教授首先指示我们好好观察左足内侧的皮损情况，从肉眼看来，皮肤红肿并不明显，但按压皮损周围，便可看到淡黄色清亮液体

流出，并不是通常细菌感染所致的"脓液"。患者提供了一张 X 光片，从 X 光片中可以看到，患者左足内侧有一条细长的窦道，可见感染灶较深。直觉告诉我，这是一个不寻常的病原菌，因为它似乎不会引起非常强烈的皮肤炎症反应，但是又具有一定的侵蚀性（图 2、3）。

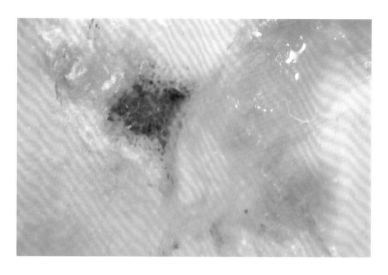

图 2 在皮肤镜下观察左足内侧糜烂处持续有淡黄色清亮液体溢出

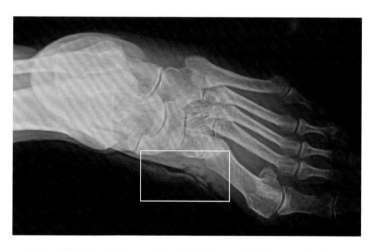

图 3 X 光显示患者左足内侧可见细长多个窦道形成（框内所示）

渗出液体，新的发现

冉老师带领我们立刻给患者的渗出液做了镜检，在显微镜下我们观察到了一些形状不同但类似真菌的结构，有卵圆形，有豆芽形，有蚯蚓形等，我以前从未见到过的，实在令人百思不得其解，难道有不同病原菌？话不多说，将分泌物分别接种在血平板和沙堡弱平板上，做细菌和真菌培养，看能长出什么菌出来（图 4）。

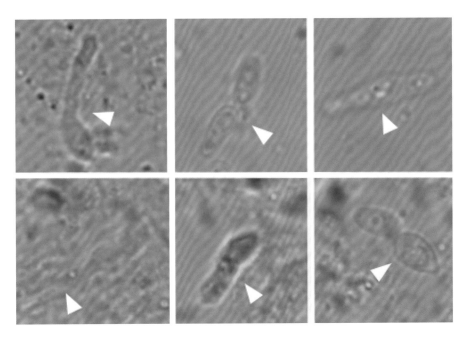

图4 将皮肤镜下见到的皮肤糜烂面淡黄色渗出液，
涂片后显微镜下见不同形态真菌样结构

盛开的"蒲公英"

　　培养的病原菌生长很快，3天之后细菌血平板和真菌SDA平板上都长出了同一种白色脑回状菌落，菌落上面似乎还有细密的绒毛。为了看得更清晰，冉老师让我们用观察皮损的皮肤镜观察菌落：将皮肤镜镜头紧贴培养皿的盖板，透过盖板将菌落放大，图像直接展示在电脑屏幕上：我们看到放大的菌落竟像蒲公英一样美丽！随后提取真菌DNA，做PCR和分子测序，这漂亮的"蒲公英"鉴定证实为皮瘤毛孢子菌（*Trichosporon inkin*）。这是一种在土壤等环境中常常出现的酵母菌，而我们的患者正是一位辛劳的农民，推测可能是务农时因足部受外伤导致皮肤上接种了皮瘤毛孢子菌，进而侵入皮下组织引起难治性溃疡和窦道（图5）。

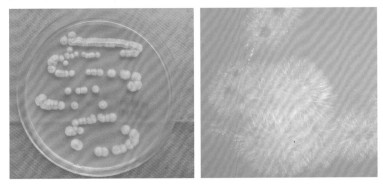

图5 窦道分泌物在SDA培养基上长出白色脑回状菌落（左），皮肤镜下放大后看到很多
白色细绒毛状菌丝体，好像"蒲公英"，经分子生物学鉴定为"皮瘤毛孢子菌"（右）

查到"真凶"却奈何不了

"真凶"已抓获，由于该菌感染并不常见，我们常规给予伊曲康唑治疗：每次200mg，每天2次，期待能有疗效，但两周后患者复诊，皮损好转依然不见改善，仍然有淡黄色液体渗出。再次做分泌物镜检和培养仍然可以找到同样的皮瘤毛孢子菌。是否还有其他被我们忽略的问题？是不是对伊曲康唑耐药？于是将分离的菌株做体外药敏实验，结果对"伊曲康唑"和"伏立康唑"都敏感，两种药物都对其有明显的抗菌效果，为什么体外敏感而实际治疗无效？我们从组织病理学上找到答案：原来组织因长期炎症呈明显的纤维化和瘢痕形成，对患者皮损进行仔细检查，发现皮损周围质地较硬，瘢痕是组织修复时增生的胶原纤维，组织内血管分布少（图6），虽然已进行系统抗真菌治疗，但药物不能通过血循环到达病变局部，组织药物浓度太低，可能导致疗效不佳。如何提高皮损局部药物浓度，是要解决的难题（图6）。

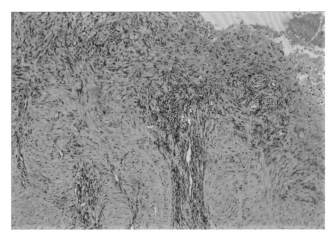

图6 真皮肉芽组织反应性增生、纤维化、组织致密，血管分布少

局部注射，另辟奇径

既然皮瘤毛孢子菌对伊曲康唑敏感，只要设法增加局部的药物浓度就能达到治疗目的，患者已经按常规剂量400mg治疗2周，如果增加每天的口服剂量，可以提高血药浓度，但因局部纤维化药物也难进一步进入病灶，而增加口服机理势必增加药物的不良反应。这时冉老师提出采用伊曲康唑注射液局部注射。这是一个全新而大胆的想法，因为迄今鲜有局部注射伊曲康唑的文献资料。冉老师分析到：既然静脉制剂的伊曲康唑可通过静脉输入血液，那么直接注射到皮下病变组织也应该可行。查阅文献，发现国外有医生用皮损内注射两性霉素治疗动物孢子丝菌病，有用肌肉内注射伊曲康唑来治疗克鲁斯酵母菌导致的感染。与患者和家属沟通后获得知情同意。为确保局部注射安全进行，我们联系了超声科凌文武老师，向他说明了治疗方案。虽然以前从未进行过此操作，凌老师本着探索精神和过硬的专业素养，参与我们提出的挑战。在超声引导下局部注射过程中，整个治疗室出奇地安静，大家都全神贯注地关注着超声表现和患者状态，针尖小心翼翼地刺入皮肤，轻轻推注药物，每个操作都谨小

慎微。局部注射进行了半小时，注射当天患者皮损出现红肿和疼痛，我们又给予复方甘草酸苷抗炎，并叮嘱患者回家继续口服伊曲康唑治疗。令人惊喜的是，两周后患者再复诊，左足内侧窦道开口处已无分泌物溢出，并逐渐结痂。1月后患者家属拍照复诊，皮损已完全好转，复查 X 光片，左足的窦道已消失（图7）。

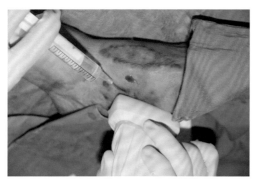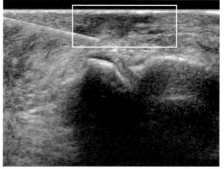

图 7 用手套包住超声探头紧贴皮损引导局部注射静脉用伊曲康唑（左）；
局部注射时超声图像，蓝色箭头所指为注射器针头，白色方框内为病灶（右）

全新方案，全球分享

诊疗大获成功，心中感慨良多，医学之难，在于其复杂性和不确定性。皮肤感染，找到病原学证据是最关键的，清创、植皮并不总是万能的。但即使排除万难找准了病因，也并不意味着就会成功，不到最后不能掉以轻心、放松警惕。医学最需要创新性，医生要敢于不走寻常路，敢于尝试新的疗法，才能不断提升自己的能力，给患者带来更先进更高效的诊疗服务。在国际上尚无伊曲康唑局部注射治疗成功的报道，我们将此患者的疗程过程总结成文，投稿到 *Indian Journal of Dermatology Venereology & Leprology* 杂志，由于第一次写 SCI 文章，英文水平较差，文中有许多语法错误，但好在编辑认为内容具有创新性，耐心地对文章进行了修改并提出许多建设性意见，在返修了 4 次后终于接收，文章发表向全世界同行分享我们的诊疗经验（图8）。

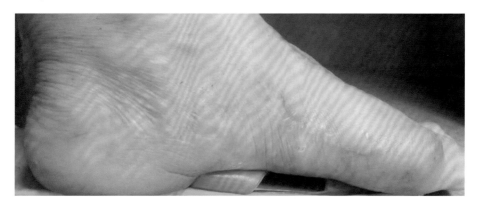

图 8 局部注射伊曲康唑 1 月后患者家属拍来照片，皮损已完全好转

二、背景知识

毛孢子菌：属担子菌门，迄今已发现超过 50 个种，是在自然界中广泛分布，在热带和温带地区，通常从土壤中分离出，也可存在于腐烂的木材、空气、河流、湖泊、海水、奶酪、圣甲虫、鸟粪、蝙蝠、鸽子和牛等体内中，以及人类皮肤和消化道微生物群中分离出。代表性的菌种有阿萨希毛孢子菌、皮瘤毛孢子菌、星形毛孢子菌、黏质毛孢子菌等，菌落呈白色或奶油色，外观干燥，表面呈球状或辐射状，显微镜下可见囊胚分生孢子、节生孢子、假菌丝和真菌丝。毛孢子菌引起的浅表皮肤感染主要为白毛结节病、甲真菌病、阴道炎等。常在免疫功能低下的宿主中引起侵袭性感染，癌症，侵袭性手术，器官移植和广谱抗生素治疗是引起毛孢子菌感染的危险因素。三唑类药物是侵袭性毛孢子菌病的一线药物，体外研究表明，与两性霉素 B 和氟康唑相比，伏立康唑对不同的毛孢子菌种表现出最佳的抗真菌活性，棘白菌素类抗真菌药物对毛孢子菌无明显作用。皮瘤毛孢子菌（*Trichosporon inkin*）引起的感染目前尚无标准治疗方法。

伊曲康唑：为三唑类抗真菌药，通过抑制真菌细胞膜的主要成分之一麦角甾醇的合成而发挥抗真菌效应。临床应用的目前主要有四种剂型，分别为胶囊（由直径约 920nm 的白色微丸组成）、片剂、口服液及注射液。胶囊和片剂适合吞咽正常患者使用，一般用牛奶或可乐送服生物利用度更高。伊曲康唑口服液为樱桃口味，一般空腹口服，生物利用度高，适用于无法吞咽胶囊及片剂，以及消化道真菌感染患者。伊曲康唑注射液含主要含伊曲康唑、羟乙基 - β - 环糊精、丙二醇，比口服制剂更易达到稳定的血药浓度。

三、作者介绍

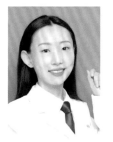

徐小茜，皮肤病学博士，2017 年获四川大学皮肤病与性病学硕士学位，2020 年获四川大学皮肤病与性病学博士学位，师从冉玉平教授，现就业于四川省德阳市人民医院皮肤科。

四、导师点评

1.临床医学的挑战和魅力在于每一个病例都不相同，已知和未知交错，需要不断面临难题和提出应对方案。

2.书本知识的局限性需要大量的临床和实验研究来突破和创新，而真实世界的疗效才是检验思路、方法、方案是否正确的唯一标准。

3. 不做真菌镜检不可能发现多形态的真菌孢子、不做培养不可能发现特殊的菌落、不用皮肤镜观察菌落用于发现不了"美丽的蒲公英",不做分子测序也不可能鉴定出皮瘤毛孢子菌。

4. 当按常规治疗没有达到预期的疗效时,需要冷静分析可能的原因,并提出可行的解决方案,而作为研究生,最重要的是执行力。

5. 将治愈患者和菌种发现、疗法创新有机融合:解除患者病痛、提高医师诊疗水平、论文发表分享,是临床研究的最高境界,也是培养研究生的最佳途径。

6. 英文写作水平对于投稿非常重要,但决定是否稿件接收发表取决于内容的创新性:图像和内容能抓住主编和 reviewers 的眼球,让他们真心主动给予帮助和指导完善稿件 – "天助自助者"。

五、论文中文翻译

皮瘤毛孢子菌所致皮下窦道一例:经口服及皮下注射伊曲康唑成功治愈

徐小茜[1]、代亚玲[2]、庄凯文[1]、冉昕[1]、Sushmita Pradhan[1]、冉玉[1*]

1 四川大学华西医院皮肤性病科;2 四川大学华西医院实验医学科;* 通讯作者

尊敬的编辑:

患者为 62 岁中国女性,因左足皮肤糜烂、持续渗液 3 月于我科就诊。3 月前患者左足背皮肤出现红斑、鳞屑,伴瘙痒,搔抓后出现渗液,但患者并未及时就诊,皮损在 1 月内逐渐扩大并形成钱币大小溃疡。患者于当地医院行"清创术 + 植皮手术",取大腿内侧皮瓣移植至左足背溃疡处。术后植皮区域皮肤恢复良好,但左足内侧皮肤出现糜烂、持续渗液。渗出物为淡黄色,按压皮损有明显压痛(图 1a)。X 光片显示左足皮下可见窦道形成(图 1b)。该患者一般情况良好,无高血压、糖尿病等内科疾病,否认外伤史。分泌物镜检可见少许短棒状菌丝和椭圆形孢子样结构(图 1c)。将分泌物分别于 25℃和 37℃孵育 5 天后,生长出表面粗糙的白色脑回样菌落(图 1d)。经 DNA 分子鉴定该菌落为皮瘤毛孢子菌(*Trichosporon inkin*,*T.inkin*)(GenBank ID:KU745296)。

初始予以伊曲康唑 200mg bid 口服,以及外用萘替芬酮康唑乳膏治疗。治疗 16 天后,皮损有轻微改善,但分泌物培养仍为阳性。本例中,所分离出的皮瘤毛孢子菌体外药敏试验显示对伊曲康唑敏感(MIC < 0.125mg/ml)。但由于局部瘢痕形成,以及慢性炎症和血液循环不良可能导致局部药物浓度降低,影响治疗效果。因此,在超声引导下,在皮损周围五个部位进行了伊曲康唑药物局部注射(共 6.5ml,总共含有 21.45mg 伊曲康唑),确保药物浓度超过伊曲康唑的最低抑菌浓度(图 2a 和 b)。注射液制备:将含 250mg(25ml)注射用伊曲康唑(斯皮仁诺,比利时杨森公司)溶于 50ml 生理盐水中,得到 75ml 药物浓度为 3.3mg/ml 的伊曲康唑注射液。注射后的第一天,注射部位出现红肿,伴局部皮温升高和疼痛,未出现发热或其他系统症状。20 天后皮损结痂无渗液,继续口服伊曲康唑一个月,直至皮损完全愈合(图 3a),复查 X 线显示足部窦道消失(图 3b)。

毛孢子菌属在自然界中分布广泛,通常从土壤中分离出,常在免疫功能低下的宿主中引起侵袭性感染 1。目前尚未报道皮瘤毛孢子菌感染导致皮下窦道的皮损表现，然而在本病例中，抗真菌治疗最终治愈窦道这一事实证明其致病的重要性。癌症、侵袭性手术、器官移植和广谱抗生素治疗是引起毛孢子菌感染的危险因素。本例中 *T.inkin* 是原发还是继发感染尚不清楚，该妇女职业是农民，长期接触土壤，轻度创伤或植皮可能是本次感染的原因。

皮瘤毛孢子菌引起的感染尚无标准治疗方法。总结 1996—2015 年相关文献发现，治愈病例均采用口服或静脉注射两性霉素、唑类药物或卡泊芬静治疗，平均治疗时间为 42.8 天。患者合并疾病包括天疱疮、心内膜炎、腹膜炎和类风湿关节炎。但是，在瘢痕形成、组织坏死、缺血性病变中，药物的组织穿透性大大降低，在这种情况下，仅予以系统治疗是不够的，需要更好的给药方式，直接有效地增加局部药物浓度。皮损内注射抗真菌药物已在动物皮肤孢丝菌病中实行，方法为两性霉素（通常 5mg/ml），每 2 周注射一次，无全身不良反应。Tani 等首次使用经支气管腔内注射伊曲康唑治疗肺曲菌病，每周两次，共 9 次（715mg），治疗期间观察到短暂发热和 C 反应蛋白升高。有报道在克鲁斯酵母菌导致的真菌性肌炎合并急性髓细胞白血病的患者，肌肉内注射伊曲康唑，每日 5mg，连续 10 天，取得良好效果且无明显并发症。

本病例是由皮瘤毛孢子菌在免疫正常的患者中导致皮下感染，并且获得了良好的治疗效果。超声引导下皮损内注射不仅保证给药的精度和安全性，同时也有助于观察病变的情况，在难治性皮下真菌感染方面有很好的应用前景。

注：图像及参考文献（略）

六、英文全文链接：https://pubmed.ncbi.nlm.nih.gov/28513482/

Xiaoxi X, Yaling D, Kaiwen Z, Xin R, Pradhan S, Yuping R. *Trichosporon inkin* causing subcutaneous sinus tract: Successfully treated by oral and ultrasound-guided intralesional itraconazole therapy. Indian J Dermatol Venereol Leprol. 2017 Jul-Aug;83(4):506-509.

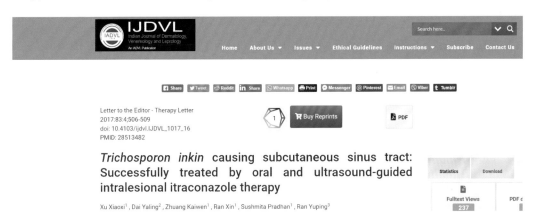

病例二十五
伊曲康唑成功治疗妊娠期发病伴脱发的巨大丛状血管瘤一例

一、临床故事

疼痛难忍的产后妈妈

那是 2018 年 5 月初，一个身材瘦小的女患者一进诊室就近乎哀求的口吻对我说："医生，救命啊！痛死了，我已经 2、3 个月没睡好觉了，真的忍受不了这种日子了！！！"，边说边递给我她的皮肤病理报告单，并紧张地把后脑勺转过来要我仔细瞧瞧。我安抚患者坐下，接过病理报告一看，这不是我昨天刚刚出的报告吗？"考虑丛状血管母细胞瘤，建议免疫组化 HHV8 排除 Kaposi 肉瘤（图 1）"。

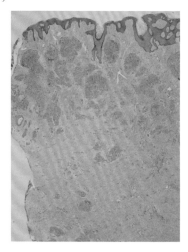

图 1a 病理图像及报告：表皮轻度乳头瘤样增生，真皮全层和皮下组织见大量散在分布团块或小叶，清楚界限，圆形或卵圆形

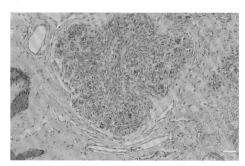

图 1b 血管瘤团块由增生的血管内皮细胞和充血的毛细血管组成，部分小叶周围见新月或半月形扩张的淋巴管

随即查看皮疹，分布在项部和枕部，确实很大也很硬，如盔甲套在项枕部，根本捏不起，患者低头和仰头都很困难。我心里嘀咕着：有这么夸张吗，痛得要喊救命，书上不是说可以没有自觉症状，也可以疼痛，很少提到剧痛啊。遂仔细询问病史，查看病史资料，并叫上实习研究生协助暴露皮疹区域，立刻拍照（图2）。

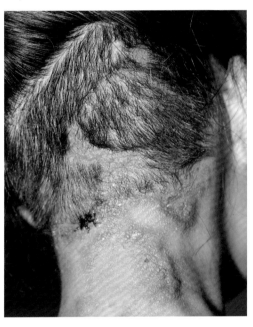

图 2a 临床皮疹：项部和枕部见环状分布的密集丘疹和斑块，呈暗褐色，表面粗糙，质硬，有浸润感，无法捏起，头皮的病变处头发缺失

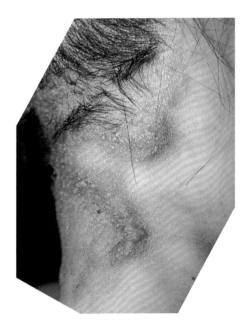

图 2b 临床皮疹：项部放大的环状暗红斑块和其上的密集丘疹

原来患者在 3 个月前（即怀孕 32 周时），颈项部不明原因出现疼痛性暗红色硬斑块，逐渐蔓延至枕部头皮内，硬斑处还出现脱发，伴剧痛，尤其是睡觉受压时明显，严重影响睡眠。自诉生孩子前皮损长大迅速，耽心治疗会影响胎儿，就一直忍着没看医生，现刚坐完月子，虽然皮疹没有继续增大，但仍然疼痛难忍、无法入睡。其他病史无特殊：广东人，既往体健，无类似家族病史，现是第 3 胎，女孩，足月顺产，出生体重 2.5kg，健康，已生育的一男一女都身体健康，以前妊娠及生产期间无类似情况发生。

感恩知识传播，决意斗胆一试

患者情绪焦躁，不愿再做检查并迫切要求治疗，立刻让我想起了母校华西医院皮肤科著名学者冉玉平教授，2017 年在全国医师协会皮肤性病专业委员会年会上做的《伊曲康唑治疗婴幼儿血管瘤》报告，我同很多与会者一样，惊叹伊曲康唑在治疗血管瘤中的疗效，但我一直没有深究，也没有用来治疗过血管瘤。眼前这位患者，产后 1 月，饱受失眠折磨，焦虑不安，身体素质也每况愈下，若口服普萘洛尔，在成年人没有类似报告和用药经验，疗效和不良反应不可预测，患者的依从性将大打折扣，于是我脑海闪现出试用伊曲康唑的念头。整理了一下思路：手术，皮损范围太大，且头颈部血供丰富，植皮又影响头发，不考虑；两种口服药物，一种是普萘洛尔，可能出现引起低血压、心跳减慢、低血糖、失眠和腹泻等不良反应，还需住院监测心电图等观察 3 天以上；另一种就是伊曲康唑，只需血常规和肝功能正常就可用药，尽管药物说明书上并没有标明可以治疗血管瘤，但冉教授用来治疗婴儿血管瘤，效果确切。跟患者详细交代病情和选择方案后，患者坚定地选择伊曲康唑治疗方案，我也决定斗胆一试，伊曲康唑胶囊（杨森公司生产）0.2g bid×14 天（患者体重 45kg），叮嘱暂停哺乳。

患者离开诊室去拿药回家，而我心里却忐忑不安：伊曲康唑说明书上并没有提及可治疗血管瘤，虽然该药物我们皮肤科医生常用于治疗头癣、体股癣和甲真菌病，也很安全，但是万一对该患者治疗效果不理想，患者又长期焦虑，出门诊来找我"理论"可咋好。想到冉教授是该药物这一疗效发现者，于是鼓起勇气去请教百忙中的冉教授。当我把病历资料及治疗方案发给前辈时，惊喜的是立马得到冉教授的回复，嘱咐我完善临床照片和病史资料，以及补充免疫组化检查。随后冉教授又发了一份患者知情同意书给我，交代必须补签，特意提醒要在治疗前抽静脉血提取 DNA 和 RNA，用于后续机理研究。当我联系上患者已是服药后的第三天，她高兴

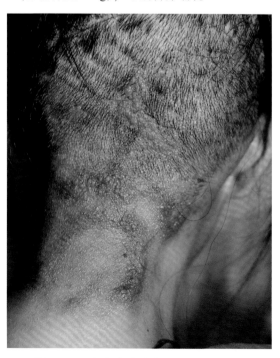

图 3a 口服伊曲康唑胶囊 2 周后临床照片

地告诉我，疼痛好了很多，也能睡着觉了，但是路程太远不想过来回访。无奈，我只好叮嘱她 2 周后来复诊。5 月中旬患者如约而至，说了很多感谢的话，表示我开的药效果很好，不痛了，睡眠也好了，皮肤也变平了些，并配合我们当场拍了治疗后的临床照片（图 3）。

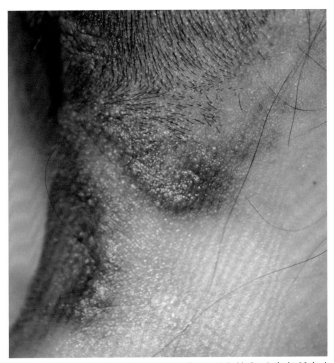

图 3b　口服伊曲康唑胶囊 2 周后项部环形斑块和丘疹有所变小

欣慰之余我为她查了血常规、肝肾功能、静脉血抽提取 DNA 和 RNA。考虑到面积大的丛状血管瘤患者可能会引起 DIC，又查了"凝血四项"。结果回示：轻度贫血 87.3g/L，肝肾功能、凝血四项正常。于是给患者按原剂量开药 2 周，嘱 2 周后复查。

千里寻她，功夫不负有心人

2018 年 6 月，由于我有下乡对口帮扶任务不能在医院常规门诊，于是致电患者嘱咐她当地买药口服 1 月，并复查血常规和肝功能。她在电话里告诉我，服药一个月后，皮疹明显消退，脱掉的头发又长出了，听后我心里踏实了。转眼到了 8 月，治疗 3 个月后（累积剂量 33600mg），我盘算着复诊时间，致电患者，她告诉我好得差不多了，但由于路途远，她不愿意再来医院复查。再次给患者电话，就只剩下"嘟...嘟...嘟..."的忙音了。失访了！！！倍感惆怅，临床繁忙，需要操心和关注的事情太多，此患者就被暂且放下了。因为这是一个超说明书用药成功治疗罕见病的案例，佐证了伊曲康唑除了成功治疗婴幼儿血管瘤外还可以治疗其他的血管瘤，我在湛江市医学会皮肤病专业委员会学术会议上汇报该病例后，我科黎兆军教授对此也特别感兴趣，决定让专业型研究生窦舒慧作为毕业论文答辩内容之一。

在患者不愿意接电话、在病理申请单上只有住址市县和身份证号码的情况下，我科黎兆军教授通过进修生和公安局协助找到了其家庭住址，我们利用周末自驾 200 多公里，在广东茂名的一个村庄找到了她，当时患者意外地见到我们非常惊讶和感动！惊讶于这么巧合遇到她，原来她婚后常年住广西，这几天正好回来娘家给遇上了；感动于我们治好她的病还这么关心她过来看她，最后配合我们拍摄了难得的停药 3 月后的临床照片（图 4）。

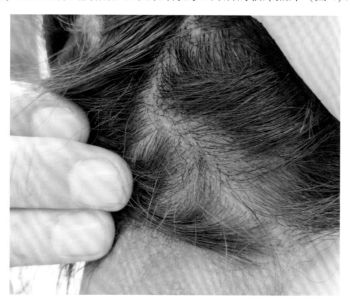

图 4a 停药 3 月后临床照片

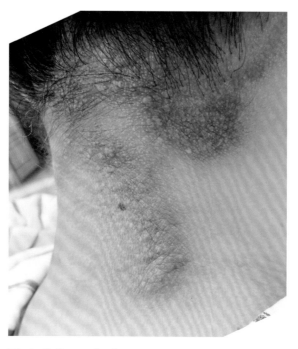

图 4b 停药 3 月后项部环形斑块和丘疹明显变平和变小

加了患者微信，回来后再对该病理标本做了免疫组化检查：小叶中的梭形细胞 CD31、CD34 和 D2-40 均阳性，管周细胞 SMA 阳性，desmin 和 S-100 均阴性。

我激动地把停药 3 个月后的图片微信发给冉教授，回复："照片不合格！！！，没有包括原来的全部皮损部位，应该与治疗前的方向和角度保持姿势一致！"。我立马跟患者联系，提出出资让她到照相馆按照之前的姿势重新拍摄。可是辗转周折 3 个月，奈何最终效果还是不理想。冉教授告诉我："你们亲自去她家拍照吧！"。询问患者详细地址：广西来宾市！距离湛江 470 公里。于是 2019 年 2 月的一天，我和研究生窦舒慧开车从湛江来到广西来宾市，在宾馆住了一天后，次日早上约上患者。她还是那样瘦小，但很热情，主动提议剃掉后面头发，说这样照得清楚，并且宽慰我们说她头发长得很快，平时扎起来两侧头发包住了也不影响外观。当天下雨，阴天，光线不好，在宾馆里照的照片效果不太理想，患者听说后，她提议明天天气应该不错，正好要回山里看小孩，那里山非常美，空气很好，约我们一起去。很幸运，当天阳光普照，我又拿起相机，在广西山村和煦的太阳下，让患者头部摆好相同的姿势，摁下快门，拍下了停药后 6 月的照片（图 5）。

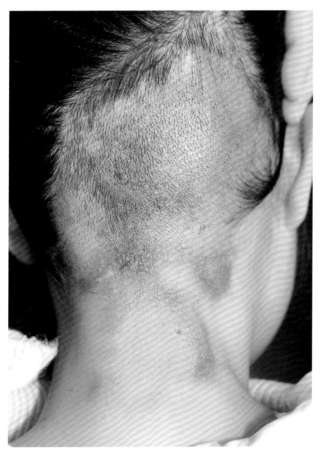

图 5a 停药后 6 个月的临床照片

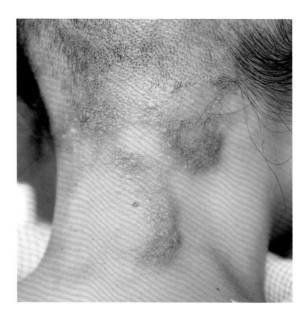

图 5b 停药后 6 个月项部环形斑块和丘疹明显变平和变小

患者为媒，信息为介，重回华西大学堂

资料收集完毕只是万里长征第一步，接下来就是投稿杂志选择和文章的书写。冉教授给我们建立一个小群：4 个人，包括苏西和冉昕。冉教授通过微信语音，让我试投 *JAMA Dermatology*（影响因子 7.99 分）。把作者须知 Article Type：Observation 拷贝下来仔细阅读，突然发现阅读英文倍感吃力，这都是多年没阅读英文，没写 SCI 论文种下的果！只好打开电脑的新编中英文字典，拿鼠标对着字一个一个翻译，还写下中文。正文怎办呢？下载了好几篇丛状血管瘤的病例报告，看到有适合的句子，就拷贝下来放在一个文档里；再下载伊曲康唑治疗血管瘤的文章，同样操作。再利用字典输入中文查阅专业医学单词。历时一个多月，多次更新临床照片拼图，东拼西凑的初稿终于完成。

又过了些时日，在冉教授团队全方位的协助下，精心琢磨论文的句子、用词、语法、甚至标点符号、空格、半角全角、制图后，文章初具雏形。所有资料都准备就绪：正文、摘要、cover letter、informed consent、conflict of interest notification，打印，签字和扫描，一气呵成。千辛万苦，终于投出去了。还没来得及高兴，3 天后一盆"冷水"扑面而来，拒稿。冉老师说改投 *The British journal of dermatology*（BJD，影响因子 6.714 分），同样的查到文章类型为 Case Report。好，再战！按照格式要求重新修改，润色、投稿。什么？还是被拒？！沮丧的我几天都没有心情打开这篇文章。修整一段时间后，冉教授说，投 JD 试试，*Journal of Dermatology*，只能用 Letter 类型，500 字以下，一张图，5 篇参考文献以下。于是大幅度修改，从 1000 字缩改 500 字，把临床图片和病理图片拼成一张。靠着苏西出神入化的英文，在表达意思不变情况下把字数减了整整一半；冉昕指导我投稿的每一步具体操作方法。文员朱团员也多次帮助修改拼图，也让我学会了应用图片处理软件。

通过与老师们无数次微信交流和语音通话，与杂志编辑 E-mail 交流，在老师们耐心指导下，终于在距离第一次投稿时间将近 6 个月后，守得云开见月明！收到回修信息时，冉教授交代我，不能掉以轻心，要逐句逐句认真回答问题，还要用显眼的标识注明修改部分和增加的部分内容。二修回来，再次修改后，苏西老师不但修改语法、错字，连段落都帮忙排版，再次上传，1 个月后终于被接受了。惊喜！过关了！！！

从这份刊出的 SCI 论文的治疗设计、相片拍摄和资料收集、论文书写和修改以及网上投稿过程里，我感慨万千！母校的老师们出类拔萃、对学生的关爱有加以及对医学教育事业的热爱，让我由衷敬佩和感激！通过谆谆教诲和适当的指引，让毕业 20 多年的我如重回华西学堂，以一个学生学习的心态，继续接受教育，理论结合实际，生动地上了一堂挑战难度极高的必修课，并学会如何书写和正确投稿医学 SCI 论文，这也让我的工作学习生涯上了一个新台阶。当今，信息网络发达，学习研究早已跨越了地域壁垒，只要勤奋、谦虚、好学和专注，一定能在良师益友的帮助下成就自我，实现合作共赢。

在我们查找的文献中曾提到丛状血管瘤出现多毛表现，从未有脱发报道，本文首次报告丛状血管瘤可引起脱发。因此整篇文章最大的遗憾是活检部位没有选择脱发部位的皮疹，也就无从找到脱发的可能机理，取材当时只是觉得头皮皮疹很硬，缝合困难而选择了项部皮疹。根据治疗后皮疹部位毛发可重新生长，推测脱发部位的毛囊有血管瘤团块的包绕而导致脱发，而毛球结构是完整无损的。我们将蜡块反复连切，均未找到血管瘤包绕毛囊的现象，为何引起患者剧痛我们也试图寻找是否有血管瘤团块包绕神经的现象，也没有找到答案，随后也无法劝说患者重新病理活检。未解之谜只能等待以后有机会再探讨。

华西精神激励前行

首先感谢患者，感谢她的信任和配合！其次感谢冉教授和他的团队！是冉老师率先报道和宣传该药治疗血管瘤，才给了我们灵感。感谢他以及他的团队在患者的治疗过程和资料收集过程的指导，感谢他们，特别是团队成员苏西和冉昕在论文书写、论文投稿和修改以及答审稿人问题的指导帮助。他们的严谨、细致和高水准以及对细节的关注，令我很震撼！所有的成绩都来自于精工细雕。感谢同事制作的病理片子和免疫组化，感谢文员朱团员的制图！

凑巧的是冉玉平教授及其团队发现伊曲康唑有效治疗婴幼儿血管瘤的世界首报也是在 *Journal of Dermatology* 发表，至今已 5 年，并获得国家自然科学资助进行机理研究，最新论文发表在 2019 年《研究皮肤病杂志》（*J Invest Dermatol*，JID）上，其间国内外也有数篇伊曲康唑有效治疗婴幼儿血管瘤文献报道。我们这例患者开启了伊曲康唑有效治疗其他血管瘤新篇章，具有重要的科学价值。非常有幸在冉老师的指导下成为原创中国的新疗法报告者。我将不断探索，面对临床挑战，解除患者痛苦，攀登科学高峰。

二、背景知识

丛状血管瘤：也称**丛状血管母细胞瘤**或**成血管细胞瘤**（*Nakagawa angioblastoma*），是一种原因不明的罕见良性血管肿瘤，1976 年由 Wilson 首先报道，因毛细血管形成多个小的突起，故名丛状血管瘤。通常发生在婴儿或幼儿，发生在成人的丛状血管瘤很少见，但也有发生在妊娠期的报道。其特点是缓慢扩展的红色斑疹和斑块，常伴有深在的皮下结节，可能会出现多毛和多汗，可以自发消退，但通常会持续多年，引起疼痛，甚至严重的合并症如卡梅伦综合征。丛状血管瘤的发病机制不清楚，可能与一些血管生长因子有关，妊娠期高的雌激素水平可能促进丛状血管瘤的发生和发展。有很多种方法可以治疗丛状血管瘤，小的局限性皮疹通常采用手术完全切除，大面积的皮疹比较难处理，外用治疗包括外用雷帕霉素、冷冻疗法、电子束放射、脉冲 - 染料激光等，全身系统用药包括糖皮质激素、阿司匹林、普萘洛尔、干扰素 - α、雷帕霉素和长春新碱。每种治疗都显示出不同的疗效，因为血管瘤有自发消退的可能，无症状的损害可以观察而无需治疗。组织病理：真皮和皮下组织内有多个孤立分布的界限清楚的毛细血管小叶，呈细长的或大的圆形或不规则形，似"炮弹样"模式，增生小叶旁常见到轻度扩张的淋巴管。

三、作者介绍

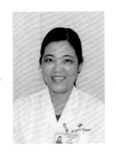

吴玮，中医外科学皮肤性病学博士，主任医师，硕士生导师；1994 年获华西医科大学临床医学本科；1994 年至 2000 年广东医学院附属医院皮肤科工作；2003 年获中山大学皮肤病与性病学硕士学位，师从曾凡钦教授；2003 年至 2015 年广东省中医院皮肤科工作；2008 年获广州中医药大学中医外科学皮肤性病学博士学位，师从范瑞强教授，2015 年至今就职于广东医科大学附属医院皮肤科主任医师。

四、导师点评

1. 丛状血管瘤临床不常见，一般不会刻意关注其诊断，尤其是治疗方案。

2. 偶遇疼痛和脱发的特殊患者，如同没有预告的突击考试，检验临床医生的知识储备和应变能力。

3. 从患者角度权衡利弊选用伊曲康唑治疗，虽然超说明书使用，但伊曲康唑已在临床抗真菌治疗 30 余年，皮肤科医生非常熟悉，其不良反应可以预知和检测。

4. 他山之石可以攻玉，向已有临床经验的先行者求助和请教，不失为"短、平、快"的学习和进步的途径。

5. 剩下就是摆正心态、锁定目标、克服困难、不惧失败、不达目的、绝不放弃、直至成功，这就是"华西人"世代传承的"华西精神"！

五、论文中文翻译

伊曲康唑成功治疗妊娠期发病伴脱发的巨大丛状血管瘤一例

吴玮[1]，史建强[1]，黎兆军[1]，李定[1]，窦舒慧[1]，苏西[2]，冉昕[2]，冉玉平[2*]

1 广东医科大学附属医院皮肤性病科；2 四川大学华西医院皮肤性病科；* 通讯作者

丛状血管瘤或 Nakagawa 成血管细胞瘤是一种少见的良性血管肿瘤，好发于婴幼儿，极少发生于成人和孕妇。我们报道一例发生于妊娠期间伴剧痛和脱发的巨大丛状血管瘤，口服伊曲康唑后症状明显改善和新发长出。

患者女，35 岁，来自中国，在第三个孩子出生后一个月因为项部和枕部进行性发展的丘疹和斑块伴脱发和疼痛 3 月余而来就诊，患者在怀孕 8 月时开始于项部出现暗红丘疹和斑块，逐渐蔓延至枕部头皮，累及头皮处脱发，伴剧烈疼痛。她经阴道分娩一健康女婴。在分娩后皮肤损害和疼痛持续存在。在妊娠期间和产后无服药史。皮肤科情况：项部和枕部见环状分布的丘疹和斑块，呈暗褐色，表面粗糙，质硬，有浸润感，累及头发处无头发，面积约 4cm×10cm（图 .1a）。病理活检：低倍镜下呈"炮弹样"外观（图 .1b），真皮全层和皮下组织见大量散在分布团块或小叶，清楚界限，圆形或卵圆形，主要由增生的血管内皮细胞、血管周细胞组成，小叶周围围绕着扩张的淋巴管（图 .1c）；免疫组化：小叶中的梭形细胞 CD31（图 .1d）、CD34（图 .1e）和 D2-40（图 .1f）均阳性，管周细胞 SMA（图 .1g）阳性，desmin and S-100 均阴性。结合临床和病理，确诊为丛状血管瘤。

经过与患者详细解释和签署知情同意书后口服伊曲康唑胶囊（西安杨森公司生产）0.2g bid，并停止哺乳。治疗 3 天后患者疼痛明显缓解，2 周后疼痛消失，皮疹有所变平（图 .1h），治疗 1 月后脱发处头发长出，治疗 3 月后（累积剂量 33600mg）患者自行停药，皮疹大部分已消退，治疗前后检查血常规和肝功能均正常。停药 6 月后临床症状仍持续改善(图 .1i)。

丛状血管瘤发病机制仍不清楚，可能与一些血管生长因子有关。妊娠可能会诱发血管增生提示雌激素促进丛状血管瘤的发生和发展。丛状血管瘤可能表现为多毛和多汗，但脱发从来没有报道过。遗憾的是病理检查部位不是在累及的头皮而是在项部。

对于小面积皮疹推荐完全切除。外治法包括外用雷帕霉素、冷冻疗法、电子束放射和脉冲染料激光；系统用药包括糖皮质激素、阿司匹林、普萘洛尔、干扰素 - α、雷帕霉素和长春新碱。冉玉平等首先报道口服伊曲康唑 [5mg/(kg·d)] 成功治疗婴儿血管瘤，发现伊曲康唑明显减少血小板衍生生长因子 D（PDGF-D）水平，导致 PDGF 受体 - β 活化的抑制和它下游效应器如 PI3K，Akt，4E-BP1 和 p70S6K 的抑制。然而，伊曲康唑治疗丛状血管瘤的确切机制仍然未知，伊曲康唑作为一种抗真菌药物，耐受性好，不像糖皮质激素、普萘洛尔和干扰素有不良反应，也不像雷帕霉素是不常用的药物，因此对于大面积和疼痛的丛状血管瘤患者可选用伊曲康唑治疗。

注：图像及参考文献（略）

六、英文全文链接：https://pubmed.ncbi.nlm.nih.gov/31729054/

Wu W, Shi J, Li Z, Li D, Dou S, Pradhan S, Ran X, Ran Y. Oral itraconazole for the treatment of giant tufted angioma with hair loss arising during pregnancy: A case report. J Dermatol. 2020 Feb;47(2):e35-e36.

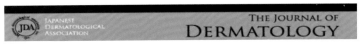

THE JOURNAL OF DERMATOLOGY

Letter to the Editor | 🔓 Open Access | (cc) (i)

Oral itraconazole for the treatment of giant tufted angioma with hair loss arising during pregnancy: A case report

Wei Wu, Jianqiang Shi, Zhaojun Li, Ding Li, Shuhui Dou, Sushmita Pradhan, Xin Ran, Yuping Ran ✉

First published: 14 November 2019 | https://doi.org/10.1111/1346-8138.15144

病例二十六
皮脂腺痣继发皮脂腺癌的皮肤镜线索

一、临床故事

"先定位，再调焦"

导师经常手把手地训练我们每一个学生在真菌方面的学习，在皮肤镜方面也是如此。还清晰记得导师曾经是如何手把手教导我们操作皮肤镜的情景（图 1），可刚入师门的我还是不能熟练精准快速地操作，甚至就像一个小学生总是犯错。然而冉老师总是反复强调要"先定位、再调焦" 6 字诀，正是导师的言传身教，我们更快成长，更快地掌握了皮肤镜操作技能，将皮肤镜用于我们的工作、学习、科研以及论文写作，通过皮肤镜打开知识的另一扇大门。使用皮肤镜观察头癣引起的 "螺旋状、烟灰状" 病发、慢性感染的 "红黑点征"、监测血管瘤治疗前后的变化等，而下面的病例是我三年学习中的一个小案例。

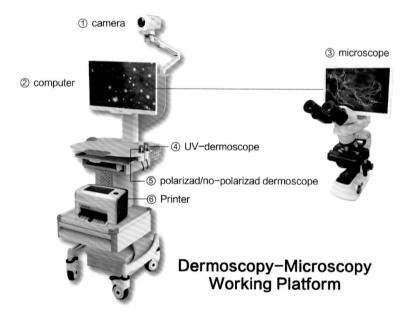

图 1 皮肤镜 - 显微镜操作平台

带着深深 "恶意" 的皮损

那是 2018 年 12 月中旬跟冉老师出特需门诊的日子。进来了一位 40 岁左右的女性患者，带着浓厚的甘肃口音，述说额面部半年来出现了一个豌豆大小的结节，因其伴有瘙痒及疼痛而倍感紧张。乍一看是额中部眉心处的黄色疣状斑块，其上出现了约 0.5cm×0.5cm 的结节，表面少许白色鳞屑、糜烂及暗红血痂（图 2）。

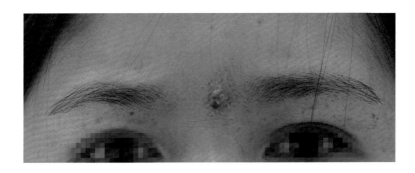

图 2 额中部眉心处黄色疣状斑块，其上可见约 0.5cm×0.5cm 的突起性结节，其表面少许白色鳞屑、糜烂及暗红血痂

细看皮损就感觉此非善类：结节比较夺人眼球，我们随即用皮肤镜观察。结节处皮损在皮肤镜下显示出多形态的血管、白色浅表鳞屑（图 3）；再对斑块处进行检查，发现表现为不均匀的淡黄色结构（图 4）。皮肤镜下这些多形态的血管可能提示是皮肤肿瘤吧。是皮肤基底细胞癌（BCC）吗？或者其他？

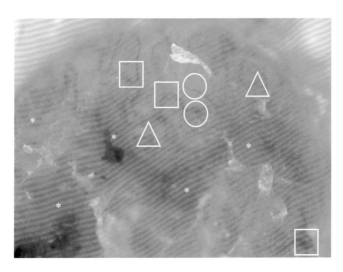

图 3 结节处的皮肤镜检查显示淡黄色的不均匀区域、多形态的血管、白色浅表鳞屑、糜烂和出血及血痂，黄星处为不均一的淡黄色结构，矩形为分叉状血管，三角形为不规则线状血管，圆形为冠状血管（×40)，为皮脂腺癌特点

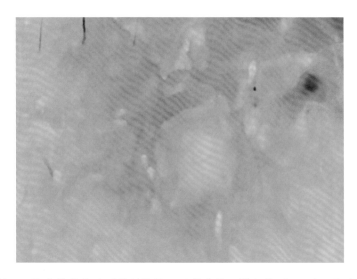

图 4 斑块处可见聚集的黄色小球状结构绕以冠状非分叉样血管（×40），为皮脂腺痣特点

这是"皮脂腺癌"？

我们向患者解释了该皮损可能的情况，告知取活检手术做病理检查的必要性。因为不确定肿瘤性质及边缘情况等，首先用记号标记好皮肤镜下在淡黄色背景上有不均匀区域、多形态的血管、白色浅表鳞屑和红色糜烂、出血及血痂的结节处皮损做活检。20 天后，患者带着病理报告前来复诊。报告显示为"皮脂腺癌"。虽然不是基底细胞癌（BCC），但如我们所推断的"非善物"。于是，我们建议患者尽快手术，扩大切除整块皮损。

这是"皮脂腺痣"？

过完春节患者依然没来复诊，因为不放心，我就打电话联系患者了解情况。原来由于我们医院预约时间太晚而前往其他三甲医院去做了手术。得知患者还是及时地做了手术扩大切除，我们也就放心了。可是，患者说其他医院的诊断不是皮脂腺癌，是"皮脂腺痣"，这是怎么回事呢？我听得出患者一方面是疑问，另一方面有一点责问是否有误诊，让她及家人对疾病感到焦虑紧张。年轻的我感到非常诧异，但还是不得不故作镇定地宽慰患者，相信我们皮肤科仔细检查了皮损表现为非良性肿瘤，而病理科看病理片关于是否是肿瘤肯定没有问题。随后，立即向导师做了汇报。然后，听从再老师的安排后我一方面采集了患者活检的病理片镜下相片，另外一方面联系患者带上外院的病理片前来会诊。

揭开谜底，全面认识

（一）病理会诊

初诊后活检手术我们医院病理科发出的报告为"皮脂腺癌"，免疫组织化学显示细胞角蛋白 7（CK7）（图 5a）和肿瘤蛋白 P63 阳性（图 5b），上皮膜抗原（EMA）部分阳性（图 5c），上皮糖蛋白（BerEp4）和癌胚抗原（CEA）阴性。其组织形态及免疫组化结果确定了皮脂腺癌的诊断。而后来皮损全部切除后外院发出的报告为"真皮内可见大的、正常分化成熟及不成熟的皮脂腺体，细胞无明显异型性；病理诊断皮脂腺痣"。两者看似差异较大、诊断不一致，但考虑取材具体位置是可以理解的。我们医院取材的部位是在皮肤镜下观察，用记号笔圈定到有异常血管结构的皮损结节处，而外院切除的是在我们已经切除明显异常皮损后的周围黄色斑块。会诊时再次细看我们最初取的结节处病理片，发现真皮中有多形性小叶和空泡细胞，细胞为泡沫状的胞质，扇形核，其核仁清楚，可见核分裂相（图 6）。因此，确定了是在"皮脂腺痣"基础上继发"皮脂腺癌"的诊断。

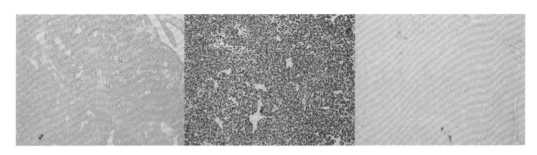

图 5 a 细胞角蛋白 7（CK7）阳性（×200），b 肿瘤蛋白 P63 阳性（×200），
c 上皮膜抗原（EMA）部分阳性（×200）

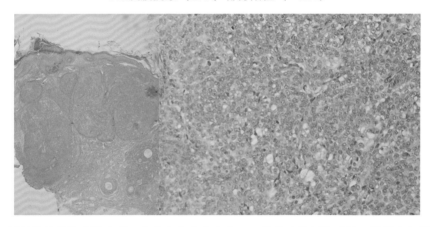

图 6 最初活检的结节处皮损病理：真皮中有多个大小不一的分叶性细胞团块，外周有包膜，其内为空泡细胞，为泡沫状胞质，扇形核，其核仁清楚，可见核分裂相（a 为 HE×40，b 为 HE×400）

（二）临床联系

患者进入诊断室即强调皮损结节伴有疼痛，皮肤镜下的异常血管等使我们联想到皮肤恶性肿瘤。虽然注意到了其下的黄红色疣状斑块，经追问被告知至记忆以来即有这个"胎记"，最初并没有给予诊断。但在其他医院切除后的病理诊断不一致时却提示：头部的淡黄色疣状斑块符合皮脂腺痣，其上发生的恶性结节其实为继发病变。从皮损发展过程看，两次病理的诊断是合理的，看似这个"胎记"的诊断不起眼，对联系临床与严谨诊断非常重要，凸显在皮肤镜指导下的活检取材更精准。

（三）皮肤镜表现

回头看患者皮损的皮肤镜表现，发现其确实与临床和病理相互验证。疣状斑块处皮肤镜检查表现为聚集的黄色小球状结构绕以冠状非分叉样血管（图3）。结节处的皮肤镜检查显示淡黄色的不均匀区域、多形态的血管、白色浅表鳞屑和红色糜烂及血痂；其中多形态的血管比较典型，包括不规则线状血管、分叉状血管及冠状血管（图2）。皮脂腺常见的镜下表现为黄色球状结构和冠状血管，而多形态的血管提示为恶性肿瘤。

完整故事，总结发表

皮脂腺痣继发恶性肿瘤的情况相对少见，且继发皮脂腺癌的病例报道更少，查阅复习了相关文献有 25 篇报道。我们病例有临床表现、有病理验证，算是一个比较完整的故事，值得总结发表。在搁置一段时间后，整理了一下病例资料及相关文献。该案例虽然为少见病例，若只是单纯介绍这个病例就像炒剩饭一样索然无味。我们思考了一下撰写此病例的意义和价值，选择重点与核心内容发表。恰逢《中华医学杂志》（英文版）皮肤镜栏目征稿，此病例正好适合投稿。编辑建议我们增加皮肤镜下皮脂腺癌与皮脂腺痣的鉴别，以及与其他皮肤肿瘤的鉴别。按照编辑意见稍微修改后即被接受，成功发表。

关于该病例，有以下体会：

1. 对于一种临床表现的疾病，首先应尽可能多考虑几个诊断，而不是其中某一种，要包括鉴别诊断。该病例不同医院给出了不一致的诊断，让患者焦虑疑惑。因此，严谨诊断、分析原因，不仅是对患者负责，也可提高自己的临床诊断能力。

2. 皮肤镜是皮肤科重要辅助诊断工具，应深入研究皮肤镜诊断线索，充分认识与利用，有助于疾病的及时发现、早期诊断。

3. 皮肤疾病有很多未知领域，其皮肤镜表现更是如此。其中，临床、皮肤镜与病理，三者环环相扣，需要联系思考。皮脂腺痣、皮脂腺癌分别都有皮肤镜报道，却没有皮脂腺痣继发皮脂腺癌的皮肤镜报道。我们有此病例资料就能首次报道其皮肤镜表现，为同行提供参考。

4. 导师授予我们的除了宝贵的皮肤科专业知识，更多的是对医学的严谨、对科学的热爱与探索精神，启发我们思考看待与解决问题的方法。严格要求看似小问题，但日积月累下来竟不知不觉养成了一种习惯。正是因为有导师不断的敲打与严格要求，才让我们在医学专业道路上具有看得更远、走得更远的潜能。

二、背景知识

皮脂腺痣：是由皮脂腺构成的一种错构瘤，较常见，多于出生时或出生后不久发病，好发于头面部或颈部。儿童时期表现为局限性表面无毛或少毛的斑块，稍隆起，淡黄色；老年患者皮损多呈疣状。皮脂腺痣可继发其他附属器肿瘤，通常为良性，但有时为恶性。为预防肿瘤发生，彻底进行外科手术切除治疗是必要的。典型皮脂腺痣在皮肤镜下表现为聚集性淡黄色球状结构，并绕以非分支状的冠状血管。

皮脂腺癌：指向皮脂腺分化的腺癌，其临床表现没有特征性。典型皮损或红色结节或斑块，可出现溃疡或簇状分布，偶呈淡黄色。浅表皮脂腺癌和具有浸润结构的皮脂腺癌可能发生有限的转移潜力，治疗仍是手术切除。皮脂腺癌皮肤镜下表现除表现为淡黄色背景外，不规则的多形态血管（发夹状、线性、分叉状或冠状）及出血和血痂为其特点。

皮脂腺痣继发皮脂腺癌：皮脂腺痣发生癌的风险为1%，只有很少会继发为皮脂腺癌，这种情况可能仅发生在那些诊断延误或被忽视的皮损中，可导致死亡。

三、作者介绍

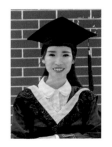

肖慧，皮肤病学硕士，2019 年毕业于四川大学华西临床医学院，师从冉玉平教授。现工作于成都京东方医院。

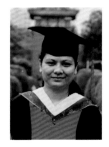

Sushmita Pradhan 苏西，皮肤病学博士，来自尼泊尔，2017 年四川大学华西临床医学院硕士毕业，导师熊琳教授；2020 年获四川大学华西临床医学院博士学位，导师冉玉平教授。现工作于尼泊尔。

四、导师点评

1. 皮脂腺痣系从小发生在头额部的良性肿瘤，临床有特征性，在皮脂腺痣基础上有继发皮脂腺癌或其他恶系恶性皮肤肿瘤的风险，应尽量早期手术完整切除。

2. 皮肤镜下发现眉心处的皮损有多形性血管，立即警惕，再标记取材精准取活检做病理及免疫组化检测，能快速确定皮脂腺癌的诊断。

3. 再次扩大切除病理检测为皮脂腺痣，提示初次活检时已将皮脂腺癌病灶全部切除，证实皮肤镜定位的重要性。

4. 对每一个皮损都用皮肤镜观察，不仅可以早期筛查恶性病变并及时处理，对于培养新一代皮肤科医师的临床技能和发现新的临床现象至关重要。

五、论文中文翻译

皮脂腺痣继发皮脂腺癌的皮肤镜线索

苏西（Sushmita Pradhan）[1]，肖慧[2]，阳何丽[1]，冉玉平[1*]

1 四川大学华西医院皮肤性病科；2 成都京东方医院皮肤性病科；* 通讯作者

苏西和肖慧为并列第一作者

致主编:皮脂腺癌(Sebaceous carcinoma)是一种罕见的皮肤恶性肿瘤,由上皮层分化而来,起源于皮脂腺。因此,皮脂腺痣(Nevus sebaceous)倾向于发展为良性和恶性肿瘤。本文中,我们报道了在罕见的由皮脂腺痣继发的皮脂腺癌的皮肤镜下表现,该病例为单发性黄色斑块上快速出现红色糜烂性结节。皮肤镜检查是一种强大的术前诊断工具。

患者为40岁中国女性,因"额头中央疣状斑块上出现淡黄色瘙痒性结节伴疼痛6个月"就诊。根据病史,患者的额头中央曾一直有无毛的淡黄色斑块。体格检查发现在伴有糜烂的淡黄色斑块上有一个大小为0.5cm×0.5cm结节(图1A)。疣状斑块处皮肤镜检查表现为聚集性黄色小球状结构绕以非分支状的冠状血管(图1B)。结节处的皮肤镜检查显示淡黄色的不均匀区域、多形态的血管、白色浅表鳞屑和红斑性皮损(图1C)。皮损结节处的组织病理学显示真皮中有多形性小叶和空泡细胞,细胞为泡沫状的胞质,扇形核,其核仁清楚,可见核分裂相(图1D和1E)。免疫组织化学显示细胞角蛋白7(cytokeratin 7,CK7)(图1F)和肿瘤蛋白(tumor protein,P63)阳性(图1G),上皮膜抗原(epithelial membrane antigen,EMA)部分阳性,上皮糖蛋白(epithelial glycoprotein,BerEp4)和癌胚抗原(carcinoembryonic antigen,CEA)阴性。头部CT无转移迹象。确定皮脂腺痣继发皮脂腺癌的诊断。进行局部扩大边缘1cm切除。随访12个月无复发证据。

皮脂腺痣继发皮脂腺癌极其罕见,既往仅25篇病例报道。估计皮脂腺痣形成继发性肿瘤的概率小于0.1%,其中包括基底细胞癌、毛母细胞瘤、鳞状细胞癌,汗腺癌、乳头状汗管囊腺瘤、汗腺囊瘤等也可能发生。当然,组织病理学和免疫组织化学可以帮助诊断。而皮损进行皮肤镜检查也可能有助于早期诊断。

皮脂腺痣中继发皮脂腺癌主要发生于头皮、前额和眼部,眼部又分为眶外和眶周。在该病例中,皮肤镜下淡黄色不均匀区域对应于组织病理学中的泡沫状细胞质。同时,认为在皮肤镜下出现的不规则多形态血管(发夹状、线性和冠状)是由于毛细血管扩张和恶性肿瘤引起的。皮脂腺痣中皮肤镜下为非分支状的冠状血管,而皮脂腺癌有多形态血管,可以通过这些进行鉴别。基底细胞癌和毛母细胞瘤的皮肤镜下分别可见不对称和对称的大的蓝灰色卵圆形巢组成。乳头状汗管囊腺瘤的皮肤镜表现为伴有溃疡和血管的外生性乳头状结构。汗腺腺瘤的皮肤镜下表现为对称性伴有分支状血管的均质区域。这些皮肤镜下的特征可能有助于将其与相似皮损进行鉴别。

据我们所知,皮脂腺痣继发皮脂腺癌的皮肤镜表现目前尚无报道。由于皮脂腺痣中出现的皮脂腺癌是低度恶性肿瘤,根据皮肤镜表现及早发现病变可成功控制和治疗,防止进一步转移。因此,皮肤镜下及时识别有助于防止延误诊断。

注:图像及参考文献(略)

六、英文全文链接: https://pubmed.ncbi.nlm.nih.gov/32769491/

Pradhan S, Xiao H, Yang HL, Ran YP. Dermoscopic clues for sebaceous carcinoma arising in nevus sebaceous. Chin Med J (Engl). 2020 Sep 5;133(17):2121-2122.

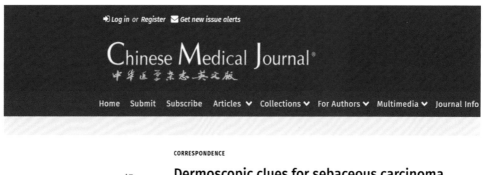

病例二十七

足月母乳喂养婴儿确诊暂时性症状性锌缺乏：临床表现酷似肠病性肢端皮炎

一、临床故事

导师出国，加入冉教授团队"托管"

我在四川大学华西医院就读硕士研究生期间，师从汪盛教授，汪老师的研究方向是遗传性皮肤病，后来为了进一步深造，汪老师决定去英国学习一年，就委托冉玉平教授指导我。冉教授在真菌领域有很高的造诣，而且冉老师的团队可谓是相当厉害，感觉 SCI 信手拈来。为了更好更快地融入冉教授的团队，我每天除了跟着冉老师出门诊外，还虚心地向师兄、师姐们学习皮肤镜的相关知识，在真菌室跟着代亚玲老师学习如何快速有效地完成真菌取材及镜检。整个团队的氛围很好，大家互帮互助，有疑必答、有难必帮。

急诊病例也能出 SCI

2016 年 11 月 10 日，冉老师门诊号早已挂满，诊室挤满了人。冉老师是一级专家，挂号费不便宜的，所以但凡来就诊的患者要么是老患者复查的，要么是疾病经久不愈慕名而来的，在这里接触到疑难病例的机会自然更多一些。就在紧锣密鼓地看病的同时，冉老师的硕士研究生杨琴从急诊室带来一个患者，觉得皮损很奇怪，让冉老师帮忙诊治一下。只见一对夫妻抱着一个 3 个月大的男婴，母亲心急如焚地把患儿抱到冉老师面前，将衣服脱开后发现患儿颈部、臀部大片状红斑，部分糜烂，上覆痂壳，病程有 1 个多月了，起初是臀部先出现红斑，予以对症处理后红斑消退（具体不详）。就诊前 5 天，患儿肛周皮肤出现红斑，逐渐加重，伴糜烂、脱皮、结痂。颈部、口周紧接着也出现类似皮损，头皮密集小脓疱（图1）。伴严重腹泻：每天稀便约 8 次。

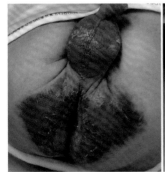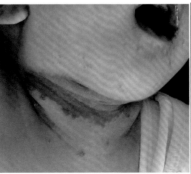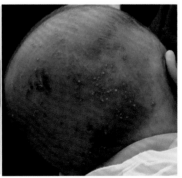

图 1 肛周、阴囊、颈部片状鲜红斑，部分糜烂，脱屑，上覆褐色痂壳；头皮红斑基础上密集丘脓疱疹

患儿个人史及家族史:足月顺产儿;纯母乳喂养,未添加辅食;父母非近亲结婚。系统查体:患儿神清,精神稍差,余未见异常。皮肤科情况:肛周、阴囊、颈部、口周皮肤对称性出现红斑、鳞屑、糜烂,上覆痂壳,境界清楚,口腔黏膜无损害,头皮红斑基础上密集分布粟粒大小脓疱。冉老师详细询问完病史及查体后,首先问杨琴给出的诊断是什么?杨琴说:"3 个月大的婴儿,湿疹是最常见的,但是皮损以鲜红斑为主,上覆痂壳,边界又如此清楚,湿疹可能性不大。头皮有散在脓疱,皮疹又多是红斑、鳞屑,会不会是银屑病?或者要考虑特殊类型的感染?做一个真菌镜检?"冉老师笑而不语,又把目光投向了我,问我考虑什么诊断?我顿时怔住了,大脑飞速运转,这到底是个什么病,显然,冉老师已经知道了答案。后来冉老师的一句话提醒了我:"何永萍应该认得这个病,因为汪老师就是研究这个的,还发表了文章"。"哦,要考虑肠病性肢端皮炎"我小心翼翼地答道,显然底气不足。毕竟出门诊那么多次,我还是第一次在诊断室亲眼看到这个病,以前对这个疾病的认知都是来源于教科书和文献。真是百闻不如一见啊。冉老师肯定了我的答案,但提出需要血锌检测确认,并进一步做基因检测以鉴别是先天性还是获得性的,当然首先要取鳞屑直接镜检和培养以排除或确认真菌感染,特别是可能原发或继发的念珠菌感染,让我俩全程跟进这个病例,收集好病例资料,日后准备发 SCI。

多种手段辅助检查

我随即加了患儿母亲微信,方便观察患儿疗效及交代相关事宜。微量元素检查只能在华西附二院进行,当天我们就带着患儿去抽血,微量元素结果提示:血锌 30.86 μmol/L(正常范围 33.5—84.54 μmol/L),血钙、血铁、血镁、血铜正常。患儿血锌偏低,说明我们的诊断方向是正确的。臀部皮损处真菌涂片阴性,真菌培养 2 周也是阴性,基本可以排除真菌感染可能。皮肤镜检查可见在红色背景基础上可见黄褐色痂壳及白色鳞屑,线性、网状血管(图 2a,b),为非特异性皮炎的改变,治疗 5 天痂壳和鳞屑脱落,可见局部点状及线状血管(图 2c,d),有别于银屑病特征性均一分布的点状血管。

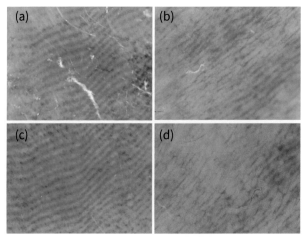

图 2 治疗前后皮肤镜对照

(a)、(b) 治疗前皮肤镜图片：(a) 肛周皮损，(b) 颈部皮损。

(c)、(d) 治疗 5 天后皮肤镜图片：(c) 肛周皮损，(d) 颈部皮损。

本例患儿表现为肢端及腔口周围皮炎、腹泻、精神差，伴有低锌血症。结合病史及目前的辅查结果，我们查阅文献发现，肠病性肢端皮炎（acrodermatitis enteropathica，AE）和暂时性症状性锌缺乏（transient symptomatic zinc deficiency，TSZD）都可以有上述表现，两者极易混淆，临床上很难鉴别。虽然两个疾病的治疗都是补锌，但是疗程完全不同，如确定为肠病性肢端皮炎。则需坚持补锌，长期随访；反之，短期补锌即可。所以正确的诊断至关重要。SLC39A4 基因是肠病性肢端皮炎的致病基因，该基因检测是鉴别肠病性肢端皮炎与暂时性症状性锌缺乏准确客观的依据。患儿发病年龄 3 个月，纯母乳喂养，父母非近亲结婚，比较符合暂时性症状性锌缺乏的可能。为了进一步证实我们的诊断，将患儿的外周血进行 DNA 提取并进行 SLC39A4 基因检测,结果分析发现 exon6 的纯合突变(C.1069A > G，P.Thr357Ala)，请教遗传学专业的老师，帮忙查阅最新基因数据库发现：这种突变在人群中的比例不低，也就是说有一部分人会出现这个位点的基因突变，对应编码的氨基酸也会发生变化，但是这种氨基酸的变化并不影响相关蛋白质的功能，因此不具有致病性（图 3）。

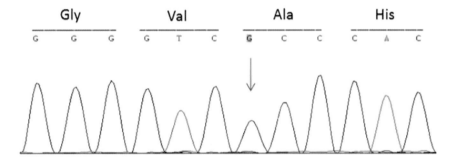

图 3 SLC39A4 基因 exon6 的纯合突变（C.1069A > G，P.Thr357Ala），此突变无致病性。

修正诊断，跟踪随访

患儿发病年龄 3 个月，表现为肢端及腔口周围皮炎、腹泻、精神差，伴有低锌血症。足月顺产，纯母乳喂养，父母非近亲结婚。真菌检查阴性。SLC39A4 基因检测发现 exon6 的纯合突变（C.1069A > G，P.Thr357Ala），但此基因突变无致病性。故最终修正诊断为：暂时性症状性锌缺乏（TSZD）。予以葡萄糖酸钙锌口服溶液 5ml po bid（每 10ml 溶液含锌 4.3mg）。口服补锌治疗 2 周后，患儿皮损基本消退（图 4）。腹泻停止，复查血锌 33.58μmol/L，达到正常范围（33.5—84.54μmol/L）。待患儿添加辅食后即停止补锌。随访 1 年皮损无复发。

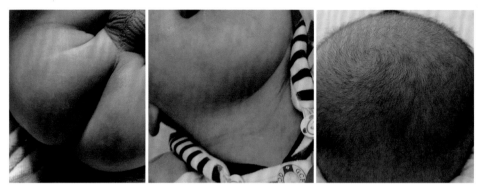

图 4　口服葡萄糖酸钙锌治疗 2 周后皮损基本消退，头上脓疱消失，毛发生长

锲而不舍，永不放弃

通过本例患儿的诊疗过程，我们深刻地认识到了基因检测在疾病的诊治中发挥着至关重要的作用，基因检测越来越成熟的今天，医学的发展也将更加迅猛，我们将更加透彻、清楚地了解一些疾病。文章写出来以后，投稿成了一个难题，到底哪个杂志对这个病例感兴趣呢？一开始我们像无头苍蝇一样，广撒网，根本没有认真分析杂志的文章侧重方向和兴趣点所在，我们相继投了 *Indian Journal of Dermatology，Venereology，and Leprology*、*Pediatric Dermatology*、*Dermatology and Therapy*，均以失败告终，几轮打击下来，我们像被霜打的茄子，辛苦写出来的文章屡次被拒，开始对文章产生质疑，是文章内容不够新颖？图片质量太差？还是英语句子写的太糟糕？所以中止了投稿，因为害怕失败、怕麻烦。这个病例就一直被搁置了几年，一直到我俩都工作后，有一天，杨琴又"心血来潮"，她说我们再根据以前那些被拒的杂志给出的理由做修改，再投其他杂志试试吧，我们还是把目标放在与儿科相关的杂志上，最后选了 *The Indian Journal of Pediatrics*（2019 年影响因子 1.508）。皇天不负有心人，还好我们没放弃，编辑部很快就发来审稿意见，我们认真地逐一回复并修改后，文章被接受了。过程虽然很艰辛，结果却是令人欣慰的。只要锲而不舍坚持且认真的做事，总会有收获，只是时间早晚而已。

二、背景知识

锌缺乏在临床分为 2 类：遗传性和获得性。遗传性锌缺乏即肠病性肢端皮炎（acrodermatitis enteropathica，AE），获得性锌缺乏可由各种导致机体锌摄取减少和（或）丢失增加的原因引起。获得性锌缺乏的原因多种多样，包括囊性纤维病、肠道吸收不良综合征、克罗恩（Crohn）病、肾小管功能障碍、外科手术后禁食或限食、恶性肿瘤及大面积烧伤等。在婴幼儿中获得性锌缺乏以暂时性症状性锌缺乏（transient symptomatic zinc deficiency，TSZD）最常见。

暂时性症状性锌缺乏（TSZD）：好发于低体重早产儿和全母乳喂养婴儿。发病原因可能与早产儿体内锌储备不足或患儿母亲乳汁中锌含量低有关。暂时性症状性锌缺乏临床表现为肢端及腔口周围皮炎、脱发及腹泻，常伴低锌血症，与肠病性肢端皮炎酷似，两者极易混淆，但患儿短期补锌即可恢复，预后良好，断奶或者添加辅食后即自愈。

肠病性肢端皮炎（AE）：是一种少见的常染色体隐性遗传病，2002 年负责编码肠道锌转运蛋白 ZIP4 的 SLC39A4 基因被确定为肠病性肢端皮炎的致病基因，现在检测 SLC39A4 基因已成为确诊肠病性肢端皮炎快速而可靠的手段。肠病性肢端皮炎常在婴儿断奶后出现，平均发病年龄为 9 个月，而人工喂养的新生儿出生数天后即可发病。该病不能根治，需终生补锌，如停止补锌，病情一般在 2 周左右复发。

综上，肠病性肢端皮炎与暂时性症状性锌缺乏临床表现极其相似，在接诊患儿的时候需要仔细鉴别，避免误诊。若患儿是暂时性症状性锌缺乏，误诊为肠病性肢端皮炎，长期补锌处理，无疑将对患儿造成过度治疗；反之，将肠病性肢端皮炎误诊为暂时性症状性锌缺乏，就可能疏于随诊，让患儿得不到持续性补锌治疗，病情迁延反复。长期慢性缺锌可致患儿出现贫血、畏光、味觉减退、性腺功能减退、生长延迟、智力发育障碍、易激惹等神经精神症状，严重者可导致死亡。尽管肠病性肢端皮炎与暂时性症状性锌缺乏临床表现相似、容易混淆，但两者在病程、基因突变分析、治疗及预后方面差异较大（附表 1）。目前检测 SLC39A4 基因已成为确诊肠病性肢端皮炎的可靠手段。

表 1 肠病性肢端皮炎与暂时性症状性锌缺乏比较

	肠病性肢端皮炎	暂时性症状性锌缺乏
发病方式	常染色体隐性遗传病（SLC39A4 基因致病性突变）	获得性（SLC39A4 基因无致病性突变）
家族史	可有	无
发病原因	肠道锌摄取障碍导致锌缺乏	（足月儿）乳汁中锌含量低（早产儿）锌储备不足而需求旺盛
发病时间	5~6 个月后	出生后数天至 1~2 个月内
与母乳喂养关系	断奶后发生	单一母乳喂养时发生，断奶或添加辅食后自愈
临床表现	均可出现肢端或腔口周围皮炎、脱发、腹泻等	
病程	终生，不能根治	断奶或添加辅食后自愈
治疗	补锌：起始剂量 5~10mg/(kg·d)；维持剂量 1~2mg/(kg·d)；需终生补锌	补锌：早产儿 2~3mg/(kg·d)；足月儿 1mg/(kg·d)；断奶或者添加辅食后停止补锌
预后	坚持补锌，预后较好；停止或不正规补锌，病情反复，导致生长发育障碍、精神神经症状，甚至死亡	较好

三、作者介绍

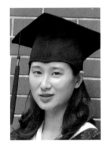

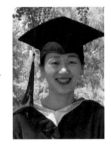

何永萍，皮肤病学硕士，2018 年获四川大学华西医院皮肤病与性病学硕士学位，师从汪盛教授。2018 年获得四川大学华西医院住院医师规范化培训合格证书。现于宜宾市第二人民医院皮肤科工作。

杨琴，皮肤病学硕士，2012 年获中国医科大学临床医学学士学位；2015 年获四川大学华西医院住院医师规范化培训合格证书；2018 年获四川大学华西临床医学院皮肤性病学专业硕士学位，师从冉玉平教授。现于四川大学华西医院龙泉医院皮肤科工作。以第一作者发表中英文论文数篇，其中 SCI 3 篇。

四、导师点评

1. 肠病性肢端皮炎最易与念珠菌间擦疹相混淆，都好发于婴幼儿。

2. 念珠菌间擦疹做直接镜检和培养可确定，抗真菌治疗有效。

3. 肠病性肢端皮炎诊断线索主要靠临床和病史，近年的基因检测可快速确认，关键是初诊时要想到此病才有可能去做基因检测。

4. 基因检测还能区分是"经典型肠病肢端皮炎"？还是"暂时性症状性锌缺乏"？虽然都是缺锌所致，但补锌的疗程和预后完全不同。

5. 将在皮肤急诊所遇病例转化成一篇 SCI 论文，关键在于发现亮点和解决难点，既治愈患者又总结经验分享。

6. 导师的专业背景影响学生的思维模式和亚专业，要发挥"托管"研究生在遗传方向的特长，培养能解决临床和实验问题的复合性人才。

五、论文中文翻译

足月母乳喂养婴儿确诊暂时性症状性锌缺乏：临床表现酷似肠病性肢端皮炎

何永萍 [1, 2]、杨琴 [1, 3]、Sushmita Pradhan [1]、冉玉平 [1*]、汪盛 [1]

1 四川大学华西医院皮肤性病科；2 宜宾市第二人民医院皮肤科；3 成都市龙泉驿区第一人民医院皮肤科；* 通讯作者

何永萍和杨琴为并列第一作者

尊敬的编辑：

患儿是一个 3 个月大的中国男孩，最终确诊为暂时性症状性锌缺乏（TSZD），该病与肠病性肢端皮炎（AE）的临床表现极其相似。都表现为锌缺乏，腔口、肢端部位皮炎，脱发，腹泻。

患儿足月顺产，纯母乳喂养，未添加辅食，父母非近亲结婚。患儿主要表现为肛周湿疹样皮疹 1 个月，皮疹迅速进展至阴囊、颈部、口周、头皮。伴轻度腹泻 5 天。皮肤科查体：肛周、阴囊（图 1a）、颈部、口周（图 1b）皮肤对称性出现红斑、鳞屑、糜烂、结痂，境界清楚，口腔黏膜、头发、指（趾）甲无损害，头皮红斑基础上密集分布粟粒大小脓疱，部分上覆痂壳。

辅助检查：血锌 30.86 μmol/L（正常范围 33.5—84.54 μmol/L），血钙、血铁、血镁、血铜正常。真菌涂片、真菌培养阴性（臀部皮损）。进一步完善 SLC39A4 基因检测，发现 exon6 的纯合突变（C.1069A > G，P.Thr357Ala），但此基因突变无致病性。

结合患儿临床表现及检查结果，最终诊断：暂时性症状性锌缺乏。治疗：予以葡萄糖酸钙锌口服溶液 5ml po bid（每 10ml 溶液含锌 4.3mg）。2 周后，患儿皮损基本消退（图 1c 和 d）。腹泻停止。复查血锌 33.58 μmol/L，达到正常范围。

暂时性症状性锌缺乏（TSZD），是一种获得性锌缺乏，该病具有自限性，常见于纯母乳喂养的早产儿或足月儿。由于缺乏客观的鉴别方法，AE 和 TSZD 的诊断具有挑战性。近年来，染色体 8q24.3 上的 SLC39A4 基因被确定为 AE 的致病基因，SLC39A4 基因检测已成为确诊 AE 迅速而可靠的手段。正确鉴别 AE 和 TSZD 决定了疾病的治疗周期。在 TSZD 患儿中，1mg/kg/d 的锌补充已经足够，患儿开始添加辅食、饮食多样化后就可以停止额外补锌，该病一般不会复发。而遗传性疾病 AE 则不同，该病需终生补锌，如停止补锌，病情一般在 2 周左右复发。

SLC39A4 基因的分子检测、突变分析有助于锌缺乏症患者的准确诊断和治疗。

注：图像及参考文献（略）

六、英文全文链接：https://pubmed.ncbi.nlm.nih.gov/33025515/

He Y, Yang Q, Pradhan S, Ran Y, Wang S. Transient Symptomatic Zinc Deficiency Resembling Acrodermatitis Enteropathica in a Full-Term Breastfed Infant. Indian J Pediatr. 2021 Mar;88(3):292-293.

Scientific Letter | Published: 06 October 2020

Transient Symptomatic Zinc Deficiency Resembling Acrodermatitis Enteropathica in a Full-Term Breastfed Infant

Yongping He, Qin Yang, Sushmita Pradhan, Yuping Ran ✉ & Sheng Wang

The Indian Journal of Pediatrics **88**, 292–293(2021) | Cite this article
102 Accesses | Metrics

病例二十八
搔抓手指寻常疣后继发的前臂孢子丝菌病

一、临床故事

典型的孢子丝菌病？

这是我读博士期间在冉老师指导下诊治的一例病例，因为觉得过于典型和常见，所以一直未曾想写成病例报告。患者女，66 岁，农民。于 2007 年 2 月无明显诱因左前臂伸侧逐渐出现十余个豆大的暗红色结节，部分表面破溃覆脓痂，轻度瘙痒。患者在外院内服及外用抗生素类药物均无明显好转，遂于 2007 年 3 月前来就诊。皮肤科检查：左前臂伸侧条带状分布十余个大小不等的暗红色结节，直径 0.5cm 至 1.5cm，质地中等，部分表面破溃覆脓痂（图 1）。全身体格检查及常规实验室检查均未见明显异常。

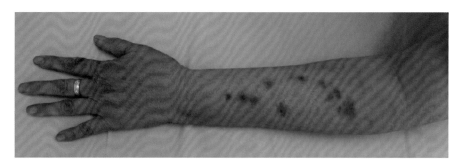

图 1 左前臂伸侧条带状串珠样分布十余个大小不等的暗红色结节

培养 - 小培养 - 测序 - 病理证实

从临床表现即怀疑"孢子丝菌病"，冉老师指示我取患者左前臂皮损分别作真菌培养及组织病理学检查以确定诊断。真菌形态学鉴定：取左前臂结节处脓痂于沙堡弱葡萄糖琼脂培养基室温培养，1 周后形成直径 0.5cm 的棕褐色菌落，2 周后菌落直径约 2cm，表面绒毛状，呈暗褐色。用钢圈法做小培养在显微镜下可见细长分隔菌丝，菌丝顶端着生卵圆形孢子，孢子成群排列呈梅花瓣状，并见

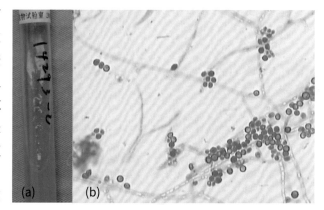

图 2 （a）棕褐色菌落，表面绒毛状；（b）细长分隔菌丝，菌丝顶端着生卵圆形孢子，孢子成群排列呈梅花瓣状

侧生孢子（图 2a，b），提取 DNA 做 PCR 扩增后做分子测序，最终鉴定为球形孢子丝菌。

病理组织学检查示：表皮肥厚呈假上皮瘤样增生，真皮内大量的淋巴细胞、浆细胞及嗜酸性粒细胞浸润。PAS 染色及六胺银染色均查见卵圆形的真菌孢子（图 3）。

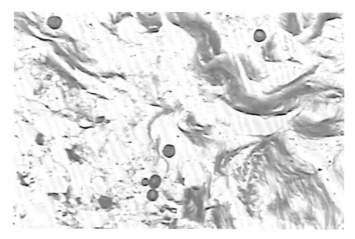

图 3 六胺银染色查见卵圆形的真菌孢子

"此患者的感染途径是什么"？

综上确诊为孢子丝菌病，开始给予伊曲康唑（斯皮仁诺）治疗，每日 400mg 分两次口服，并外用 10% 聚维酮碘液局部湿敷。治疗 4 周后复诊见皮损明显好转，印证了诊断正确且治疗有效，故事似乎到此该结束了。但冉老师却提出"此患者的孢子丝菌病的感染途径是什么"？再次仔细检查患者，发现其左手食指近端第一关节伸侧可见一个 1.5cm×1cm 大小黄褐色疣状结节，表面角化粗糙，疑似"寻常疣"。追问病史，患者强调其左手食指伸侧的黄褐色疣状结节，其实在上臂串珠状结节出现前数月就已经存在了，虽无明显症状，但患者常用手搔抓结节，反复抓破皮损至流血结痂（图 4）。

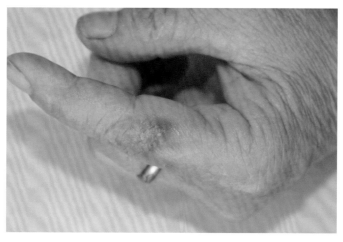

图 4 左手食指伸侧黄褐色疣状结节

典型的寻常疣?

冉老师假设：也许最初患者只有食指处的寻常疣，经过反复搔抓破皮，而环境中的孢子丝菌接种到局部，进而引起皮肤淋巴管型孢子丝菌病。指示我将此处取活检做病理和免疫组化，如果确认为寻常疣就可以将这两个本来无关的独立疾病联系起来。接下来的组织病理学检查显示：表皮角化过度伴角化不全，棘层肥厚呈乳头瘤样增生，表皮颗粒层处见局灶性的空泡细胞及粗大的透明角质颗粒。真皮内毛细血管增生，较多的浆细胞及淋巴细胞浸润。PAS 染色及六胺银染色均未查见真菌孢子（活检时患者已经接受伊曲康唑抗真菌治疗 4 周）。免疫组化显示人类乳头瘤病毒（HPV）阳性染色（图 5a, b）。

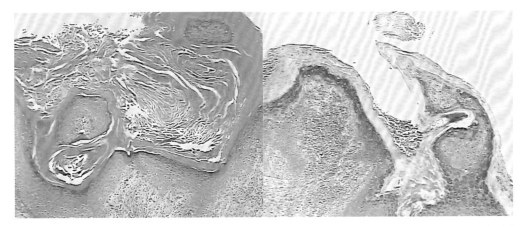

图 5 （a）棘层肥厚呈乳头瘤样增生，表皮颗粒层处见局灶性的空泡细胞；（b）免疫组化 HPV 阳性染色。

谜团终于解开：此患者先是左食指发生寻常疣，因为搔抓皮损破溃让环境中的孢子丝菌侵入皮内，沿着淋巴管到前臂继发孢子丝菌病。我们对患者左手食指寻常疣皮损给予冷冻治疗后外用 5% 咪喹莫特软膏，连续 2 周。患者口服伊曲康唑连续 12 周。直至孢子丝菌病皮损和寻常疣皮损均痊愈，停药 1 个月未见复发（图 6）。

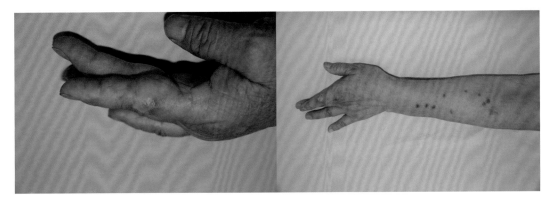

图 6 左食指处的寻常疣皮损和左前臂的孢子丝菌病皮损均痊愈。

解开谜团，发现亮点

孢子丝菌病主要通过损伤的皮肤或黏膜而感染，当孢子丝菌由损伤处进入组织，即可引起局部的化脓性病变。本病主要发生在手、足等暴露部位，皮损沿淋巴管蔓延成带状分布。临床上有明确外伤史者并不多，或多为细小的损伤未引起注意。本例孢子丝菌病并无明确外伤史，内服伊曲康唑4周后左前臂和左食指处的脓肿结节好转的情况下，才注意到左食指最初发病处为疣状角化增生，考虑为寻常疣。局部取活检做病理检查证实为病毒感染的组织学特征，未见真菌孢子可能与已内服伊曲康唑治疗有关。疣体经冷冻和外用咪喹莫特治愈。患者强调孢子丝菌的皮损是从在左食指疣状损害的基础上发生的，分析可能是由于乳头瘤病毒感染后患者搔抓疣体使局部有细小损伤，继之环境中的孢子丝菌侵入皮肤而继发孢子丝菌病。该案例虽然为常见病例，我们思考了撰写此病例的意义和价值，并搜索文献后发现国内外尚无类似报道，强调其亮点与核心内容，按照编辑意见稍微修改后即被接收，成功发表。

关于该病例，有以下体会：

1. 我一直觉得这两种疾病是最为常见和典型的，稍有经验的皮肤科医生都可能诊断，没有值得过多思考之处。回头来看，发现两病的巧妙联系就是最大的亮点。我们应深入分析患者皮肤病的诊断线索，及时发现、早期诊治疾病，不断积累和分享临床经验。

2. 导师授予我们的除了宝贵的皮肤科专业知识，更多的是对医学这门科学的严谨、热爱与探索精神，启发我们独立思考、针对性提出和解决问题。勿以病小而不为之，每一位患者其实都是我们的临床老师，从每一位患者的疾病中，我们都能学到新的知识。日积月累下来，成为真正的医者。正是因为有导师的执着和严谨的精神，不断的敲打与严格的要求，最大限度发掘创新潜能，让我们看得更宽、走得更远。

二、背景知识

申克孢子丝菌复合体（*Sporothrix schenckii complex*）： 为双相真菌，在自然界室温培养为菌丝相菌落，体内和37℃培养为酵母相菌落。基于传统的表型分类，过去一直认为孢子丝菌病是由申克孢子丝菌（*Sporothrix schenckii*）单一菌种引起，新近基于分子生物学的基因型分类结果显示，申克孢子丝菌实属一种复合体，包括申克孢子丝菌、球形孢子丝菌（*Sporothrix globosa*）、巴西孢子丝菌（*Sporothrix brasiliensis*）、墨西哥孢子丝菌（*Sporothrix mexicana*）和卢艾里孢子丝菌（*Sporothrix luriei*）等。巴西孢子丝菌和墨西哥孢子丝菌主要分布于巴西和墨西哥；申克孢子丝菌和球形孢子丝菌世界范围内广泛分布，前者主要分布于欧洲、美国、南美洲一些国家和亚洲；后者主要分布于欧洲、美洲一些国家、非洲（南非）及亚洲（日本）等国家。目前研究表明，球形孢子丝菌是中国最常见的菌种。

孢子丝菌病： 是由申克孢子丝菌复合体感染皮肤、皮下组织、黏膜和局部淋巴系统所引起的常见深部真菌病，临床多见淋巴管型及固定型，偶可播散全身，引起多系统性损害。孢子丝菌是一种土壤、木材及植物的腐生菌，主要通过损伤的皮肤进入人体而引起感染。皮损主要表现为慢性炎症性肉芽肿损害，可形成丘疹、脓疱、结节、斑块、溃疡、肉芽肿、结痂等改变,常累及面部、四肢等暴露部位。在我国主要发生在东北地区,但各省市均有散在发病。

寻常疣:是由人乳头瘤病毒(HPV)通过皮肤黏膜微小破损,感染皮肤黏膜所引起的上皮良性赘生物。HPV 根据其基因序列结构的不同,可分为超过 200 种基因型,其中与人类生殖道感染有关的有 40 余种。低危型(6,11,40,42,54 等)主要引起生殖道、肛门周围皮肤等病毒疣感染和低级别 CIN 病变;高危型(16,18,31,33,35 等)则与鲍温样丘疹病、Paget 病、宫颈癌等病变密切相关。寻常疣一般与 HPV1、2、4 型感染有关。本例免疫组化染色能够检测到 HPV 病毒感染,但不能分型。寻常疣可发生于身体的任何部位,但以手部为多,手外伤或水中浸泡是常见的诱发因素。典型皮损为黄豆大小或更大的灰褐色、棕色或皮色丘疹,表面粗糙,质地坚硬,可呈乳头瘤状增生。常用治疗为局部冷冻、或温热,以及手术切除或外用抗病毒治疗等。

三、作者介绍

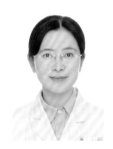

万慧颖,皮肤性病学博士,2009 年毕业于四川大学华西临床医学院,师从冉玉平教授,获皮肤性病学博士学位。四川省人民医院皮肤病性病研究所副主任医师,硕士生导师。中国医师协会皮肤科分会病理学组委员,四川省抗癌协会皮肤肿瘤专委会常务委员。

四、导师点评

1. 单侧上肢发生的串珠状结节,病情发展缓慢,自觉症状较轻,临床应首先考虑孢子丝菌病病,常规需要做直接镜检和培养鉴定菌种,系统抗真菌治疗效果好。

2. 寻常疣俗称"瘊子",为人类乳头瘤感染的常见皮肤表现,常发生在肢端,诊断容易和治疗以局部冷冻破坏为主。

3. 患者初诊时关注上肢串珠状结节,我们的注意力也在孢子丝菌病的诊治,而忽略了检查其原发病灶,复诊时提出疑问并仔细检查和验证,最终完成两个独立但又有关联的疾病的诊治。

4. 特殊的临床过程和完善的实验室证据链是本文能够被快速接收和发表的亮点。

五、论文中文翻译

搔抓手指寻常疣后继发的前臂孢子丝菌病

万慧颖[1,2],谢震[2],庄凯文[1],冉昕[1],冉玉平[1*]

1 四川大学华西医院皮肤性病科；2 四川省医学科学院·四川省人民医院皮肤病性病研究所；* 通讯作者

患者女，66 岁，左前臂伸侧逐渐出现多个暗红色结节（图 1a）。取左前臂结节处脓痂于沙堡葡萄糖琼脂培养基室温培养，1 周后形成直径 0.5cm 左右的菌落，表面绒毛状，呈暗褐色。2 周后形成直径约 2cm 的黑色菌落。钢圈小培养镜下可见细长分隔菌丝，菌丝顶端着生卵圆形孢子，孢子成群排列呈梅花瓣状，为孢子丝菌的典型结构（图 1b）。此外，通过钙调蛋白基因序列分析显示，培养的菌落与球形孢子丝菌（GenBank KC121565.1）有很高的同源性（99.61%）。左前臂结节的组织病理学检查示：表皮肥厚呈假上皮瘤样增生，真皮内大量的淋巴细胞、浆细胞及嗜酸性粒细胞浸润。PAS 染色及六胺银染色均查见卵圆形的真菌孢子（图 1c）。综上确诊为孢子丝菌病，开始给予伊曲康唑，每日 400mg 分两次口服，并外用聚维酮碘液。治疗 4 周后复诊见皮损明显好转，但我们观察到患者左手食指近端有一个黄褐色疣状结节，表面角化粗糙。患者自述经常搔抓并且其发生于手臂结节之前（图 1d）。临床考虑此最初的感染灶皮损为寻常疣，做组织病理学检查显示：表皮颗粒层处见局灶性的空泡细胞及粗大的透明角质颗粒。免疫组化染色显示 HPV 阳性（图 1e）。给予疣体冷冻治疗及外用 5% 咪喹莫特软膏，连续 2 周。患者口服伊曲康唑连续 10 周后，孢子丝菌病和寻常疣的皮损均痊愈。这个病例的亮点在于揭示了孢子丝菌病继发于寻常疣搔抓后的特殊情况。

注：图像及参考文献（略）

六、英文全文链接：https://pubmed.ncbi.nlm.nih.gov/31974751/

Wan H, Xie Z, Zhuang K, Ran X, Ran Y. Arm Sporotrichosis Secondary to Scratching Finger Verruca Vulgaris. Mycopathologia. 2020 Apr;185(2):413-414.

Mycopathologia IMAGE | Published: 23 January 2020

Arm Sporotrichosis Secondary to Scratching Finger Verruca Vulgaris

Huiying Wan, Zhen Xie, Kaiwen Zhuang, Xin Ran & Yuping Ran ✉

Mycopathologia **185**, 413–414(2020) | Cite this article

病例二十九
艾滋病患者马尔尼菲篮状菌（青霉菌）感染的皮肤镜表现

一、临床故事

中年人为何长满"青春痘"？

那是 2015 年 6 月的一个下午，我像往常一样在冉老师的门诊上学习，诊室进来一位消瘦的中年人，他告诉我们，最近天气热，他脸上长了很多奇怪的"青春痘"，此消彼长，似乎越来越多。仔细查看患者，发现不仅是面部，连颈部、躯干都可见到散在的皮色丘疹，这些丘疹形状大小不一，很多丘疹表面似乎可以见到暗红色痂壳，中央有凹陷，有点儿类似肚脐（图1）。张嘴一看，口腔黏膜还有少许红色糜烂面，但没有看到明显分泌物。

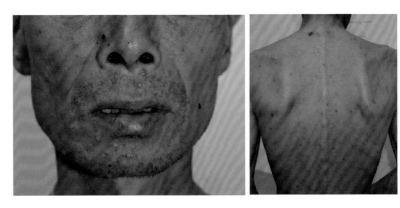

图 1 患者初诊时面部及躯干上部散在丘疹和脓疱

一个中年人，怎么会像青春期少年一样，长这么多"痘痘"呢？我正百思不得其解，冉老师看着患者消瘦的面颊和躯干，语气严肃地告诉我查看患者病史记录，看是否有合并其他疾病，并令我马上给患者做真菌镜检和培养，镜检需要普通的氢氧化钾溶液及墨汁染色两种。我点开患者最近的就诊记录，在检验报告里发现"HIV 抗体阳性"，结合患者的皮疹，我突然明白，这个患者可能是隐球菌或者马尔尼菲篮状菌感染！我随即为患者的皮损取材，在充分消毒后，挤出患者皮损中的脓血，一部分做细菌、真菌培养，一部分做氢氧化钾和墨汁染色镜检。但遗憾的是，墨汁染色呈阴性，由于脓血中红细胞和白细胞干扰，我没有找到任何真菌学证据。冉老师鼓励我不要气馁，"等待培养结果，如果确实是我们怀疑的那个病，两天后会有答案"，他说。同时，冉老师为患者完善了血常规、肝肾功、胸部 CT、皮肤活检等相关检查，叮嘱患者先回到当地疾控中心（CDC）申请抗 HIV 病毒治疗，等待我们的真菌检查有结果后立即前来复诊治疗。

蓬勃的真菌与凋零的生命

我小心翼翼地将培养标本带回实验室，分别将标本放置于 25℃和 37℃两个孵箱培养。等待的时间对于我来说是漫长的，我不停反思自己在操作过程中哪个地方没做好，会不会把这个重要的标本"搞砸了"，因为这个诊断对于患者的性命来说至关重要。好在两天过去，我发现 25℃培养基已长出了茂密的真菌，满满的白色绒毛样菌落，下面的培养基被染成酒红色。37℃培养基也长出了一个乳白色奶酪样菌落（图 2）。我抑制不住内心的激动，立刻提取了真菌 DNA，经过引物 ITS1/4 扩增后送测序，得到的真菌序列在 GenBank 上进行比对，答案跃然眼前：是马尔尼菲篮状菌！

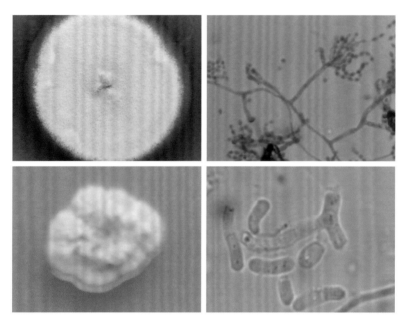

图 2 从上到下分别是马尔尼菲篮状菌在 25℃及 37℃的培养及菌落镜下图片。25℃下可见粉白色绒毛状菌落，其下和周边的培养基被染成酒红色，在镜下可见典型的帚状枝；在 37℃下菌落呈乳白色脑回状，镜下可见分隔关节样分隔酵母细胞

我立刻联系患者，告诉他真菌培养结果出来，请尽快前来复诊用药治疗了，但电话那头患者似乎并没有太多反应，只是回了一声"好的"，我心里像沉了一块石头，不知是什么滋味，居然说不出任何话来。终于，一个月后，患者回来复诊了，是他女儿强行带他来的。这次患者看起来憔悴许多，呈贫血貌，皮肤巩膜中度黄染，全身的皮疹明显增多了不少，并且出现了多种形态（图 3）。患者说他并没有去疾控中心进行抗病毒治疗，显然他已放弃了自己，冉老师告诉患者及女儿要尽快到当地 CDC 领取免费治疗艾滋病的药物，并为患者开了抗真菌药物（伊曲康唑胶囊），嘱患者定期来复诊以调整治疗方案，女儿带着她父亲离开了诊室。我看着他离开的背影，消瘦的身形，黄色的皮肤，像是冬日里树枝上快要凋零的叶子，摇摇欲坠……2 月后，我电话随访患者女儿，她告诉我们上次就诊回家后十天他父亲就去世了。

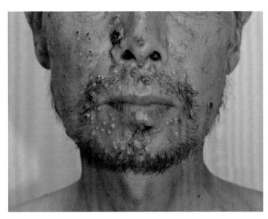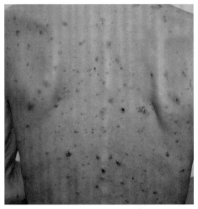

图 3 一个月时间内患者面部及躯干中央爆发性增多大量的丘疹、结节，部分中心有溃疡和结痂坏死

"皮肤镜 + 培养 + 病理，走好诊疗每一步

马尔尼菲篮状菌病的早期诊断对挽救患者生命至关重要，掌握皮损特点可帮助临床医生快速确诊。该患者复诊时，在冉教授的指导下，我对患者身上不同形态的皮损均进行了观察和拍摄。在皮肤镜下，皮损形态大概分为 4 种，传染性软疣样、毛囊炎 / 痤疮样、黄瘤样和小溃疡，与皮损所致部位的皮肤结构和发生阶段有关，同时也发现了多种形态的血管，如点状、发夹样等（图 4）

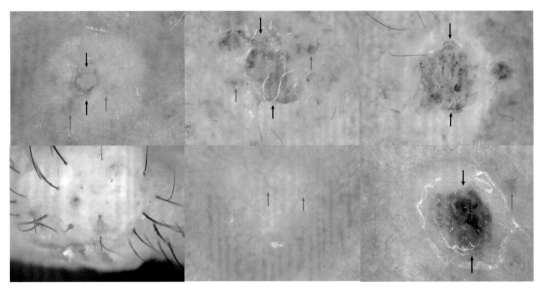

图 4 皮肤镜下观察皮损为直径 0.5-1cm 的粉色或黄白色半球形丘疹、结节和溃疡，
中央可见坏死（黑色箭头），同时可见较多不规则血管（红色箭头）

皮损组织病理可见大量真菌酵母细胞在真皮浅层血管周围浸润，提示真菌已经血行播散（图 5），可解释患者皮损已全身泛发，意味着内部脏器如肺、肝、脾等均已累及。

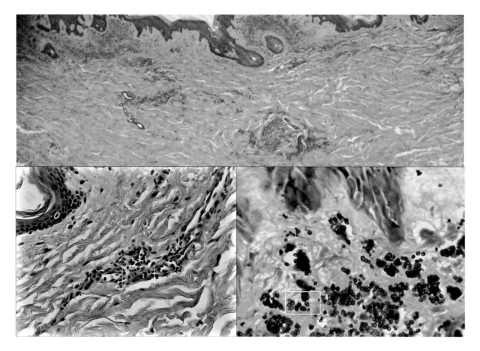

图 5 常规病理检查真皮浅层沿血管周围大量中性粒细胞和淋巴细胞浸润（上图，HE 染色），真皮乳头血管扩张，其周围可见大量中性粒细胞、淋巴细胞浸润提示真皮血管周围较多真菌浸润（左下图，红色箭头），六胺银染色可见大量桑葚状真菌酵母细胞，中央可见横隔，也就是将一个酵母细胞一分为二的间隔成分（右下图，白色方框）

在患者皮损活检组织一部分用戊二醛固定后做透射电镜观察超微结构，看到马尔尼菲篮状菌在组织中的细节，比如横隔，细胞壁、细胞核、细胞器等（图 6）。

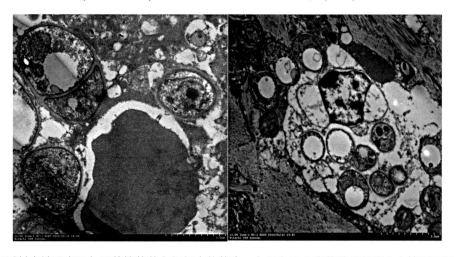

图 6 用透射电镜观察马尔尼菲篮状菌在组织中的状态，左图为三个真菌酵母细胞在血管周围聚集，其中右上的酵母细胞可清晰看到横隔结构，此是马尔尼菲蓝状菌特有的超微结构特征；右图展示了多个真菌酵母细胞在人的巨噬细胞内，并将其破坏

对皮肤科医生来说，观察皮损形态特点是诊疗第一步，真菌镜检、培养以及组织活检是第二步，结合以上两步，即可初步确诊，第三步是利用 CT、彩超等辅助检查手段寻找其他受累器官，第四步是制定适合患者的治疗方案。初入茅庐的我曾以为医生能做到以上几步就可成功了，但经历了这个患者后我才明白，即使以上四步都走对了，也不意味着能拯救患者性命，因为最后也是最重要的一步，是沟通、教育和引导。如果当初通知患者复诊时，我能多说几句，告诉他艾滋病不是生命的终点，那么结局很可能不一样。要拯救生命，每一步都必须尽力做到最好！吸取了这次的教训，我再次总结经验，将皮肤镜下观察的皮损形态为特点，书写成文，投稿 *Indian Journal of Dermatology, Venerology and Leprosy* 杂志，由于资料完整，亮点突出，很快收到了编辑部回信以及修改要求，反复修改后，于 2019 年 1 月正式发表。

二、背景知识

马尔尼菲篮状菌：于 1956 年首次分离自越南一只竹鼠的肝脏中，该鼠因感染自发死亡。在南亚和东南亚，马尔尼菲篮状菌病几乎可以成为艾滋病患者的标志性感染性疾病，其发生率仅次于肺结核和隐球菌病，而在我国马尔尼菲蓝状菌在艾滋患者中发生率高于结核和隐球菌病。本病可能通过从环境中吸入马尔尼菲蓝状菌孢子进入人体而致病。疾病流行地区包括泰国北部、中国西南部、越南以及印度北部。国内的马尔尼菲篮状菌病报道城市主要为广西、广东、云南、香港、福建、江西等地，本例患者籍贯云南，曾至广州东莞地区务工十余年，很可能先感染 HIV，在机体免疫力下降基础上继发感染马尔尼菲篮状菌。在马尔尼菲篮状菌的地方性流行地区，CD4 细胞计数＜ 100/L 的 HIV 感染者是马尔尼菲的主要感染人群，在华南地区，与大多数 HIV 相关并发症相比，马尔尼菲篮状菌病的死亡率更高。近几十年来，通过高活性抗逆转录病毒疗法，防艾知识普及以及其他防护措施控制艾滋病毒／艾滋病的流行，马尔尼菲篮状菌感染的发病率呈逐渐下降趋势。令人遗憾的是，在一些边远地区，仍有很多人认为感染 HIV 便是无药可救，如同宣告死亡，而选择放弃抗病毒治疗，"防艾抗艾"宣传教育任重道远。

三、作者介绍

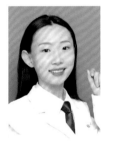

徐小茜，皮肤性病学博士，本科、硕士及博士阶段均就读于四川大学华西临床医学院，专业方向：感染性皮肤病，师从冉玉平教授，现就职于四川省德阳市人民医院皮肤性病科。

四、导师点评

1. 艾滋病患者继发马尔尼菲蓝状菌感染者的标志性皮损常常表现为痤疮或传染性软疣样，组织病理、培养鉴定、超微结构是诊断的依据。

2. 马尔尼菲蓝状菌为双相真菌（温度依赖性：在25℃下菌落染成酒红色，在镜下可见典型的帚状枝；在37℃下酵母样菌落），对鉴定有重要意义。

3. 早期抗HIV病毒治疗和抗真菌治疗刻不容缓，一旦皮损爆发性出现提示真菌已血液全身播散，病情急转直下，预后凶险。

4. 从临床到皮肤镜、培养鉴定、病理、超微结构及论文书写投稿等系统训练对研究生的临床科研思维和技能培养非常重要。

5. 马尔尼菲蓝状菌的病例报告已有很多，单个病例如何能被接收发表？以皮肤镜为切入点，独特而系列的图像是打动主编的秘籍。

五、论文中文翻译

艾滋病患者马尔尼菲篮状菌（青霉菌）感染的皮肤镜表现

徐小茜[1]，冉昕[1]，Sushmita Pradhan[1]，雷松[2]，冉玉平[1*]

1 四川大学华西医院皮肤性病科；2 四川大学华西医院病理科；* 通讯作者

主编

一名42岁的男性艾滋病患者因皮肤泛发丘疹，结节、溃疡和口腔糜烂于四川大学华西医院就诊（图1a）。患者呈贫血貌，体型瘦削。查体示：体温38.8℃，脉搏100次/份，血压110/80mmHg。皮肤巩膜中度黄染，全身可见泛性发丘疹，皮损主要位于面部、口腔及躯干上部。可扪及肿大的浅表淋巴结，胸部听诊可闻及少许湿啰音。全血细胞计数显示：白细胞 $3.1 \times 109/L$，血红蛋白67g/L，血小板 $24 \times 109/L$。生化参数显示：总胆红素为 $241.6\mu mol/L$，天冬氨酸转氨酶为298IU/L（正常范围：AST < 40IU/L），丙氨酸转氨酶为100IU/L（正常范围：ALT < 50IU/L）。血清HIV抗原-抗体复合物：801.4COI（正常范围：0-1COI，电化学发光免疫分析法）。皮损培养物于37℃时生长出白色脑回状酵母菌落，于25℃生长出白色丝状菌落，同时培养基被染成酒红色。该菌落被鉴定为马尔尼菲篮状菌（马尔尼菲青霉），GenBank编号：KY397946。

组织病理学表现：苏木精-曙红（H＆E）染色显示真皮大量炎性细胞浸润，并且发现大量酵母细胞浸入真皮毛细血管（图1b）。六胺银染色（GMS）显示出大量椭圆形含横隔的桑葚样酵母细胞横向间隔（图1c）。

皮肤镜表现：在偏振光皮肤镜下（×50），我们观察到4种类型皮肤病变：传染性软疣样（图2a），毛囊炎样或痤疮样（图2b，c），黄瘤样以及浅溃疡（图2d）。大部分皮损为直径为5~15mm的半球形丘疹、结节或溃疡，一个重要的特征是中央坏死。一些中央有脐凹的丘疹或结节类似于传染性软疣；一些中央结痂的丘疹或结节，其周围有毛发生长，则类似于毛囊炎或痤疮；一些淡黄色的丘疹或结节，中央无任何痂壳、脐状凹陷或毛发，表面光滑类似于黄瘤。此外，皮损内部或周围的畸形血管是另一个特征。点状（图 2a，d），簇状（图 2b），蚯蚓状和发夹（图 2c）的血管在几乎每个病灶中均不规律出现，推测是因毛细血管增生和扩张引起。

皮肤表现给予临床医生诊断特定疾病的重要提示。通常，马尔尼菲篮状菌感染的皮肤病变主要位于面部和躯干上方。本病例报告主要汇报了该病的皮肤镜下发现，可能有助于早期诊断，并将其与类似表现的疾病（如皮肤组织胞浆菌病，芽孢杆菌病和利什曼病）区分开来。该病的典型病灶是分布均匀的半球形丘疹或结节，中央明显坏死，同时有不规则血管。在皮肤镜下，组织胞浆菌病的皮损周围和鳞屑上均可见毛细血管扩张。芽孢杆菌病表现出重叠的粉红色乳头状结构和不规则血管。利什曼病的特征是爆裂星状白色外观和发夹状血管。马尔尼菲篮状菌以前被称为马尔尼菲青霉菌。这种真菌的感染方式大概是通过从环境中吸入真菌进入宿主而致病，具体机制仍在研究中。尽管已及时给予伊曲康唑治疗，本例患者仍因感染全身性播散死亡。组织病理提示大量酵母细胞渗入真皮毛细血管，且通过皮肤镜观察到皮损毛细血管增生和扩张现象。皮肤镜表现可能与解剖学特征（例如局部毛囊分布或微血管密度）和真菌入侵阶段有关。本病例的组织病理和皮肤镜表现提示已出现真菌血源性传播。因此，如果患者出现中央坏死性丘疹或结节，不规则血管，同时活检显示酵母细胞浸润真皮毛细血管，则应考虑进行胸部 X 线检查，腹部和泌尿系统超声检查以及其他相关的实验室检查，以进一步评估内脏感染程度。

注：图像及参考文献（略）

六、英文全文链接：https://pubmed.ncbi.nlm.nih.gov/29873309/

Xu X, Ran X, Pradhan S, Lei S, Ran Y. Dermoscopic manifestations of *Talaromyces (Penicillium) marneffei* infection in an AIDS patient. Indian J Dermatol Venereol Leprol. 2019 May-Jun;85(3):348.

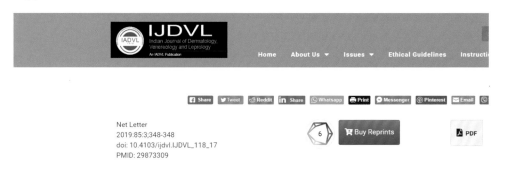

病例三十
卡氏枝孢瓶霉所致着色芽生菌病

一、临床故事

多地转辗、求治无效的大妈

冉教授门诊患者病种很多，其中不乏多地就医治疗效果不好和诊断不明的病例。2015 年的一位大妈就是这样。

她本是江苏人，50 多岁，来到我们门诊的时候，手腕长疙瘩已经有 2 年之久。虽然疙瘩对生活影响不大，但之前辗转多地，治疗效果都不太好。最近是听其他医院的医生介绍，抱着试一试的心理便找到了冉教授（图 1）。

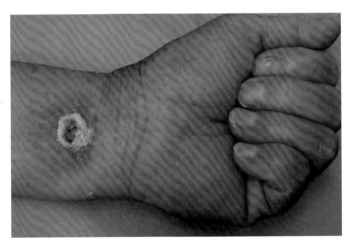

图 1 就诊时临床表现

追问病史后，我们才发现，这位大妈已经在上海某医院做过组织病理学检查，病理提示有化脓性肉芽肿性反应，未能查出病原体。医生根据病理和临床表现诊断为"孢子丝菌病"，给予口服 10% 碘化钾溶液（20ml/d），患者反映治疗有一些效果，但没有完全消退，后面便停了药，就诊前的 2 个月发现皮损又明显复发了。

抽丝剥茧，找出"元凶"

冉教授凭借自己的专业敏感性，首先就考虑到慢性真菌感染的可能性，立马启动临床诊疗流程。第一步就是问病史，尤其是是否有外伤史以及既往病史。遗憾的是，患者提到并没有确切的外伤史，只不过之前江苏乡下做家务，日常活动会接触到自然环境中的物品。

接着便进行了皮肤镜检查，这是冉教授在 2013 年就引进的神器，在临床上已经运用得相当娴熟。皮肤镜检查看到有白色和粉红色背景，其上有白色鳞屑，看上去并没有特殊之处。不过我们发现，不论是偏振光还是非偏振光，我们都发现皮疹上有一些零星的"黑点"和"红黑点"，称为"红黑点征"，而这些细微结构在肉眼观察时并不起眼（图 2）。

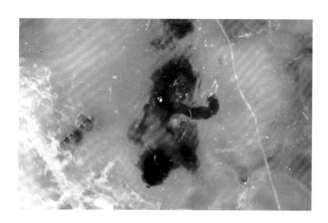

图 2 皮肤镜检查见到的"红黑点征"（偏振光，×50）

随后，冉教授就特意嘱咐我，这大妈需要做真菌镜检，好好找，看有没有真菌。这便是关键的第 3 步。

抱着很大的希望，我们进行了多次真菌镜检。遗憾的是，并没有发现真菌。看来，我们诊断方向可能出错了，不见得是真菌感染。我当时就这样想。

冉教授便提到，不是这么简单，排出真菌感染必须要慎重再慎重。下一步，要做真菌培养！并且要尽量多取材，同时接种到多个试管培养。

那结果如何？请看图 3。

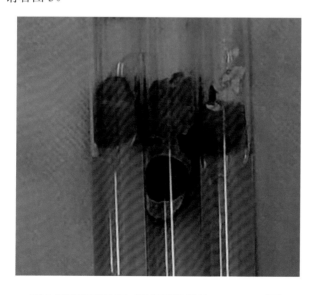

图 3 真菌培养结果（沙堡弱培养基，28℃，2 周）

用沙堡弱培养基培养过程中，我惊喜地发现，接种到 3 根试管斜面的标本均长出了同样形态的深橄榄绿色粉状菌落。看来，冉教授的诊断思路是正确的。

接着，我们挑取少许真菌用平皿培养，2 周长出了非常美丽的菌落，见图 4。

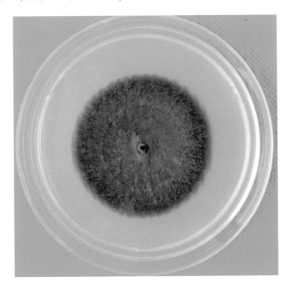

图 4 真菌培养结果（沙堡弱培养基，28℃，2 周）

为进一步观察真菌的显微结构，我们同时做了小培养，见图 5：

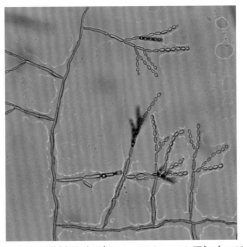

图 5 真菌显微镜观察（PDA，28℃，10 天）（×400）

从图 5 可以看到微观世界中绝美的真菌形态，分生孢子形成了分生孢子链呈树枝样分枝，像稻穗一样向外展开。

到了这一步，还没完。在冉教授的指导下，我们也知道了，最后一步还有分子生物学鉴定。我们提取真菌 DNA，进行了 ITS 测序和比对，结果发现此真菌是 *Cladophialophora carrionii*，中文名叫做卡氏枝孢瓶霉。

至此，经过抽丝剥茧，最终冉教授一锤定音，给出了诊断，误诊为孢子丝菌病的着色芽生菌病，病原菌为卡氏枝孢瓶霉。

巧用皮肤镜，监测治疗反应

修正诊断的同时，冉教授早已迅速启用了综合抗真菌方案，一方面是口服特比萘芬和外用抗真菌药物治疗，另一方面是指导患者每天进行温热治疗，操作上则是网购迷你电热毯包裹，在皮损表面涂上萘替芬酮康唑乳膏，然后包上保鲜膜，最外面包裹电热毯通电升温至患者能耐受为止。

我们还记得患者初次就诊时皮肤镜发现了特殊的改变—"红黑点征"。在治疗过程中，冉教授也专门留意红黑点是否会随之变化。没想到还真是随着病情缓解，"红黑点征"逐渐在消退（图6、7）。

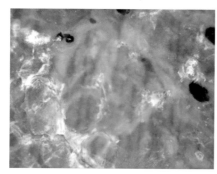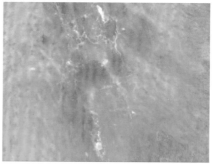

图 6 治疗 4 周后，红黑点征随之改善（偏振光，×50）

图 7 治疗结束，红黑点征消失（偏振光，×50）

在临近治疗结束时，真菌镜检和培养均未查见真菌，并且皮肤镜下红黑点征消失也随之消失，最终在特比萘芬治疗 16 周后（前 11 周 500mg/d，后 5 周 250mg/d）停药观察。停药后随访 8 月，未见任何复发。

治好患者，事儿还没完

有的时候，作为医生，治疗好患者，就算是完成了所有的工作，了结画上句号。

但冉教授不只是医生，同时还是临床科研的专家。冉教授意识到，这是一个非常完整的故事，值得总结成功的经验，并发表论文分享给同行，让更多的人知道尽量减少误诊误治。

确实如此，本例患者被皮肤"小问题"困扰 2 年，曾经历过创伤性检查，但仍然误诊。我们通过临床分析和必要的无创检查就得以确诊，为了减少患者的二次手术便没有选择再次行活检做病理学检查。确诊后通过综合的治疗进行了积极、有效且成功的治疗。

这故事就是这样吗？

不，还有更重要的一点，那就是基于临床的创新。我们总结病例的时候发现，对皮损的皮肤镜检查对诊断和治疗反应的监测均非常有帮助，而这期间观察到的"红黑点征"相当关键。

检索文献，我们才意识到，我们留意到的"红黑点征"很可能是病理学上的"经表皮排出现象"。其实，着色芽生菌病的慢性感染性皮肤病常有经表皮排出现象，这是因为皮肤组织自发排出真菌等异物到体外的一个炎症反应，属于机体天然的防御机制。通过皮肤镜，我们观察到了这一现象，因此，我们推测，皮肤镜下不规则的"黑红点征"可能是诊断着色芽生菌病等疾病的有力征象。

在理清了本例的多个亮点之后，我们进行了论文撰写，投稿至学术期刊 *Indian J Dermatol Venereol Leprol*，不久后就收到了编辑部回信及修改要求，反复小修后，于 2017 年 6 月正式发表。

至此，我们为这一个故事画上了圆满的句号。

二、背景知识

着色芽生菌病：于 1911 年由 Pedroso 首先在巴西发现，以后世界各大洲均有报道，以热带和亚热带地区发病率高。这是由一组暗色真菌引起的皮肤和皮下组织感染，可形成结节、疣状斑块、化脓、溃疡和瘢痕。其病程发展缓慢，可长达数年至数十年，最终致残或继发皮肤鳞癌。

着色芽生菌病初起损害常局限于单侧肢体的某一部位，逐渐向外扩展，最后可累及肢体大部或整个肢体。本病的主要病原菌有裴氏着色霉、紧密着色霉、疣状瓶霉和卡氏枝孢瓶霉等。这些菌在自然界主要分布于泥土和腐烂的植物上，真菌孢子从皮肤或黏膜破损处植入人体。当病原菌侵入皮肤后，如果机体免疫力正常则病原菌可被排出体外，如机体不能将病原菌杀灭，则在局部形成排斥反应的皮损。

其主要病理过程是机体对真菌的排斥反应，真菌跨表皮被排出皮面导致表皮假上皮瘤样增生，为拮抗和消灭真菌而产生的混合性化脓性肉芽肿以及为促使病灶愈合而发生的纤维化。

三、作者介绍

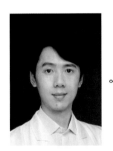

唐教清，皮肤性病学博士，皮肤科医生。曾先后就读于中山大学中山医学院、四川大学华西临床医学院。以第一 / 共同第一作者身份于 J Am Acad Dermatol、Br J Dermatol 及 Indian J Dermatol Venereol Leprol 等期刊发表论文 10 余篇。"医学界皮肤频道"主编，"皮肤周末"公众号创立者，"丁香医生"审核专家及科普作者，"优麦医生"专栏作者，J Am Acad Dermatol 中文版翻译团队成员，"知贝健康"线上常驻皮肤科医生

四、导师点评

1. 发生在上肢的结节性病变的原因很多，凭临床表现很难确定诊断，详询病史可做参考，常因病程较长、患者认知和表达差异难以获得有价值的信息。

2. 初步判定是感染？还是肿瘤？应尽快取皮损标本（活检组织、抽吸脓液或刮取痂壳）做真菌、细菌镜检和培养，活检组织应同时做病理学检查和特殊染色。

3. 皮肤镜观察到的"红黑点征"作为经表皮排除现象的实证，对着色芽生菌病的病理生理认识更加深入，随着治疗显效而逐渐消失可作为疗效监测的指标之一。

4. 仅靠病理检查不足以确定病原菌，真菌的分离和培养鉴定是确诊依据，也是确定治疗方案和疗程的基础。

5. 多角度、多维度充分认识疾病本质，不仅能正确诊断治疗，解除患者疾苦，还为学科发展增加新知识，丰富医学知识宝库。

6. 研究生阶段有机会经历从临床未知到完全治愈、相关实验、论文书写和投稿发表的所有过程，是对职业生涯的发展不可多得的历练。

五、论文中文翻译

卡氏枝孢瓶霉所致着色芽生菌病

唐教清[1]，庄凯文[1]，冉昕[1]，代亚玲[2]，冉玉平[1*]

1 四川大学华西医院皮肤性病科；2 四川大学华西医院实验医学科；* 通讯作者

主编

着色芽生菌病是一种慢性肉芽肿性真菌病，通常累及四肢皮肤和皮下组织，主要由 *Fonsecaea*、*Phialophora* 和 *Cladophialophora* 感染所致。着色芽生菌病诊疗挑战大，且常复发。本文报告一例由卡氏枝孢瓶霉（*Cladophialophora carrionii*）引起的着色芽生菌病，患者曾两次误诊为孢子丝菌病。

患者为 57 岁家庭主妇，来自中国东部的江苏省。患者因左手腕无症状皮损 2 年就诊。患者 1 年前在当地医院临床诊断为孢子丝菌病，皮损活检示真皮有化脓性肉芽肿反应。口服 10% 碘化钾溶液（20ml/d）有效，但中断治疗后近 2 个月复发。患者既往体健，否认外伤史。

体格检查：左手腕有直径 2.5cm 的孤立性结痂性红色结节 (图 1a)，除此之外还有零星的"黑点"。其余检查均无异常。皮损的皮肤镜检查（手持式数字显微镜，AM7515MZT，×50）可见白色和粉红色背景，其上有鳞屑和零星的不规则黑红点 (图 1b)。

直接显微镜检查（20% 氢氧化钾处理）为阴性。皮损处的 3 个结痂和分泌物样本以沙堡弱培养基培养，温度 28℃。2 周后，所有培养基均见深橄榄绿色粉状菌落 (图 2a)。随后进行平皿培养，28℃下培养近 2 周，可见相同的菌落 (图 2b)。小培养的显微镜检查可见分生孢子链，向外扩展、稀疏分枝，分生孢子椭圆形、光滑、对称，形态符合 *Cladophialophora* (图 2c)。聚合酶链反应和核糖体 RNA 基因 ITS 测序证实为 *C.carrionii*（GenBank 登记号：

KX29073)，即卡氏枝孢瓶霉。

在真菌培养和分子生物学诊断结果出来之前，我们患者根据既往病史和临床表现再次被诊断为孢子丝菌病。不过真菌学检查最终诊断为着色芽生菌病。

虽然误诊，但治疗方向却正确。患者口服特比萘芬（500mg/d），外用萘替芬酮康唑乳膏，并用温热治疗（2h/d，温度达42℃），治疗4周后临床症状便改善（图3a和b）。值得注意的是，治疗期间的皮肤镜下的"黑红点"逐渐消失（图1d和1f）。特比萘芬治疗16周后（500mg/d治疗11周，然后250mg/d治疗5周），皮损完全愈合，遗留轻微的萎缩性瘢痕（图4a和4b），真菌直接检查和培养阴性，因此停止治疗。在8个月的随访中，患者病情未见复发。

在江苏等中国东部的省份，报道孢子丝菌病和着色芽生菌病的病例不常见。其中，孢子丝菌病在我国东北省份（如黑龙江、辽宁，尤其是吉林）常有报道。至于着色芽生菌病，我国北方地区的主要病原菌是卡氏枝孢瓶霉，而南方地区的主要病原菌是裴氏着色霉（*F.monophora*）。

着色芽生菌病主要累及男性腿部，临床表现多样，包括结节型、疣状或植物型、肿瘤型、瘢痕型和淋巴管型（孢子丝菌样）。我们的临床最初诊断也是孢子丝菌病，由于流行病学和临床表现更符合孢子丝菌病而不是其他疾病，并且病史显示口服碘化钾溶液（20ml/d）有效。考虑到患者此前已经进行了皮肤活检，因此直接开始进行抗真菌治疗，未进行再次活检。然而，随后的真菌学检查证实正确诊断应该是着色芽生菌病。

皮肤镜下白色和粉色背景对应于粗糙性皮损，不规则的黑红点对应于肉眼的黑点。其实，黑点代表炎症反应和出血产物经上皮清除现象。现已广泛认为经上皮排除现象是从皮肤上清除异物或改变组织成分的组织病理学现象。着色芽生菌病的特点是混合性真菌肉芽肿和肉芽肿通过上皮细胞清除侵入物和上皮细胞，这在清除真菌的防御机制方面起着积极的作用。此外，在皮肤镜下，"黑红点"逐渐消失，这提示这种情况与病情改善相对应。因此，皮肤镜下不规则的黑红点可能是诊断着色芽生菌病的线索。

伊曲康唑或特比萘芬是治疗着色芽生菌病的一线药物，根据已发表的资料，治愈率在15%到80%之间。此外，热疗是治疗着色芽生菌病的有效方法，当温度超过40℃~42℃时可杀死致病真菌。热疗不仅通过直接杀灭真菌发挥作用，还可能通过增强细胞免疫反应发挥作用。

在此，我们分享了一则由卡氏枝孢瓶霉所致着色芽生菌病的非典型病例，此病例临床形似孢子丝菌病。真菌学检查是此病诊断的金标准，而不是单纯的皮肤活检或临床表现。此外，皮肤镜检查是一种有效的、无创的方法，可以根据不规则黑红点提示此病的诊断。在本例中，口服特比萘芬、外用萘替芬酮康唑乳膏和热疗联合治疗是最佳选择。

注：图像及参考文献（略）

六、英文全文链接： https://pubmed.ncbi.nlm.nih.gov/28540878/

Tang J, Zhuang K, Ran X, Dai Y, Ran Y. Chromoblastomycosis caused by *Cladophialophora carrionii*. Indian J Dermatol Venereol Leprol. 2017 Jul-Aug;83(4):482-485.

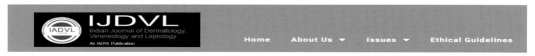

Letter to the Editor - Observation Letter

Chromoblastomycosis caused by *Cladophialophora carrionii*

Jiaoqing Tang, Kaiwen Zhuang, Xin Ran, Yaling Dai, Yuping Ran

DOI:10.4103/ijdvl.IJDVL_707_16

Citations | 6

PMID:28540878

Full text | PDF